TENHO UM ALUNO COM TRANSTORNO DO SONO: E AGORA?

Coleção
Aos Mestres
com Carinho

TENHO UM ALUNO COM TRANSTORNO DO SONO: E AGORA?

ORGANIZADORES

LUIZA ELENA L. RIBEIRO DO VALLE
EDUARDO LEITE RIBEIRO DO VALLE

Artesã

Tenho um aluno com transtorno do sono: E agora?

DIRETOR
Alcebino Santana

COORDENAÇÃO EDITORIAL
Karol Oliveira

DIREÇÃO DE ARTE
Tiago Rabello

REVISÃO
Tatiana Iegoroff de Mattos

CAPA
Karol Oliveira

DIAGRAMAÇÃO
Luís Otávio Ferreira

T292 Tenho um aluno com transtorno do sono : e agora? /
organizadores : Luiza Elena L. Ribeiro do Valle ,
Eduardo Leite Riberio do Valle. – Belo Horizonte :
Artesã, 2021.
264 p. ; 23 cm.
ISBN: 978-65-86140-58-3

1. Educação. 2. Sono. 3. Saúde. I. Valle, Luiza Elena
Leite Ribeiro do. II. Valle, Eduardo Leite Riberio do.
CDU 37:61

Catalogação: Aline M. Sima CRB-6/2645

IMPRESSO NO BRASIL
Printed in Brazil

(31)2511-2040 (31)99403-2227
www.artesaeditora.com.br
Rua Rio Pomba 455, Carlos Prates - Cep: 30720-290 | Belo Horizonte - MG
/artesaeditora

APRESENTAÇÃO DA COLEÇÃO

Profa. Dra. Ângela Mathylde Soares

A Coleção AOS MESTRES COM CARINHO é um diálogo com conteúdo sobre o dia a dia do chão de sala de aula com a intenção e objetivo de responder indagações e inquietações das perguntas sem respostas. O famoso "*e agora*?".

Esta coleção tem o desejo de trazer a valorização dos profissionais de educação.

Precisamos entender que essa ação de valorizar não está ligada apenas a remuneração, mas sim a dar condições para que os envolvidos no processo do educar e do aprender tragam bagagem pedagógica que acompanhe as novas tecnologias e as novas aprendizagens.

E não podemos nos esquecer das novas parcerias feitas com a educação, como a psicopedagogia, a saúde, a ciência, o direito e várias outras áreas presentes na educação do século XXI.

A Informação hoje é rápida, dinâmica e imediata, e com isso, com esta nova geração de estudantes, é necessário um professor que caminhe nesse mesmo território. Assim, há necessidade de capacitar e renovar para acompanhar as tão desejadas mudanças.

Precisamos alinhar as ações incluindo a capacitação dos docentes, as parcerias das famílias e o casamento com a ciência, trazendo respaldo a esta formação, com intuito, intenção E GARANTIA de melhora constante do ensino.

Esta coleção será um encontro carinhoso, respeitoso e eficaz sobre o tema que trabalhará a qualificação e a motivação dos nossos mestres e os envolvidos nesta gestão.

Uma equipe qualificada e preparada para as demandas de sala de aula é de suma importância, aliás, fundamental para que este objetivo seja cumprido.

Entendemos que esta coleção é um investimento importante que trará um conforto para professores, alunos, gestores e profissionais da educação, que possibilitará uma melhoria nas questões, individualidade e empoderamento do aluno – o que se fará por volumes e temáticas pontuais, possibilitando, assim, para o profissional da educação, ter informação ampla e bem assertiva sobre cada assunto proposto.

É importantíssimo ressaltar os benefícios que esta coleção trará aos cursos universitários, favorecendo a reflexão de que, no processo, precisam receber com a teoria, a prática e o envolvimento uma metodologia que traga excelência e respeite as competências e habilidades de nossos alunos.

A prática em sala de aula tem que nortear o aluno e o professor em atividades que estimulem a criatividade e a pesquisa baseada em evidências, por meio de um marco teórico fundamentado.

Pensando nessa discrepância entre o que se aprendeu na faculdade e a realidade de uma sala de aula, nasce a coleção AOS MESTRES COM CARINHO, para auxiliar responder os agoras dos profissionais da educação. Nasce uma coleção que se importa com a educação de qualidade e com evidência.

E não podemos nos esquecer do professor e de todos os envolvidos neste processo de receber o melhor de nós.

Com muito carinho, como professora, dedico esta coleção aos profissionais da educação, com o coração cientificado e motivado. Espero que esta experiência seja proveitosa. Curta os volumes e responda às perguntas que não querem calar!

O meu MUITO OBRIGADA!

APRESENTAÇÃO

Profa. Dra. Luiza Elena L. Ribeiro do Valle
Profa. Dra. Ângela Mathylde Soares
Dr. Ms Eduardo Leite Ribeiro do Valle

É uma questão séria a que se retrata no título do livro: "*Tenho um aluno com Transtorno do Sono. E agora*?". Os estudos científicos apontam que a má qualidade do sono está crescente nas diversas faixas etárias. Simplesmente, a vida mudou e com ela os hábitos de tranquilidade e paz se divorciaram das rotinas. O horário de dormir já não conta com a calma natural do anoitecer, porque as horas de folga são ocupadas com celulares, aparelhos de televisão e computadores, competindo com o relaxamento necessário para o sono.

Transtornos do sono estão presentes nas famílias que tiveram seu ritmo alterado numa época de informatização recente, acentuada pelas exigências de um mercado de trabalho acelerado e uma pandemia que se infiltrou no mundo, sem aviso prévio que permitisse alguma preparação. Todas as rotinas foram drasticamente alteradas, e, ainda mais, as que já eram motivo de preocupação pelo desconhecimento sobre questões envolvendo o sono. Apesar da comprovada necessidade, não existe ainda no currículo de formação docente, uma matéria voltada para cuidar deste tempo que nos ocupa um terço da vida.

Assim, os Transtornos do Sono não são reconhecidos na escola e, nem mesmo nas famílias, onde traços hereditários fazem parecer normal o sofrimento que o transtorno do sono representa. Com este livro surge a oportunidade dos professores entenderem que, por traz do desempenho ruim ou desinteresse do aluno, que quase dorme na aula, ou em conjunto com a dispersão, inquietude e até mal humor do estudante, pode estar o transtorno do sono. Só, então, eles poderão oferecer um olhar diferenciado, que acolhe, em vez de criticar; o gesto que busca uma solução em vez de castigo ou que procura os pais, não para reclamar, mas para ajudá-los a perceber o problema na escola, com um interesse enriquecido pelo vínculo com a família. Desta forma, a primeira tarefa deste livro se volta para explicar o papel do sono na vida de uma pessoa.

A existência de um tempo interno revela-se de fundamental importância. O sono é um tempo essencial e sua alteração terá importantes consequências porque ele obedece a princípios básicos, neurocomportamentais, que interferem nas atividades diárias, desde a infância. No assunto inicial do livro, os autores, *Luiza Elena Valle, Ângela M. Soares e Eduardo Ribeiro do Valle* nos falam sobre *O relógio da vida e o sono: o impacto da Cronobiologia na aprendizagem da criança e do adolescente.*

No âmbito educacional, a relação entre estresse e distúrbios de sono é um assunto essencial em função de sua frequência. A *Qualidade de Sono e Estresse: Repercussão na Aprendizagem* é o assunto tratado por *Nancy Inocente, Clara Inocente, Janine Inocente e Milva Martino*, que esclarecem que o diagnóstico precoce do distúrbio do sono é um fundamental método preventivo contra os agravamentos do quadro clínico em relação ao sono e a performance escolar. Porém, como saber se o aluno tem o problema, que também não é do conhecimento dos pais? No capítulo sobre *Aspectos do Sono Infantil*, por *Patrícia de Araújo e Bianca Pereira*, é tratado o questionário precisou passar por uma validação científica entre os anos de 2009 e 2011 e é utilizado para o inquérito junto aos pais, pediatras, pesquisadores e outros sobre as características do sono infantil. Na sequência, *Luciana Martins e sua equipe* falam sobre os *Distúrbios do sono e sua relação com o desempenho escolar*, explicando que a privação e a má qualidade do sono em crianças e jovens em idade escolar e representam sérias ameaças ao sucesso acadêmico e à saúde.

O sono é um componente essencial do desenvolvimento, necessário para a saúde física e mental e merece a atenção de pais e educadores, mesmo quando, ao contrário da privação do sono, a queixa é de sonolência diurna excessiva, assunto que *Clara Inocente* apresenta no capítulo que fala do *Desempenho escolar na "síndrome da bela adormecida": a narcolepsia infantil.*

No capítulo sobre a *Qualidade de Vida em Adolescentes Obesos, Giovina Fosco Turco* nos informa que o sono deve ser investigado até quando a queixa envolve o ponteiro da balança a apontar que a ansiedade que dispara o peso corporal, também abala o sono. A ansiedade interfere no próprio ritmo respiratório e especialistas nas vias respiratórias se unem para nos oferecer respostas. O livro traz nas questões educacionais e psicobiológicas em Odontologia, com *Fátima Albertini* no capítulo sobre *A Odontologia como diagnóstico e tratamento dos Distúrbios Respiratórios e apneia obstrutiva do sono em crianças e adolescentes com TDA e TDAH na medicina do sono.* O transtorno do sono também precisa ser pensado nos distúrbios respiratórios em interação com a fonoaudiologia, como nos mostra *Milene Bertolini* em *Aluno com distúrbio respiratório do sono: um olhar fonoaudiológico e um alerta ao respirador oral*. Seguindo com as questões respiratórias, *Luciana Martins, Gustavo Moreira* e *Paulo Camargos* nos falam sobre os roncos, suas consequências e como diagnosticar.

As alterações do sono estão presentes em crianças com Transtorno do Espectro Autista: implicações no comportamento, cognição e sono, tema é tratado por Fructuoso Ayala-Guerrero e sua equipe da Universidade do México. Na sequência, o tema volta a ser abordado pelos pesquisadores organizadores do livro em conjunto com Cátia Valle, desta vez, levando informações para a prática diária em *Sono e Autismo: como atuar na escola e em casa.*

Todos estes problemas não são superados automaticamente, como se verifica na adolescência, com *Carmem Alcântara* e equipe no capítulo sobre *Sono e tecnologias: ladrões do sono na adolescência*. O uso cada vez mais frequente e em maior quantidade de tempo de tecnologias (jogos, redes sociais e outros), vem trazendo privação de sono para essa faixa etária, os expondo, entre outras coisas, a comportamentos de risco e desestabilização emocional.

Caso os distúrbios do sono não sejam tratados, é importante saber o que ocorre com estudantes adolescentes, como mostra Célia Rocha, apoiada em suas pesquisas descritas em *Distúrbios do Sono e sintomatologia depressiva em estudantes do terceiro ano do ensino médio e de cursos pré-vestibulares*. Foi encontrado, neste estudo, uma associação entre o padrão e qualidade do sono e sintomas de depressão e utilização de medicamentos para conciliar o sono, além de indisposição e falta de entusiasmo para a realização de atividades diárias. É, portanto, muito importante entender os *Transtornos Neurológicos e Psiquiátricos do Sono*, abordados por Fructuoso Ayala-Guerrero, afinal, o sono é uma necessidade fundamental dos animais e dos humanos, cuja ausência acarreta graves consequências para a saúde.

E, finalmente, juntando-se às orientações apresentadas em todo o livro para melhorar a qualidade de vida, os dois últimos capítulos abordam a música: Rosana Rocha traz o tema *Qualidade do sono em crianças submetidas à Musicoterapia internadas em centro de terapia intensiva*. A autora demonstra que a Musicoterapia apresentou efeitos positivos na qualidade do sono de crianças internadas. E, ainda com a musicalidade como tema de fundo, Therezinha Leite fala sobre A música *e o sonho*, abordando o jogo entre as imagens que conectam consciente e inconsciente durante o sono.

Assim, a pergunta que o livro traz inicialmente sobre Transtornos do Sono, em meio a uma coleção que se dirige "Ao Mestre com Carinho", dialoga sobre questões frequentes em relação a este tema que envolve a qualidade de vida, saúde e desempenho de alunos, que são preocupações de pais e professores. Os autores, com dedicada expertise, ao mesmo tempo que nos esclarecem sobre como lidar com alunos com transtorno do sono, também mostram que cuidar do sono é um assunto interdisciplinar, que não se resolve espontaneamente e precisa ser cuidado desde cedo.

A ansiedade e o estresse são perigos reais e constantes em nossa saúde mental. Vivemos num mundo agitado, com exigências são intensas, que invadem nossos sentidos com informações de todo tipo e nos tornam reféns de rapidez de respostas diante de estímulos diversos e simultâneos. Sono saudável é um requisito essencial para o desenvolvimento físico e mental. Aprendizagem, memória, funções endócrinas, imunológicas, respiratórias, cardiovasculares, sistemas neurais e psíquicas, tudo se equilibra e modifica enquanto dormimos. Assim, o sono, ao mesmo tempo em que vem sendo ameaçado na cultura atual, neste livro, acende uma esperança: conforme se aprende sobre o sono, aprende-se sobre qualidade de vida. É preciso estarmos atentos para a presença da sintomatologia dos distúrbios do sono na população de estudantes. Quantos problemas podem ser evitados, quantas vidas podem se beneficiar, se, simplesmente, os professores ou pais souberem responder a esta pergunta de alerta: e agora?

Desejamos que você aproveite os benefícios de noites reparadoras e possa promover mudanças na educação através do recurso natural e essencial que o sono representa! Boa leitura! Um abraço,

Profa. Dra. Luiza Elena L. Ribeiro do Valle
Profa. Dra. Ângela Mathylde Soares
Dr. Ms Eduardo Leite Ribeiro do Valle

PREFÁCIO

Miguel Meira e Cruz

O Sono permanece, na realidade, um dos verdadeiros mistérios da humanidade. E, aparentemente, de quase todas as formas vivas. Do recém-nascido ao idoso, o sono adquire, na existência humana, um papel tão relevante como comer e beber, determinando funções essenciais ao bem-estar e à sobrevivência. Na idade pediátrica, o sono tem um valor acrescido, relacionado com o desenvolvimento neurocognitivo e o seu défice implica no risco de diversas doenças prevalentes, não só nessa etapa da vida como, mais tarde, na idade adulta. Apesar disso, o seu valor tem sido negligenciado ao longo dos tempos, e mesmo na atualidade, já com largo conhecimento acumulado, quer no contexto básico, quer no contexto clínico, são diversos os estudos que demonstram a redução do tempo de sono, bem como da sua qualidade em diversos subgrupos das populações pediátricas.

Entre as razões mais frequentes para um sono inadequado nestas idades estão aspectos comportamentais negativamente viciados, tantas vezes resultantes do desconhecimento que pais e educadores têm sobre o verdadeiro impacto do sono na vida desses infantes. Para além disso, vicissitudes da vida moderna condicionam fenômenos de stress, sedentarismo e desnutrição, conducentes a estados mórbidos, nos quais alterações do desenvolvimento e excesso de peso ocupam lugares cimeiros. Nestas circunstâncias, diversos outros problemas de sono, como distúrbios respiratórios, do movimento, parassonias e insônias podem surgir, magnificando as condições preexistentes.

Por outro lado, a vida humana tem um tempo certo, nem sempre medido pelos relógios de pulso a que nos habituamos na civilização contemporânea. O nosso corpo adquiriu, ao longo da evolução, sistemas temporais altamente sensíveis e precisos que nos adaptaram às oscilações ambientais, em particular ao ciclo luz-escuridão, que se reflete no dia e na noite planetárias. Como os ciclos mareais, lunares e sazonais sinalizam para a reprodução, alimentação, atividade, repouso e sobrevivência de diferentes espécies animais, aqueles a que nos habituamos a designar de circadianos (*circa-diem*) pela duração do seu período, que se repete a cada 24h e são fundamentais para sincronizarem as nossas funções orgânicas, com destaque para o sono. Por isto, quando as crianças dormem, crescem, desenvolvem o seu sistema nervoso e imunitário, consolidam memórias e aprendem. Em muitas ocasiões, enquanto sonham e sorriem.

Ao longo dos 16 capítulos que preenchem a obra, entre a biologia, a fisiologia e a clínica aplicada à educação, os autores empenharam-se em incluir reflexões na forma de perguntas e respostas diretas aos desafios com que frequentemente se deparam todos aqueles que se relacionam com as crianças e os adolescentes. E foram felizes!

Que assim seja, também, o sono, os sonhos e a vida que carregam.

O RELÓGIO DA VIDA E O SONO: O IMPACTO DA CRONOBIOLOGIA NA APRENDIZAGEM DA CRIANÇA E DO ADOLESCENTE

Luiza Elena L. Ribeiro do Valle
Ângela Mathylde Soares
Eduardo Leite Ribeiro do Valle

INTRODUÇÃO

Em tempos de pandemia mundial, inúmeras alterações provocaram um aumento nos Transtornos do Sono e, sem dúvida, nos comportamentos diários que incluem a aprendizagem, uma questão que precisa ser considerada nas reflexões atuais, que exigirão mudanças nunca antes tão necessárias, e que não podem ignorar a Cronobiologia na Educação e na Saúde.

A Cronobiologia é a ciência que estuda os ritmos da natureza. Todos os seres vivos possuem um relógio biológico, organizado em 24 horas, que influencia o tempo das atividades em diferentes situações e em como cada organismo está sincronizado com ciclos do meio ambiente.

A ritmicidade biológica é de fundamental importância para a sobrevivência de uma espécie, por promover ou auxiliar a adequação dos seus processos fisiológicos, das suas características anatômicas e das suas características comportamentais em relação ao seu ambiente, no ritmo do ciclo claro-escuro ou através das estações do ano (Marques, Golombek, & Moreno, 2003). Assim, os fenômenos das estações, a germinação de plantas, o desabrochar das flores e a perda de folhas das árvores estão em sincronia perfeita no compasso da natureza.

E o ser humano? Temos um relógio biológico e ele se localiza no hipotálamo. Consiste numa estrutura que se denomina *Núcleo Supraquiasmático*. É esta pequena estrutura cerebral que dita o ritmo dos processos fisiológicos e comportamentais. A duração de cada ciclo é circadiana (ou seja, *cerca de um dia*). O Núcleo Supraquiasmático precisa receber informação das células ganglionares da retina para "acertar o relógio" às 24 horas. Sendo assim, o sincronizador mais potente do nosso "relógio biológico" é a luz solar.

Somente a partir dos anos 90 é que os cientistas, pioneiros da Cronobiologia, obtiveram mais detalhes sobre o relógio biológico e a ativação do núcleo Supraquiasmático na coordenação de vários eventos orgânicos. Meldau (2011), aponta que o termo Cronobiologia vem do grego crono = kronos, que significa tempo; bio = biós, que significa vida e logia = logos, que significa estudo. Segundo Duarte & Silva (2012, p.54), "Cronobiologia é a ciência que estuda os ritmos e os fenômenos bioquímicos de caráter periódico nos seres vivos". Esses comportamentos que se repetem vão muito além do hábito, porque são regulados por um mecanismo de controle do tempo presente em todos os seres vivos, conhecido popularmente como relógio biológico. Vivenciamos uma sequência de acontecimentos desde o acordar até a hora de dormir e, dessa forma, regulam-se as funções do organismo. Se o ritmo de funcionamento do nosso organismo não for respeitado poderá levar a distúrbios emocionais e somáticos. Nossos órgãos podem ser afetados por distúrbios hormonais, má alimentação, horários desregulados e até por mudanças no horário de verão.

Todos os seres vivos, incluindo os humanos, criam ritmos de expressão funcional para se adaptarem à alternância entre dia (presença de luz) e noite (escuridão). Ao longo do dia, todos os seres apresentam o chamado ritmo circadiano, que se repete a cada 24 horas. Existem, também, os ritmos ultradianos, que são inúmeros ciclos que se repetem a cada 24 horas, como, por exemplo, os batimentos cardíacos ou a respiração; também ocorrem os ciclos infradianos, como é o caso do ciclo menstrual das mulheres (a cada 28 dias) e os ciclos estrais, em roedores (a cada 3 ou 4 dias, nos ratos, por exemplo). É importante ressaltar que em indivíduos deficientes visuais, ou em condição de laboratório, local onde não há dicas temporais, esses ritmos biológicos continuam se expressando, evidenciando a natureza endógena de tal processo.

O Núcleo Supraquiasmático integra a informação ambiente e comunica, por via neuronal ou hormonal, com os tecidos periféricos ritmando e sincronizando a sua função. Assim sendo, há um padrão ciclo-vigília que se altera conforme a idade e conhecer este padrão, que é inato, é importantíssimo para o bom funcionamento do corpo e da mente. Apesar de pouco conhecida, a Cronobiologia vem contribuindo para o estudo do desenvolvimento psicomotor, na relação entre a ritmicidade circadiana e a função cognitiva, nas desordens do humor, nas alterações do ciclo sono-vigília, sendo um dos motivos da insônia, além de estudos comportamentais relacionados a sono e aprendizagem.

O ritmo esperado de vigília e sono noturno mais longo, com sonecas durante o dia, se estabelece paulatinamente desde o 1º dia de vida. A partir do terceiro trimestre, o bebê começa a ter uma sincronização de acordo com o claro e o escuro, pois ao longo do período anterior seu corpo vai se moldando à recepção da luz, além dos momentos de mamada e quando a mãe o coloca para dormir. Esses fatores dão início à modulação da ritmicidade circadiana e, para que o bebê entre no ritmo de sono esperado, as famílias precisam dar atenção à rotina das mamadas, do banho e até mesmo do silêncio da casa, que construirão uma referência de tempo (Abs, 2019).

Sono saudável é um requisito fundamental para a aprendizagem e para o desenvolvimento físico e mental de crianças e adolescentes. Durante o sono ocorre a consolidação da memória e o equilíbrio das funções do organismo em desenvolvimento e, assim, o sono inadequado prejudica a aprendizagem e a saúde. Os maus dormidores são afetados nos processos cognitivos, nas habilidades motoras e no relacionamento social. Aprendizagem, memória, funções endócrinas, imunológicas, respiratórias e cardiovasculares, sistemas neurais e psíquicos, tudo se equilibra e modifica enquanto dormimos, por isso é importante orientar pais e professores sobre o sono de crianças e adolescentes, para prevenir transtornos e promover o desenvolvimento saudável e a aprendizagem otimizada. Com base em pesquisas realizadas com grupos infantis e juvenis, fundamenta-se o cuidado com esses grupos, para que alcancem bom desempenho de seu potencial adaptativo (Valle, E. e Valle, L, 2020).

A partir dos cinco anos de idade o sono noturno vai diminuindo, chegando a se estabilizar em torno de 9h30 a 10h30, aos 10 anos de idade.

3 anos	5 anos	6 a 12 anos	13 a 18 anos
11h a 12h	11h a 12h	9h30m a 10h30m	8h30m – 9h30m
Cochilo	Cochilo	Cochilo	
2 vezes – 2h	1 vez – à tarde	-	-

Tabela 1 – Quanto meu aluno deve dormir?

Nota. Nacional Sleep Foundation, 2009

Os Distúrbios do Sono (DS) são frequentes na população geral e podem ter origem tanto no mundo interno, quanto na vivência externa da criança, que envolve sua família e sistemas próximos, relacionados ao ambiente ecológico infantil, como amigos, vizinhos etc., conforme nos aponta Bronfrenbrenner (1998).

A boa qualidade do sono depende da integridade estrutural e funcional dos componentes neurais, do estado geral de saúde da criança e da capacidade dos pais em disciplinar satisfatoriamente o processo de adormecer (Madeira e Aquino, 2003). Há uma associação possível entre distúrbios de sono infantil e problemas de comportamento. Uma pesquisa foi desenvolvida com o objetivo de avaliar as relações entre problemas internalizantes e externalizantes e problemas de sono em crianças, avaliadas por suas mães (83 mães de crianças: 58 meninos e 25 meninas) com idades entre 2 e 5 anos.

Análises indicaram que 29% das crianças apresentavam problemas com o sono, entre os quais, os mais frequentes foram "não querer dormir sozinho" e "resistir a ir para a cama" (Rafihi-Ferreira, 2016).

Em outra pesquisa, dirigindo o olhar para crianças da fase escolar, utilizou-se o referencial teórico do QLR (Questionário Reimão-Lefreve), validado como instrumento de detecção dos Distúrbios do Sono infantil (Araújo et al., 2007). A pesquisa "Sono e Aprendizagem: Avaliação do sono na fase escolar" (Valle, L.; Valle, M. e Valle, E, 2009) teve como objetivo investigar o sono de crianças nesse período para orientar pais e professores, de forma a favorecer a qualidade do sono infantil, exaltando sua importância.

Assim, em pesquisa do tipo exploratório descritivo, que estudou uma população de 258 crianças na faixa entre 6 a 9 anos de idade, de acordo com as respostas dos pais, foi possível verificar que muitos deles não consideram que ocorrem grandes problemas no comportamento dos filhos: são poucas as queixas de agressividade (apenas 13 crianças foram apontadas como agressivas entre as 258 avaliadas), são carinhosos (apenas 9 crianças não foram citadas como carinhosas), fazem amizade com facilidade e, nessa faixa etária, optam pelos pares do mesmo gênero e idade semelhante, em geral. As queixas mais frequentes giraram em torno de comportamentos ligados à ansiedade, principalmente (roer unhas, 21,3%). Entretanto, nas questões que se referem a Distúrbios do Sono, propriamente, encontrou-se um número significativo de indicadores como: mexer-se na cama (53%), falar quando está dormindo (39,9%), ranger os dentes (36,4%), sentar-se ou andar dormindo (22%), ter sonhos ruins e medo (47,6) ou roncar (24,8%). Cerca de metade dos avaliados acordavam durante a noite alguma vez (48,4%) e, alguns, ainda apresentavam enurese noturna (6,5%). Muitos dos analisados não acordavam espontaneamente (57,3%) e os pais afirmaram que, se os filhos não tivessem que levantar para ir à escola, eles dormiriam até mais tarde todos os dias (37,9%), mas, em geral, os responsáveis não consideraram que a sonolência atrapalhasse os filhos em suas atividades. Poucos pais, apenas 4,2%, procuraram consulta médica para o filho "por ter problemas durante o sono" e, talvez os próprios profissionais de saúde infantil não investiguem suficientemente estas questões para orientar sobre como lidar com elas.

As desordens de movimentos do sono são manifestações do sistema nervoso motor e/ou neurovegetativo, que ocorrem durante o sono ou na transição sono-vigília. De modo geral, não têm base orgânica, são de reduzida intensidade e transitórias. Os distúrbios de movimentos relacionados ao sono geralmente ocorrem no período inicial do sono, têm início após o primeiro ano de vida, são intermitentes e tendem a diminuir com a idade. Há um histórico familiar positivo, embora sem alteração orgânica ou metabólica associada.

Artigos recentes também têm demonstrado que crianças privadas de sono são mais propensas a desenvolver obesidade, tornando-se mais susceptíveis a todo o tipo de morbidade associada ao sobrepeso, como diabetes e pressão alta; apresentam maiores níveis sanguíneos de cortisol, que é uma substância diretamente relacionada ao estresse e interferem na insegurança emocional, fadiga e depressão e nos resultados cognitivos. A memória, uma das mais importantes funções cerebrais, é particularmente afetada com a privação de sono. Um maior entendimento da relação entre o sono e a memória é crucial para promover o melhor aproveitamento do aprendizado escolar (Mota-Rolim, 2013) e o ciclo circadiano trata justamente da ritmicidade necessária ao aluno. O aprendizado pode ser afetado por Distúrbios do Sono de crianças.

ALGUNS DISTÚRBIOS NO SONO DE CRIANÇAS

Sonolência — pode ser resultado de um sono não reparador ou noite mal dormida, portanto, a insônia deve ser pesquisada.

Insônia — os problemas no momento de dormir e despertares noturnos são encontrados com a prevalência 20% a 30% em crianças, sendo que o mais comum é a Insônia Comportamental da Infância, que se liga a dificuldades de iniciar o sono e mantê-lo durante a noite.

A **Insônia Comportamental** é assim chamada quando o problema de sono não é explicado por outra desordem de sono, médica, mental ou neurológica, nem pelo uso de medicamentos. As atitudes mais indicadas na intervenção devem buscar as associações feitas com o início de sono e o estabelecimento de limites (Mindeli et al., 2009).

Medo — outros aspectos causam resistência em ir para cama e despertares noturnos em escolares. São comportamentos que resultam em ter que dormir acompanhado, despertar frequentemente e chamar os pais e/ou ficar acordado sozinho durante a noite. Quando o problema é transitório as crianças tendem a se recuperar bem, porém, 20% das crianças podem apresentar medo noturno severo com problema de sono, que é associado com ansiedade (de separação, por exemplo), fobia de escuro ou ligados ao não incentivo à independência que provoca a manutenção de medos e ansiedade das crianças.

Bruxismo — é considerado um distúrbio de movimento relacionado ao sono, explicado como movimento rítmico e repetitivo dos músculos de mastigação durante o sono, sendo originado por fatores sistêmicos, psicológicos, ocupacionais (hábitos de morder objetos, lápis) e oclusão (Kogler, et al., 2007).

Sonambulismo — falar, andar ou executar alguma atividade durante o sono é uma das parassonias mais relatadas. Como lidar: mantenha a criança segura; não a acorde e guie-a de volta para a cama; não discuta o assunto no dia seguinte. Como o sonambulismo, outros distúrbios ligam-se a movimentos: Enurese (urinar quando está dormindo), Terror Noturno, Sonilóquio (falar dormindo) e Pernas Inquietas (dores ou necessidade de movimentar as pernas ao deitar).

Pesadelos — ocorrem na fase do sono REM, sendo um sono de angústia (Proença & Reimão, 2004), ao contrário do terror noturno, quando os registros polissonográficos mostram atividade autonômica maior, ou seja, são uma descarga psíquica pobre em representação imaginária (Rossini & Reimão, 2007).

Ronco — é ligado à respiração bucal. O ronco evolui da respiração bucal crônica, podendo culminar em distúrbios obstrutivos respiratórios do sono como a apneia do sono (Albertini & Reimão, 2007).

Enurese Noturna — é a incontinência urinária noturna. A incidência diminui progressivamente na infância, sendo que aos seis anos de idade apenas 5% das crianças a apresentam (American Psychiatric Association, 2014).

Os hábitos de dormir variam na infância, em função de fatores fisiológicos e sofrem influências culturais. A família e a escola são sistemas sociais importantes para a promoção do desenvolvimento do caráter e das competências humanas. Manter uma boa rotina de sono é fundamental para a saúde do corpo e da mente. Tanto a falta como o excesso de sono resultam em sérias patologias, em todas as idades, mas as consequências na infância e na adolescência preocupam porque influenciam essas fases de desenvolvimento e formação.

O adolescente, por exemplo, é biologicamente diferente, em seu ritmo, dos pré-adolescentes e adultos. O seu ritmo circadiano é atrasado, o que significa que ele sente necessidade de dormir mais tarde e, pela manhã, tende a ter necessidade de dormir mais. Resumindo, há um atraso no horário principal do sono (mais de 2 horas) em relação aos horários desejados de dormir e acordar; insônia inicial; sonolência excessiva; essa prevalência na adolescência é de 7% a 16% (*International Classification of Sleep Disorders – Third Edition*).

O adolescente necessita de 9 horas de sono por noite e a produção de melatonina (hormônio que processa o ritmo claro-escuro para iniciar o sono) nessa fase se inicia às 23h e continua até às 8h da manhã. O cérebro do adolescente pode ser mais sensível às mudanças de luz no fim da tarde.

Dados coletados pela Associação Brasileira do Sono (2018 e 2019) trouxeram o perfil dos adolescentes no Brasil, a partir da entrevista de 1.940 adolescentes de todas as regiões do país, com predominância da população feminina. Mais de metade dos adolescentes considera difícil e desagradável levantar às 6h00 (518 jovens ou 27% do grupo apontou como muito difícil e 443 sujeitos ou 23% acham um pouco difícil e desagradável).

Entre os entrevistados, 42% demoram mais de 40 minutos para recuperar as energias para enfrentar o dia após levantar de uma noite de sono. Em relação ao perfil dos adolescentes chamou atenção o fato de que 94% deles usa eletrônicos antes de dormir.

Em pesquisa do tipo exploratório descritivo com uma população de 118 jovens, a maioria do sexo feminino (61%), com idade média de 13 anos (DP = 2,4 anos), alguns resultados interessantes foram encontrados (Valle et al., 2016). Os instrumentos utilizados foram: o Inventário de Qualidade de Sono de Pittsburgh (IQSP) e o Inventário de Stress de Lipp para adolescentes (ISA). Os resultados trouxeram que mais da metade dos adolescentes apresentou qualidade do sono ruim ou presença de distúrbios do sono (61,9%). Tem-se que 25,4% dos adolescentes apresentou estresse, sendo o domínio psicológico o mais predominante (11,1%) e a fase de resistência a mais frequente (8,7%). Tem-se que a presença de estresse está estatisticamente associada à qualidade do sono ruim ou presença de distúrbios do sono ($p = 0,002$), sendo que em todos os domínios a presença do estresse foi estatisticamente associada à pior qualidade do sono ($p < 0,05$). Praticamente todos os adolescentes com algum tipo de estresse apresentaram qualidade do sono ruim ou distúrbios do sono ($p < 0,001$); somente 2 adolescentes com qualidade do sono boa apresentaram estresse no campo interpessoal. Os resultados mostram que a presença de estresse total e em cada domínio foi estatisticamente associado com pior qualidade subjetiva do sono, maior número de distúrbios do sono e maior frequência de sonolência diurna e distúrbio do sono ($p < 0,05$). A menor duração do sono apresentou associação estatisticamente significativa apenas com o estresse total ($p = 0,004$), mas para todos os domínios de presença de estresse a menor duração de sono foi mais frequente. Como conclusão os resultados dos testes evidenciam a influência entre o sono e o comportamento de crianças e jovens, reconhecendo questões cognitivas relacionadas à aprendizagem.

Duarte & Silva (2012) examinam o complexo processo de aprendizagem, que é resultado de fatores como percepção, memória, controle e transformação da informação, e que têm relação direta com as condições comportamentais. A diminuição do nível de atenção normalmente ocorre em indivíduos cansados física e/ou mentalmente, que apresentam privação do sono ou ciclo sono-vigília alterado. Uma preocupação crescente nas escolas entre professores, pais e alunos é a aprendizagem, pois esta fica prejudicada, já que o aluno não consegue se concentrar durante as aulas. Comparando com a turma, ele demora mais para entender a matéria, não consegue interpretar direito as questões das atividades, podendo ocasionar o abandono dos estudos.

É comum, após uma noite mal dormida, nos sentirmos cansados, sem concentração, tomados de mau humor, prejudicando, com isso, nosso relacionamento e/ou o desempenho nos estudos. Na escola, o desempenho do aluno está relacionado ao seu cronotipo, por isso, a cronobiologia constitui um tema fundamental a ser considerado. Os indivíduos podem ser classificados de acordo com as variações individuais nos diversos ritmos biológicos, segundo suas características cronobiológicas (cronotipo), em matutinos, vespertinos e intermediários (indiferente). O conhecimento dos cronotipos pode ajudar a compreender e orientar os indivíduos na adequação do horário para o desenvolvimento de suas atividades sociais, de estudo, trabalho e lazer, oportunizando a obtenção de melhor aproveitamento, desempenho e produtividade nas atividades do cotidiano e a promoção da melhoria da qualidade de vida.

O livro Parâmetros Curriculares Nacionais (PCN) 1ª a 4ª séries — Ciências Naturais (MEC/SEF, 1997, p.38) em sua divisão por blocos temáticos fazem referência aos ritmos biológicos e a aprendizagem no seguinte trecho: "a temperatura e a pressão variam ao longo do dia, todos os dias". Aponta, ainda, que o mesmo ocorre com a atividade cerebral e com o corpo, que apresentam funções rítmicas, isto é, que se repetem com determinados intervalos de tempo e explica que esses ritmos apresentam um padrão comum para a espécie humana, mas com variações individuais. E esta é outra ideia extremamente importante a ser considerada no trabalho com os alunos: o corpo humano apresenta um padrão estrutural e funcional comum, que o identifica como espécie; mas cada corpo é único, o que o identifica como individualidade. Se há necessidades básicas gerais, há também necessidades individuais. Conforme Duarte & Silva (2012, p. 59) o conhecimento dos cronotipos pode ajudar a compreender e orientar os indivíduos na adequação do horário para o desenvolvimento de suas atividades sociais, tais como o estudo, trabalho e lazer, para melhor aproveitamento, desempenho e produtividade nas atividades do cotidiano e a promoção da melhoria da qualidade de vida.

A espécie humana é diurna, mas os indivíduos tendem a ter diferentes manifestações comportamentais dos ritmos circadianos. Esse perfil é chamado de cronotipo, que é a propensão de cada pessoa para dormir em determinados horários e atingir melhores desempenhos e produtividade em outros momentos do período de 24 horas. Os indivíduos podem ser classificados em três cronotipos, que são: matutino, vespertino e intermediário.

Alunos com cronotipo vespertinos podem ter comprometimentos no estado de alerta nas primeiras horas da manhã e apresentar prejuízos no processo de aprendizagem. Estudos comprovam que adolescentes apresentam tendência vespertina devido ao amadurecimento hormonal na puberdade, o que promove tendência de atraso no início e no final do sono. Alunos com cronotipo vespertinos podem ter comprometimentos no estado de alerta nas primeiras horas da manhã e apresentar prejuízos no processo de aprendizagem.

O desafio que todos os indivíduos encontram é conciliar o tempo do organismo com as demandas temporais de uma sociedade que funciona 24h, sem tantas repercussões à saúde biopsicossocial, adequando-se aos sincronizadores externos, que são os ruídos domésticos, buzinas, barulho do telefone, conversas, etc.

A dessincronização dos relógios biológicos pode ocorrer principalmente por conta de horários de estudo inadequados. Passar semanas ou meses dormindo menos horas do que o necessário tem consequências cognitivas, no humor, na capacidade de atenção, na memória, etc. Além de reduzir o desempenho acadêmico, surgem os efeitos emocionais e inúmeras alterações metabólicas, que levam à maior predisposição a diabetes tipo 2, problemas cardiovasculares, aumento de peso e outras doenças correlacionadas.

CONCLUSÃO

A cronobiologia pode ser um tema gerador de muitas discussões, mas é claro que, para isso, é fundamental que os professores tenham um mapa conceitual da relação do sono com o sistema nervoso, o sistema endócrino e a genética para viabilizar esses percursos e fazer essas conexões durante as aulas, permitindo discutir ritmos circadianos de 24 horas, mas também ritmos sazonais, o que gera uma integração com a geografia, o conhecimento sobre os movimentos da Terra de rotação e translação. A cronobiologia é uma ciência essencialmente interdisciplinar, que pode ser integrada à geografia, história, matemática, física, química e outras.

Os estudos cronobiológicos demonstram que praticamente todas as variáveis fisiológicas apresentam uma flutuação regular e periódica em sua intensidade ao longo das 24 horas do dia. Demonstram, também, que, além dessa variação quantitativa, os diversos sistemas fisiológicos respondem a um mesmo estímulo de forma diferente, de acordo com a hora do dia. O ser humano possui um período do dia em que se encontra mais ativo e com maior facilidade para o aprendizado e para a realização de diversas tarefas.

Há benefício emocional, social e cognitivo quando o aluno identifica o seu cronotipo, pois ele pode entender que as dificuldades em acordar cedo e em desempenhar funções matinais não são por causa de preguiça ou doença, mas uma característica individual. Desse modo, o aluno pode realizar escolhas e procurar horários mais compatíveis, escolas com entrada mais tardia ou turno vespertino. É importante respeitar essas diferenças porque repercutem na produtividade. Assim sendo, os conhecimentos cronobiológicos deveriam ser mais divulgados, não só entre professores, mas também entre os dirigentes de escolas e de órgãos gerenciadores que determinam as regras de funcionamento para as mesmas. A divulgação poderia enfatizar a importância da adequação dos horários dos docentes aos seus respectivos cronotipos.

Sabemos que indivíduos bem dispostos trabalham mais satisfeitos e expressam mais facilmente sua capacidade, fato que poderia refletir positivamente na qualidade das aulas ministradas e nas atitudes do professor em sala de aula, contribuindo para a eficácia dos métodos de aprendizagem. Ao longo das 24 horas do dia, cada indivíduo encontra-se em estado funcional distinto ocorrendo alternâncias entre o dia e a noite, ciclo claro-escuro, não sendo possível exigir o mesmo nível de produtividade em qualquer momento do dia, para execução de qualquer tarefa e para qualquer trabalhador, por isto torna-se importante o estudo da Cronobiologia. A hora do dia é importante para o aprendizado, pois muitas das dificuldades e dos problemas de adaptação ao trabalho ou a escola são decorrentes da má adequação aos ritmos biológicos, podendo trazer dificuldades para a fixação do conteúdo e falta de atenção.

Os jovens possuem um comportamento para hábitos mais noturnos e, como consequência, têm dificuldades de acordar de manhã. Também por causa disso as tarefas diárias ficam prejudicadas em suas realizações.

O conhecimento da Cronobiologia é de suma importância para que todos os indivíduos possam vir a ter uma vida de maior qualidade, podendo se adaptar melhor aos horários compatíveis ao seu cronotipo e tendo um desempenho melhor para a realização das mais diversas atividades. Recomendamos que um diário relacionado aos hábitos de sono seja preenchido por um determinado período de tempo, sendo um instrumento e complemento dos dados relacionados aos hábitos e horários de sono, pois os indivíduos identificariam e se conscientizariam melhor dessa rotina ao preenchê-lo diariamente, descobrindo aspectos necessários ao seu próprio desenvolvimento.

REFERÊNCIAS

Albertini, R., & Reimão, R. (2007). Ronco SAOS, Odontologia e umidade do ar. In Reimão, R. (Ed), *Medicina do sono: Neurociências, evoluções e desafios.* [CD-ROM]. (pp. 98-100). São Paulo: Associação Paulista de Medicina.

Almondes, Katie Moraes de. (2013). Psicologia da saúde e cronobiologia: diálogo possível?. *Psicologia: Ciência e Profissão*, *33*(3), 646-655. https://doi.org/10.1590/S1414-98932013000300010.

American Psychiatric Association . DSM-5 (2014). *Manual Diagnóstico e Estatístico de Transtornos Mentais*. 5ª edição. Porto Alegre: Artmed.

Araújo, P., Reimão, R., Inocente, N., Lima, A., Angelis, G., Turco, G. (2007). Questionário do sono na pesquisa científica. In Reimão, R. (Ed). *Medicina do sono: Neurociências, evoluções e desafios.* [CD-ROM]. (pp.37-39). São Paulo: Associação Paulista de Medicina.

Associação Brasileira do Sono. (2018). Privação do Sono na Sociedade Atual. *Revista do Sono*. Edição 16; Outubro | Novembro | Dezembro.

Associação Brasileira do Sono. (2018) Dossiê – Horários escolares e implicações no Sono do Adolescente. Acesso em: 27/12/2020. http://www.absono.com.br/assets/dossie-horarios-escolares-implicacoes_sono_adolescentes_abs.pdf.

Brasil. Secretaria de Educação Fundamental. Parâmetros Curriculares Nacionais: Ciências naturais. (1997). *Secretaria de Educação Fundamental*. Brasília: MEC/SEF.

Bronfenbrenner, U. (1998). A ecologia do desenvolvimento humano: Experimentos naturais e planejados. Porto Alegre: Artes Médicas. In W. Damon (Org.). *Handbook of child psychology*. (Vol. 1, pp. 993-1027). New York, NY: John Wiley & Sons.

Duarte, M., Silva, C. A. da. (2012). Identificação do cronotipo e perfil cronobiológico de uma população de acadêmicos de Ciências Biológicas da Unimep. *Saúde Rev*., Piracicaba, 12 (31), pp. 53-60, maio-ago.

Kogler, V. L., Sobreira, C., Duarte, J., Crivello, J., Garrido, A. E Reimão, R. (2007). Pacientes submetidos à cirurgia Bariátrica de Fobi-Capella e manifestação de bruxismo do sono no pós-operatório tardio. In Reimão, R. (Ed). *Medicina do sono: Neurociências, evoluções e desafios*. [CD-ROM]. (pp.101-104). São Paulo: Associação Paulista de Medicina.

Madeira, Isabel R., & Aquino, Leda A. (2003). Problemas de abordagem difícil: "não come" e "não dorme". *Jornal de Pediatria*, 79(Supl. 1), S43-S54. https://doi.org/10.1590/S0021-75572003000700006. Consulta em 25/04/20.

Marques, M. D., Golombek, D., & Moreno, C. (2003). Adaptação temporal. In N. Marques & L. Menna-Barreto. (Orgs.). *Cronobiologia: princípios e aplicações* (pp. 55-98). São Paulo: Fiocruz /Edusp.

Meldau, D. C. (2011) Cronobiologia. *InfoEscola*. Disponível em: https://www.infoescola.com/biologia/cronobiologia/ Acesso em: 20/12/2020.

Mota-Rolim, S.A. (2013). Aspectos neuropsicológicos do desenvolvimento cognitivo da criança: sono, memória, aprendizado e plasticidade neural. Universidade Federal de Grande Dourados (UFGD).

Proença, C.A. & Reimão, R. (2004). Aspectos psicodinâmicos dos pesadelos e do terror noturno na infância. In REIMÃO, R. (Ed). *Sono Normal e Doenças do Sono*. (pp.205-207). São Paulo: Associação Paulista de Medicina.

Rafihi-Ferreira, R. E. (2016). Sono e comportamento em crianças atendidas em um serviço de psicologia. In *Psicol. teor. prat.* [online]. 18(2), pp. 159-172. http://dx.doi.org/10.15348/1980-6906/psicologia.v18n2p159-172.

Sateia M. J. (2014). International classification of sleep disorders-third edition: highlights and modifications. *Chest*, *146*(5), 1387–1394. https://doi.org/10.1378/chest.14-0970. Acesso: 20/12/2020.

Valle, E. L. R. & Valle,.L. E. R. (2020) Sono na Infância e na Adolescência: como manter o sono saudável e prevenir transtornos. In Soares, A. M. e Capellini, S. A. *Tratado de Psicopedagogia*. Belo Horizonte: Editora Artesã, 2020 (prelo).

Valle, L. E. L. R. (2019). Distúrbios e tratamentos das alterações do sono: interferências na aprendizagem. In Roberte Metring e Simaia Sampaio (Org.) *Neuropsicologia e Aprendizagem*. Rio de Janeiro: WAK Ed., p.151-160.

Valle,.L. E. L. R.; Valle,.M; R.; Valle, E.L.R.; Souza, L.; Oliveira, C. A.; Keuusseyan, C. H.; Valle, C. M. E.R., & Reimão, R. (2016). Pesquisa Sobre Estresse, Sono e Aprendizagem no Ensino Fundamental. *Congresso da Associação Brasileira do Sono*, Recife.

Valle,.L. E. L R.; Valle, E. L. R., & Reimão, R. (2009). Sono e Aprendizagem. *Ponto de Vista*. 26(8).

QUALIDADE DE SONO E ESTRESSE: REPERCUSSÃO NA APRENDIZAGEM

Nancy Julieta Inocente
Clara Odilia Inocente
Janine Julieta Inocente
Milva Maria Figueiredo de Martino

INTRODUÇÃO

O sono é importante para a fisiologia humana, a saúde mental e a boa qualidade de vida. Em alunos, a privação do sono associa-se à fadiga, sonolência diurna, desempenho neurocognitivo reduzido, baixa concentração, mau desempenho em testes, dificuldades para realizar as tarefas acadêmicas diárias, aumento da irritabilidade e do estresse (Almojali et al., 2017; Alsofyani, et al., 2018; Alotaibi, et al., 2020). O sono é definido eletroencefalograficamente e abrange uma variedade de componentes como duração, estrutura, fase e qualidade objetiva (Jeon & Lee, 2019).

Estudos evidenciaram que vários processos fisiológicos estão relacionados ao sono e suas principais funções são: restaurar e conservar a energia; eliminação de radicais livres acumulado durante o dia; regulação e restauração da atividade elétrica cortical; regulação térmica; regulação metabólica e endócrina; homeostase sináptica; ativação imunológica e consolidação da memória (Vassalli & Dijk, 2009; Jeon & Lee, 2019).

O corpo possui um relógio interno que controla a alternância entre o sono e a vigília durante um dia de 24 horas. Os ritmos circadianos (CR) são uma série de osciladores autônomos endógenos gerados pelo relógio circadiano molecular que atuam na coordenação do tempo interno com o ambiente externo em um ciclo diário de 24 horas (Xie et al., 2019).

A regulação do ritmo circadiano desempenha um papel importante na vida saudável das pessoas afetadas por fatores ambientais, como luz, duração da noite e do dia, estações e estilos de vida. Esse biorritmo neuroquímico acompanha as variações circadianas do ciclo vigília-sono, com mudanças da temperatura corporal e da secreção de diversos hormônios e neurotransmissores, relacionados aos diferentes estágios do sono e da vigília (Fernandez, 2006).

O estudo desses ritmos biológicos tem o nome de cronobiologia e a mudança desses fatores leva a distúrbios do ritmo circadiano e aumenta a incidência de transtornos mentais como depressão e problemas fisiológicos como câncer, doenças cardiovasculares e diabetes (Farhud & Aryan, 2018). Walker, et al. (2020) afirmam que as evidências sugerem fortes associações entre os ritmos circadianos e a saúde mental.

De maneira semelhante, Xie et al. (2019) afirmam que o sistema de relógio circadiano é um importante fator regulador para quase todas as atividades fisiológicas e seu distúrbio traz consequências graves para a saúde humana.

O sono noturno tem duas fases: a) NREM (Sem Movimentos Oculares Rápidos), sono lento com períodos de sono leve e sono profundo e ondas cerebrais lentas; o sono NREM é subdividido em 3 estágios com grau crescente de profundidade de sono, denominados estágios N1, N2 e N3; b) sono REM (Movimentos Oculares Rápidos), tem atividade cerebral mais rápida, chamado de paradoxal porque, embora o indivíduo durma profundamente durante essa fase, as atividades do seu cérebro são semelhantes às observadas no estado de vigília. Essas duas fases, combinadas, constituem um ciclo que dura cerca de 90 minutos por noite (Fernandes, 2006). Acordar e dormir ocorrem de maneira cíclica, acompanhados de mudança comportamental, emocional, neurofisiológica, neuroquímica, vegetativa e endócrina (Portilla, 2006).

Durante o sono observa-se uma diminuição da consciência e da reatividade a estímulos externos, que é um processo reversível, associado à imobilidade e ao relaxamento muscular, uma periodicidade circadiana e durante o sono os indivíduos adquirem uma posição estereotipada. Enquanto o sono é essencial para a memória e aprendizagem (Alotaibi et al., 2020), a privação de sono estimula modificações comportamentais e fisiológicas (Vassalli & Dijk, 2009).

A hora perfeita para adormecer é muito pessoal, depende do ritmo biológico e da pressão acumulada de sono. Para que o sono seja reparador e de qualidade é importante avaliar o momento em que começa e finaliza o episódio de sono. Crianças adolescentes necessitam de maior tempo de sono. Durante o sono é liberado uma grande quantidade do hormônio do crescimento, a secreção de neuro-hormônios, a consolidação da memória e a organização de redes neurais (Nicolas, 2008).

Entre 6 e 12 anos o sono noturno é de muito boa qualidade e inclui muito sono profundo lento, é bem diferente entre 13 e 16 anos (Langevin, 2014). O adolescente tem, em média, necessidade de 9 a 10 horas de sono. Na adolescência, tende a ocorrer uma redução do sono noturno, em média 7 horas, havendo diferença nos dias com atividade escolar e fins de semana, quando ocorre um aumento, como uma tentativa de recuperação da privação de sono (Nunes, 2002). Langevin (2014) orienta que a necessidade de dormir, para um adolescente, às vezes é maior do que para um pré-adolescente, devido ao transtorno hormonal que o afeta.

Conforme os especialistas em sono, o padrão de sono da criança para o adolescente muda muito (Langevin, 2014). Na adolescência acontecem mudanças biopsicossociais, cognitivas e comportamentais, inclusive em relação ao padrão do ciclo vigília-sono (Ciampo, 2012), o risco de sofrer de insônia é particularmente elevado (Langevin, 2014). Os jovens precisam dormir mais porque estão passando por um período de crescimento físico, intelectual e emocional acelerado. O adolescente tende a dormir mais tarde e acordar mais tarde, mas com uma rotina escolar com início da aula começando muito cedo, acabam tendo a privação de sono. E, no outro dia, na escola, têm sonolência, baixo rendimento. O adolescente alonga as manhãs de sono para recuperar o atraso sempre que pode, principalmente nos finais de semana. Alguns pais, ignorando esses fenômenos, qualificam o adolescente de preguiçoso, quando se trata de um distúrbio neurofisiológico real relacionado à puberdade. A partir dos 17/18 anos, essa média passa para 7,30/8 horas de sono por noite. Com o envelhecimento, essa quantidade de sono diminui. Já o indivíduo adulto, a média normal é de 7 a 8 horas de sono (Langevin, 2014).

Quanto mais luz estiver exposto e quanto mais atividade física for realizada no início do dia, melhor será o sono à noite. Por outro lado, os esportes noturnos aumentam a temperatura interna e atrasaram o adormecimento. Quando a atividade esportiva for praticada à noite, deverá manter um intervalo de pelo menos 2 horas entre o término do esporte e a hora de dormir. A luz emite um sinal forte ao relógio interno e bloqueia a liberação de um hormônio chamado melatonina. Quando a luz cai, no final do dia, a melatonina começa a ser liberada e prepara o corpo para dormir (Reseau Morphee, 2020).

É importante esclarecer ao estudante que, quanto mais ficar exposto à luz à noite, por meio de telas ricas em luz azul, como computador, smartphone, tablet e televisão, menos melatonina será liberada, dificultando a entrada do sono e dessincronizando o relógio biológico (Reseau Morphee, 2020).

Ciampo (2012), Carrillo-Mora, Ramirez-Peris & Magana-Vázquez (2013), Langevin (2014) complementam, afirmando que os jovens tendem ao desenvolvimento de transtorno do sono, por meio de uma interrupção progressiva dos tempos de sono por condicionamento social, devido a diversos hábitos como consumo de álcool, tabaco, bebidas energéticas, cafeína, horários de sono, hábitos alimentares inadequados, estilo de vida sedentário, estudo de madrugada, uso noturno de dispositivos tecnológicos, novos relacionamentos afetivos, frequência a festas.

Por sua vez, Ribeiro do Valle, Rossini & Reimão (2010) recomendam que os adolescentes, seus pais e profissionais da área da saúde e educação devem ser orientados quanto à importância da adequada higiene do sono.

ESTRESSE

A qualidade do sono é influenciada por vários fatores, entre eles destaca-se o estresse. O conceito de estresse é um tema importante, tanto na área da medicina como na psicologia. A medicina defende o estresse como uma reação biológica do corpo (Selye, 1965). A psicologia associa aos fatores biológicos, elementos de ordem cognitiva e emocional, dando maior relevo à percepção e avaliação que o indivíduo realiza da situação potenciadora de estresse (Lazarus & Folkman, 1984).

Hans Selye é considerado o pioneiro no estudo do estresse dentro de uma perspectiva biológica. O estresse consiste em uma síndrome que elicia uma reação inespecífica do organismo, gerada pelo impacto de estímulos positivos ou negativos estressantes (Selye, 1965).

O estresse é entendido como um conjunto de mudanças físicas, psicológicas e químicas no organismo, desencadeadas pelo cérebro, que causa uma diversidade de respostas na saúde do homem (Lipp, 2000).

O estresse é essencialmente o grau de desgaste no corpo. Todos os indivíduos estão sujeitos a viver o estresse em algum momento, visto que não apenas acontecimentos traumáticos podem ser fatores geradores de estresse, mas também situações cotidianas. Selye (1965), em suas experiências, ressaltou a reação de homeostase como sendo um processo por meio do qual o organismo se defende frente a um estímulo. Os estressores podem ter efeitos positivos, quando forem interpretados como um desafio de curta duração, inclusive mobilizar o sistema imunológico para combater infecções (Myers, 2012). No início da vida de um indivíduo, um grau moderado poderá favorecer a resiliência emocional (Myers, 2012; Galvão-Coelho, Silva & Souza, 2015), indivíduos resilientes apresentam respostas adaptativas e dificilmente desenvolvem patologias associadas ao estresse crônico (Galvão-Coelho, Silva & Souza, 2015).

Nesse contexto, Selye (1965) reconhece o estresse não como algo necessariamente maléfico ao organismo do ser humano, mas possível de despertar a atenção capaz de revigorar a vitalidade. É importante ressaltar que o estresse quando apresenta uma intensidade adequada, aumenta a performance, permite ao organismo defender-se de uma situação ameaçadora, prepara para uma ação e é chamado de eustresse (Selye, 1965; Inocente, 2007).

Por sua vez, considera-se prejudicial quando o estresse atinge um esgotamento patogênico, manifesta-se no sistema nervoso com cansaço, tensão, alteração do sono e denomina-se de distresse (Selye, 1965; Inocente, 2007).

Constata-se que não há uma definição de estresse que seja aceita de modo unânime entre os pesquisadores. Para Selye (1965), estresse é definido como uma síndrome capaz de gerar reações não específicas de adaptação, denominando-a Síndrome Geral de Adaptação — SGA. Esclarece que o sistema nervoso e sistema endócrino são responsáveis por exercer uma tarefa relevante para a resistência do corpo durante uma situação estressora.

Segundo Lipp et al. (1990), o estresse elicia um desgaste geral do organismo com alterações psicofisiológicas que ocorrem quando a pessoa se vê forçada a enfrentar uma situação estressante. Lipp e Malagris (2001, 2011) complementam que o estresse provoca uma reação no organismo ao quebrar a homeostase do mesmo, com componentes físicos e emocionais, causados por diferentes situações, como um evento que o irrite, amedronte, excite ou até que o deixe muito feliz.

A reação ao estresse foi estabelecida por Selye (1965) com um modelo trifásico em fases denominadas de alerta, resistência e exaustão. A fase de alerta, luta ou fuga, prepara o organismo para a ação, por meio de modificações bioquímicas, como tensão muscular, sudorese, taquicardia, aumento na pressão arterial. Quando o agente estressor, não é eliminado, o organismo passa para o estágio seguinte.

Na fase de resistência, o organismo se utiliza da energia adaptativa para se reequilibrar e obter uma homeostase interna. Quando não consegue controlar, surge a sensação de cansaço, desgaste generalizado e as dificuldades. Enquanto que na fase de exaustão ocorre o aumento das estruturas linfáticas, a exaustão psicológica e a física se manifestam e em alguns casos a morte pode ocorrer. As doenças aparecem com muita frequência tanto em nível psicológico — em forma de depressão, ansiedade aguda, inabilidade de tomar decisões, vontade de fugir de tudo — como também em nível físico, com alterações orgânicas, hipertensão arterial essencial, úlcera gástrica, psoríase, vitiligo e diabete.

A pesquisadora Lipp (2000) do Instituto de Psicologia e Controle do Stress, com base em vários estudos realizados, conceitua como terceira fase do estresse, a fase de quase–exaustão, situada entre a fase da resistência e a fase da exaustão, no qual o organismo, já enfraquecido, não consegue se adaptar ao estressor. Em indivíduos geneticamente predispostos, surgem doenças, como herpes simples, psoríase, picos de hipertensão e diabete. Explica que, se o estressor permanecer atuante por muito tempo, a reação do organismo progride para a fase de exaustão (Lipp, 2000).

Por sua vez, Lipp e Malagris (2011) esclarecem que o estresse é uma resposta complexa do organismo a um estímulo interpretado como desafiador. Sendo assim, não é o elemento patogênico das doenças, visto que ele conduz a um enfraquecimento somático e psicológico, fazendo que aquelas patologias programadas geneticamente se manifestam devido ao estado de exaustão atingido pelo organismo.

Com a evolução dos conceitos de estresse, hoje ele é visto como uma relação transacional que implica na percepção e interpretação do indivíduo sobre a situação vivenciada. As interações entre o indivíduo e a situação conduzem a uma percepção de perigo ou ansiedade que, por sua vez, conduz a reações fisiológicas, psicológicas e comportamentais.

Diante dessa perspectiva, considera-se importante a maneira como o indivíduo enfrenta a situação estressora. Lazarus e Folkman (1984) representam a abordagem transacional de estresse e sua relação com o *coping*, que significa enfrentamento. Segundo eles, *coping* é um conjunto de respostas a situações estressantes específicas. É um processo dinâmico que muda dependendo da situação como o indivíduo os avalia.

Lazarus e Folkman (1984) definem *coping* como todos os esforços cognitivos e comportamentais implantados para gerenciar requisitos internos e/ou externos específicos que são avaliados pelo indivíduo como consumindo ou excedendo seus recursos. Os autores citados identificam três tipos de estratégias de enfrentamento: a) enfrentamento focado no problema, que visa reduzir as demandas da situação ou aumentar seus próprios recursos; b) enfrentamento focado na emoção, que inclui tentativas para regular as tensões emocionais induzidas pela situação; c) enfrentamento focado no suporte social, que consiste em conseguir a empatia e ajuda de outros.

Estudos indicam que quando a situação é controlável, as estratégias focadas no problema são funcionais e indicam saúde mental positiva. No entanto, quando a situação enfrentada está fora do controle do indivíduo, as estratégias focadas nas emoções são eficazes a curto prazo, enquanto, a longo prazo, induzem a estados depressivos (Bruchon-Schweitzer, 2014; Lazarus & Folkman, 1984).

PESQUISAS SOBRE SONO, ESTRESSE E APRENDIZAGEM

A aprendizagem consiste em uma mudança relativamente permanente no comportamento devido à experiência. Para Myers (2012), a memória é a aprendizagem que persiste através do tempo, ao considerar que as informações foram armazenas e recuperadas. Por sua vez, o sono afeta a consolidação da memória e permite aprender ou desenvolver habilidades. A privação do sono pode interromper essa consolidação, retardando a formação da memória e inibindo os processos de aprendizagem. Assim, a privação de sono ao desregular esse sistema, prejudica a capacidade de tomar decisões, de resolver problemas e de estudar (Nunes, 2002).

Ao ingressar em um curso superior, os estudantes vivenciam novos estressores particulares da vida acadêmica, que poderão gerar ansiedade, modificar o padrão de sono e a aprendizagem. Várias pesquisas nacionais e internacionais foram realizadas, voltadas para a saúde do estudante de diferentes cursos universitários, como será mostrado a seguir.

Mesquita e Reimão (2010) analisaram a influência do estresse sobre a qualidade do sono em 160 adolescentes em duas instituições educacionais do ensino médio, na cidade de Alfenas, sul de Minas Gerais, Brasil. Observaram que 23,53% dos estressados dormem bem e 45,33% dos não estressados dormem bem; 76,47% dos estressados não dormem bem e 54,67% dos não estressados não dormem bem. Quanto ao rendimento escolar, têm-se as médias 0,65 para os alunos estressados e 0,60 para aqueles que não sofrem de stress, Mann-Whitney ($p = 0,0596$). Concluíram que o estresse contribui para elevar o percentual de maus dormidores, assim como elevou as médias do rendimento escolar.

Andreoli & Martino (2012) analisam o desempenho acadêmico de 139 estudantes universitários do Centro Universitário Herminio Ometto, Uniararas, SP, e correlacionaram com os índices de aproveitamento dos alunos e os padrões do sono. Os resultados obtidos demonstraram que os padrões de sono foram estatisticamente diferentes entre as turmas (teste de Mann-Whitney) para as variáveis hora de deitar ($p < 0.001$), hora de dormir ($p < 0.001$), hora de acordar ($p < 0.001$) e duração de cochilo ($p = 0.009$). O grupo de período diurno demonstrou melhor desempenho acadêmico em comparação com o do noturno. Quanto mais tarde a hora de acordar, menor foi o desempenho acadêmico e a qualidade de sono foi melhor para o grupo do diurno.

Em um estudo longitudinal com 930 estudantes chineses de Hong Kong/Macau, pesquisou-se como a duração e a qualidade do sono podem estar relacionadas às funções diurnas, incluindo saúde física (bem-estar físico e sonolência diurna), saúde psicológica (humor e autoestima) e funcionamento acadêmico (notas escolares e esforço de estudo). Os resultados indicaram que a duração e a qualidade do sono têm efeitos diretos e indiretos na função acadêmica, saúde física e psicológica de estudantes universitários (Wong et al., 2013).

Vieira e Schermann (2015) estudaram a prevalência de estresse e os fatores associados em 196 alunos de psicologia de uma universidade particular do sul do Brasil. A prevalência de estresse foi de 63,3%. Observou-se diferença significativa em relação ao sexo ($p = 0,00$) e atividade física ($p = 0,00$). Mulheres e aqueles que não praticam atividade física apresentaram mais estresse. O estudo sugere que atividades de prevenção sejam incentivadas através da promoção de políticas institucionais para que os acadêmicos desenvolvam repertório de manejo e prevenção do estresse.

Santos et al. (2016) verificaram a qualidade do sono, o cronotipo e as características de saúde associadas à qualidade de sono de 204 estudantes do curso de enfermagem da cidade de Taubaté (SP). Concluíram que estudantes de enfermagem possuem qualidade de sono ruim (84,31%) e preferência de cronotipo indiferente (56,37%); aqueles que acumulam as funções estudo/trabalho, apresentam maior número se sintomas de má digestão, cefaleia, sonolência diurna e insônia.

Um estudo documentou uma associação estatisticamente significativa entre estresse e má qualidade do sono em 263 estudantes de medicina de Ciências da Saúde em Riade, Arábia Saudita. Foram encontradas altas prevalências de má qualidade do sono (76%) e estresse (53%), com associação estatisticamente significativa ($p < 0,001$). A regressão logística indicou que o risco de ter uma qualidade de sono ruim é quase quatro vezes maior em alunos cuja média cumulativa de notas é inferior a 4,25 (Almojali et al., 2017).

Pacheco et al. (2017) pesquisaram os bancos de dados para estudos transversais sobre a prevalência da Saúde Mental entre estudantes de medicina no Brasil. Incluíram 59 estudos na análise e encontraram a prevalência de depressão (25 estudos, prevalência 30,6%), transtornos mentais comuns (13 estudos, prevalência 31,5%), burnout (três estudos, prevalência 13,1%), uso problemático de álcool (três estudos, prevalência 32,9%), estresse (seis estudos, prevalência 49,9%), baixa qualidade do sono (quatro estudos, prevalência 51,5%), sonolência diurna excessiva (quatro estudos, prevalência 46,1%) e ansiedade (seis estudos, prevalência 32,9%). Complementaram afirmando que sinais de falta de motivação, falta de suporte emocional, pensamentos de evasão, estágios posteriores do curso, pouco envolvimento em atividades de lazer, sobrecarga acadêmica foram correlacionados com a Saúde Mental dos estudantes de medicina.

Um outro estudo avaliou a relação entre a qualidade de sono e o desempenho acadêmico entre 299 estudantes de medicina saudistas da Universidade Taif. Os resultados mostraram que as mulheres tiveram melhor qualidade de sono do que os homens. Não houve diferença na qualidade de sono entre os alunos de diferentes anos acadêmicos (Algarni et al., 2018).

Madani et al., (2018) realizaram um estudo com 132 alunos da Faculdade de Medicina e Farmácia de Fez, no Marrocos. Os resultados encontrados mostraram que 11,3% dos alunos apresentavam nível de estresse severo, 51,5% nível de estresse moderado, enquanto 34,8% tinham baixo nível de estresse; 11,4% dos alunos disseram que não conseguiam se concentrar e 25,7% deles relataram não estar satisfeitos com o estado geral de saúde; 58,3% dos alunos tiveram maior dificuldade para dormir, 13,6% da população relatou sentir dores físicas impedindo-os de realizar as tarefas solicitadas. O estresse psicológico foi significativamente correlacionado com os distúrbios do sono nesta população e a diminuição do nível de concentração.

Safhi et al. (2020) detectaram a prevalência e associação do estresse com a qualidade de sono entre 326 estudantes de medicina da Arábia Saudita. O total de alunos que experimentaram o estresse foi de 65% e a prevalência de má qualidade de sono foi de 76,4%.

Alotaibi et al. (2020) avaliaram a qualidade do sono e estresse psicológico entre estudantes de medicina. Os resultados apontaram que 77% dos participantes relataram má qualidade do sono e 63,5% relataram algum nível de estresse psicológico. A má qualidade do sono foi significativamente associada a níveis elevados de estresse mental ($p < 0,001$) e cochilos diurnos ($p = 0,035$). O estresse e o cochilo diurno estavam associados à má qualidade do sono. Contudo, o sono ruim ou estresse não mostraram qualquer associação significativa com o desempenho acadêmico.

Um estudo realizado com 5.233 calouros universitários, em Pequim, na China, investigou as associações de atividade física e tempo de tela com a saúde fisiológica, psicológica e social em relação aos efeitos na qualidade do sono. A prevalência de má qualidade do sono foi de 37,94%. Os achados do estudo sugeriram que baixa atividade física e alto uso de tela estão associados com má qualidade do sono (Ma et al., 2020).

Vieira e Schermann (2015) recomendam que, identificar as principais fontes de preocupação e ansiedade pode auxiliar no combate à evasão e ao desengajamento dos alunos universitários, aumentando as possibilidades de satisfação com o curso e a profissão.

Conforme enfatizam Carrillo-Mora, Ramirez-Peris & Magana-Vázquez (2013) consequências da má qualidade do sono vai de um simples mal-estar, sonolência, baixo rendimento escolar, hipertensão, diabetes, obesidade, doenças cardiovasculares, depressão até patologias que, a longo prazo, são observadas em indivíduos com transtornos do sono. Advertem que esses distúrbios em jovens são consequências de fatores externos, ligados aos maus hábitos, potencialmente modificáveis com a higiene do sono para evitar doenças crônicas a longo prazo.

CONCLUSÃO

De acordo com os estudos consultados, o estresse é um grande obstáculo ao sono, à qualidade do sono e aprendizagem. Quanto maior o nível de estresse, pior a qualidade do sono. Por sua vez, a redução no estresse e maior controle sobre ele, melhora a qualidade do sono em acadêmicos.

Sugere-se que as instituições devem avaliar o bem-estar dos alunos, empregar métodos de educação de higiene do sono e controle do estresse para amenizar fatores que afetam o desempenho acadêmico, por meio de aconselhamento e campanhas educacionais no âmbito universitário. O diagnóstico precoce do distúrbio do sono é um fundamental método preventivo contra os agravamentos do quadro clínico em relação ao sono, estresse e a performance escolar.

REFERÊNCIAS

Almojali, A. I., Almalki, S. A., Alothman, A. S., Masuadi, E. M., & Alaqeel, M. K. (2017). The prevalence and association of stress with sleep quality among medical students. *Journal of epidemiology and global health*, 7(3), 169–174. https://doi.org/10.1016/j.jegh.2017.04.005.

Alotaibi, A. D., Alosaimi, F. M., Alajlan, A. A., & Bin Abdulrahman, K. A. (2020). The relationship between sleep quality, stress, and academic performance among medical students. *Journal of family & community medicine*, *27*(1), 23–28. https://doi.org/10.4103/jfcm.JFCM_132_19.

Alsofyani, M.A., Almalki, A.A., Alqarni, A.B., & Alzahrani, N. (2018). The Interaction between Sleep Quality and Academic Performance among The Medical Students in Taif University. *The Egyptian Journal of Hospital Medicine, 70*, 2202-2208.

Andreoli, C.P.P. & Martino, Milva. (2012). Academic performance of night-shift students and its relationship with the sleep-wake cycle. Sleep Science. 5. 45-48.

Bruchon-Schweitzer, M., Boujut, É. (2014). *Psychologie de la santé: Concepts, méthodes et modèles*. Paris: Dunod. https://doi.org/10.3917/dunod.bruch.2014.01.

Calais, Sandra Leal, Carrara, Kester, Brum, Maiara Medeiros, Batista, Karen, Yamada, Josiane Keyla, & Oliveira, Juliana Roman Santos. (2007). Stress entre calouros e veteranos de jornalismo. *Estudos de Psicologia (Campinas)*, *24*(1), 69-77. https://doi.org/10.1590/S0103-166X2007000100008.

Carrillo-Mora, Paul, Ramírez-Peris, Jimena, & Magaña-Vázquez, Katia. (2013). Neurobiología del sueño y su importancia: antología para el estudiante universitario. *Revista de la Facultad de Medicina (México)*, *56*(4), 5-15. Recuperado en 08 de abril de 2021, de http://www.scielo.org.mx/scielo.php?script=sci_arttext&pid=S0026-17422013000400002&lng=es&tlng=es.

Ciampo L.A.D. (2012). O sono na adolescência. *Adolesc Saude*. 2012;9(2):60-66.

Farhud, D., & Aryan, Z. (2018). Circadian Rhythm, Lifestyle and Health: A Narrative Review. *Iranian journal of public health*, *47*(8), 1068–1076.

Fernandes R.M.F. (2006). O sono normal. Medicina (Ribeirão Preto). 2006.; 39(2):157-68. Acesso em 21 de outubro de 2020. Disponível em: http://revista.fmrp.usp.br/2006/vol39n2/1_o_sono_normal1.pdf.

Galvão-Coelho, N. L., Silva, H. P. A., & Sousa, M. B. C. (2015). Resposta ao estresse: II. Resiliência e vulnerabilidade. *Estudos de Psicologia (Natal)*, *20*(2), 72-81. https://doi.org/10.5935/1678-4669.20150009.

Inocente, N. J. (2007). Estresse Ocupacional: Origem, Conceitos, Relações e Aplicações nas Organizações e no Trabalho In CHAMON. *Gestão e Comportamento Humano nas Organizações*. Rio de Janeiro: Brasport.

Jeon, H.J. & Lee, S.J. (2019). Chronobiology and Sleep on Resilience. *Chronobiol Med*; 1(4):149-151. https://doi.org/10.33069/cim.2019.0026.

Langevin, B. (2014). *Aider mon enfant à mieux dormir*. Québec: Édition de Mortagner.

Lazarus, R.S. & Folkman, S.(1984). *Stress, appraisal, and coping*. New York: Springer.

Lipp, M.N. (2000). *Inventário de sintomas do stress para adultos*. São Paulo: Casa do Psicólogo.

Lipp, M., & Malagris, L. (2001). O stress emocional e seu tratamento. In B. Rangé (Org.), *Psicoterapias cognitivo-comportamentais* (pp. 475-490). São Paulo: Artmed.

Lipp, M., & Malagris, L. (2011). Estresse: aspectos históricos, teóricos e clínicos. In B. Rangé (Org), *Psicoterapias cognitivo-comportamentais: um diálogo com a psiquiatria* (pp. 617-632). Porto Alegre, RS: Artmed.

Ma, C., Zhou, L., Xu, W., Ma, S., & Wang, Y. (2020). Associations of physical activity and screen time with suboptimal health status and sleep quality among Chinese college freshmen: A cross-sectional study. *PLoS One*. 2020 Sep 18;15(9):e0239429. doi: 10.1371/journal.pone.0239429. PMID: 32946516; PMCID: PMC7500622.

Madani, H., Yazghich, I., Baya, C., Aarab, C.& Berraho, M. (2018). Evaluation des methods de gestion du stress chez les étudiantsd medicine de Fès: données dinclusion du projet Stress-free. *Revue d'Épidémiologie e de Santé Publique*. Vol. 66, Supplement 3, May, Page S189.

Mesquita, Gema, & Reimão, Rubens. (2010). Stress and sleep quality in high school brazilian adolescents. *Anais da Academia Brasileira de Ciências*, *82*(2), 545-551. https://dx.doi.org/10.1590/S0001-37652010000200029.

Myers, D.G. (2012). *Psicologia*. 9ª ed, Rio de Janeiro: Livros Técnicos e Científicos.

Nicolas, A. (2008). **Éducation** au sommeil chez les adolescentes. In *Médecine du Sommeil. 5 (18), pp. 15-18.*

Nunes, M.L. (2002). Distúrbios do sono. *Jornal de Pediatria*. Vol. 78, Supl.1.

Pacheco, J.P., Giacomin, H.T., Tam, W.W., Ribeiro, T.B., Arab, C., Bezerra, I.M., & Pinasco, G. (2017). Problemas de saúde mental entre estudantes de medicina no Brasil: uma revisão sistemática e meta-análise.*Revista Brasileira de Psiquiatria*, 39(4), São Paulo. 31 de agosto. http://dx.doi.org/10.1590/1516-4446-2017-2223.

Portilla, I.Y.R. (2006). Estrés y sueño. *Rev Mex Neuroci*. 7(1): 15-20.

Reseau Morphee (2020). Le sommeil de l'adolescent. Disponível em: https://sommeilenfant.reseau-morphee.fr/ado/sommeil-de-ladolescent/. Acesso em: 28/11/2020.

Ribeiro do Valle, L.E., Rossini, S., Reimão, R. (2010). Sono na adolescência: estudo de caso. In Rubens Reimão, Luíza Elena L. Ribeiro do Valle, Eduardo L. Ribeiro do Valle & Sueli Rossini (Orgs.). *Sono & Saúde. Interface com a psicologia e neurologia.* Ribeirão Preto, SP: Editora Novo Conceito.

Safhi, M. A., Alafif, R. A., Alamoudi, N. M., Alamoudi, M. M., Alghamdi, W. A., Albishri, S. F. & Rizk, H. (2020). The association of stress with sleep quality among medical students at King Abdulaziz University. *J Family Med Prim Care*. Mar 26;9(3):1662-1667. doi: 10.4103/jfmpc.jfmpc_745_19. PMID: 32509668; PMCID: PMC7266176.

Santos, T. C. M. M., Martino, M. M., Sonati, J. G., Faria, A. N., & Nascimento, E. F. A. (2016). Qualidade do sono e cronotipo de estudantes de enfermagem. *Acta paul. enferm*. V29 (6). São Paulo. https://doi.org/10.1590/1982-0194201600092.

Selye, H. (1965). *Stress: a tensão da vida*. São Paulo: Ibrasa.

Vassalli, A., Dijk, D.J. (2009). Sleep functions: current questions and new approaches. *Eur J Neurosci*. ,29:1830-41.

Vieira, L.N. & Schermann, L.B. (2015). Estresse e fatores associados em alunos de psicologia de uma universidade particular do sul do Brasil. *Aletheia* n.46 Canoas.

Xie, Y., Tang, Q., Chen,G., Xie, M.., Yu, S. & Chen, L. (2019) New Insights Into the Circadian Rhythm and Its Related Diseases. *Front. Physiol*. https://doi.org/10.3389/fphys.2019.00682.

Walker, W.H., Walton, J.C., DeVries, A.C. *et al.* (2020). Circadian rhythm disruption and mental health. *Transl Psychiatry* 10, 28. https://doi.org/10.1038/s41398-020-0694-0.

Wong, M.L., Lau, E.Y.Y., Wan, J.H.Y., Cheung, S.F., Hui, C.H. & Mok, D.S.Y. (2013). The interplay between sleep and mood in predicting academic functioning, physical health and psychological health: a longitudinal study. *J Psychosom Res*. Apr;74(4):271–7.

ASPECTOS DO SONO INFANTIL

Patricia Daniele Piaulino de Araújo
Bianca Bolognesi Pereira

INTRODUÇÃO

Quando as crianças são pequenas, o sono é quase sempre uma grande preocupação para os pais e professores, principalmente aqueles que lidam com crianças menores e que dormem durante o período em que estão na escola.

Para caracterizar o padrão do sono de crianças o médico neurologista Dr. Rubens Amaral de Assis Reimão desenvolveu um questionário em meados de 1983, com o intuito de utilizar esse instrumento para abordar os diversos distúrbios de sono da infância, classificando-os pela intensidade de sua frequência, além de relacionar os comportamentos e hábitos diários para dormir, assim como o padrão do sono, especificamente para crianças de três a cinco anos de idade. Esse questionário precisou passar por uma validação científica entre os anos de 2009 e 2011 e é utilizado para o inquérito sobre as características do sono infantil (Araújo, 2012) junto aos pais, pediatras, pesquisadores e outros.

Neste capítulo, baseados nos estudos propostos pela validação desse questionário, pretendemos atualizar aspectos relacionados às características esperadas para o sono infantil, descrevendo e informando a respeito dos principais distúrbios do sono na primeira infância.

IMPORTÂNCIA DO SONO

O sono é fundamental na relação e regulação da homeostasia do organismo, contribui tanto para manter o equilíbrio do meio interno quanto para funções de desenvolvimento. Encontra-se entre essas funções as reservas de energia e sua preservação, a restauração dos tecidos, memória seletiva e sua organização, restabelecimento e consolidação do sistema imunitário, secreção de diversos hormônios importantes para o desenvolvimento em crianças e adolescentes (Alves & Navarro, 2008)

Para que compreendamos melhor o sono como objeto de estudo, faz-se necessária a explicação dos termos sono NREM *(Non-Rapid Eye Movement)* e sono REM *(Rapid Eye Movement)*.

O sono NREM caracteriza-se pela diminuição do metabolismo basal e da temperatura corporal, condições que favorecem a síntese proteica e o reabastecimento de reservas energéticas e que também promovem o reparo celular, substituindo as enzimas alteradas por radicais livres por outras recém-sintetizadas. O sono NREM ocupa cerca de 75% do sono e estrutura-se em quatro fases, sendo a primeira a transição entre a vigília e o sono superficial e as fases subsequentes o aprofundamento do sono, propiciando cada vez mais ondas lentas e sono reparador.

O sono REM caracteriza-se por aumento dos níveis metabólicos e do consumo de energia cerebral, ocorrendo relaxamento muscular, diminuição da temperatura corporal e manutenção da respiração relativamente tranquila. A duração do sono REM pode depender da quantidade de energia disponível, sendo nessa fase que ocorrem os sonhos e é também um importante momento para consolidação da memória (Geib, 2007).

Importante ressaltar que durante os diferentes ciclos do sono REM e NREM ocorrem diversas alterações fisiológicas. Destaquemos alguns exemplos: enquanto respiramos podemos observar diminuição da frequência respiratória durante o sono NREM e essa respiração passa ser irregular no sono REM, podendo ocorrer comumente breves episódios de apneias[1], a frequência cardíaca e a pressão arterial se modificam e são cíclicas, ocorre também a supressão do fluxo salivar e da deglutição, o que pode inclusive favorecer casos de refluxo gastresofágico.

Em relação à quantidade de horas de sono podemos destacar variações importantes: o feto por exemplo, passa cerca de 95% de seu tempo dormindo durante a gestação. Já um recém-nascido chega a dormir mais de 16 horas, uma criança na primeira infância pode ter necessidades de sono de 12 horas, um adolescente cerca de 10 horas, adulto em média 8 horas e para um idoso seriam suficientes até sete horas de sono (Williamson, 2019).

1 Tempo de pausa durante a respiração.

O SONO DA CRIANÇA

Observamos que à medida que as crianças se desenvolvem, ocorre, também, a evolução e o "amadurecimento" do seu sono. Ao longo do desenvolvimento da criança o número de horas esperadas de sono varia de acordo com a adaptabilidade e com as suas necessidades (Williamson, 2019; Sadeh, Gruber, & Raviv, 2002).

Durante os cinco primeiros anos de vida, existem mudanças consistentes no que diz respeito à distribuição, à duração, à consistência e ao caráter do sono.

Logo ao nascer, o recém-nascido apresenta períodos de sono contínuo com cerca de três a quatro horas, que são intercalados por aproximadamente uma hora desperto, sendo esse ciclo contínuo, mesmo durante a noite. Existe alternância de estágios de sono nesse período com ciclos de duração de 50 a 60 minutos, que se inicia no sono REM e, quanto mais prematuro for o recém-nascido, maior será o tempo de duração desse sono (Bathory & Tomopoulos, 2017).

Nos primeiros meses de vida inicia-se adaptações do ciclo do sono-vigília e ciclo noite-dia, até que períodos de sono noturno passam a constituir tempos mais longos para a "alegria" dos pais ou cuidadores. Porém, as maiores e significativas modificações na estrutura do sono passam a vigorar a partir do terceiro mês, em que se inicia a fase do sono NREM, sendo que até o sexto mês de vida a grande maioria dos lactentes já efetua essa troca, propiciando períodos mais cumpridos e ininterruptos de sono (Bathory & Tomopoulos, 2017).

Ainda aos seis meses de vida, os períodos mais longos não ultrapassam seis horas de sono. Existe uma divisão noturna em dois períodos contínuos, intercalados por um despertar e, durante o dia, inicia-se a consolidação da vigília que ainda é interrompida por sonos diurnos. Observamos que aos nove meses o lactente já passa a dormir até dez horas contínuas por noite e até três horas durante o dia.

Ao completar um ano de vida, o ideal é que ocorra a consolidação do sono noturno com a manutenção dos dois ou três sonos diurnos, que podem ser chamados de sestas diurnas.

Entre a idade de dois a três anos ocorre períodos noturnos de sono maiores que duram até dez horas, atingindo um percentual de sono REM similar aos dos adultos, e apenas uma sesta diurna. Normalmente essa sesta se dá no início da tarde e não ultrapassa o período de duas horas. Essa, é aliás, uma prática comum nas escolas infantis.

A partir de cinco anos de idade, quando se trata do período do sono noturno, este já deve estar totalmente consolidado. Normalmente não ocorrem mais períodos de sono diurno, sendo que nos próximos cinco anos ocorre uma diminuição gradativa desse tempo de sono, já se aproximando do padrão do sono do adulto que é a de oito horas (Bathory & Tomopoulos, 2017).

No que diz respeito às necessidades de sono de uma criança, ainda é importante ressaltar que além da idade, outros fatores corroboram para o tempo total de sono, como é o caso do gênero, da estação climática, da quantidade de atividades físicas e de seu metabolismo.

DISTÚRBIOS DO SONO INFANTIL

Os casos de privação, redução, fragmentação ou má qualidade do sono levam a alterações no organismo da criança, implicando na diminuição da motivação e da concentração na realização de tarefas, déficit de memória, com consequente queda no desempenho escolar, alterações neurocognitivas, sonolência diurna, alterações de humor e comportamento como irritabilidade, agressividade, depressão e queda da ação do sistema imunológico (Honaker & Meltzer, 2016). Os principais distúrbios do sono dividem-se resumidamente em dois grupos: dissonias e parassonias (Thorpy, 2012).

A dissonia refere-se às perturbações predominantemente orgânicas do sono, porém com fatores psicológicos associados importantes. Caracterizam-se por alterações na quantidade, qualidade e tempo de sono, pois são transtornos que produzem dificuldades para iniciar ou manter o sono, ou permanecer em vigília atenta. Dividem-se em insônias (tempo deficiente em quantidade e qualidade), hipersonias (Sonolência Diurna Excessiva) e alterações do ritmo circadiano do sono (alteração do padrão de vigília e sono em desarmonia com a alternância dia e noite).

A parassonia está associada a transtornos comportamentais ou mentais (Hall & Nethery, 2019). Caracteriza-se por indesejadas manifestações e comportamentos que ocorrem durante o sono e que, geralmente, não desencadeiam distúrbios como sonolência diurna ou sono não reparador. Alguns exemplos de parassonias incluem: pesadelos, sonambulismo, bruxismo[2], terror noturno, enurese[3], paralisia do sono e o estado confusional do despertar. O bruxismo, por exemplo, costuma ocorrer durante o sono NREM, principalmente nos estágios 1 e 2. Ressaltamos que nem

---

2 Ato inconsciente de apertar ou ranger os dentes constantemente.

3 Emissão involuntária de urina.

sempre a parassonia constitui uma anormalidade, não requerendo tratamento específico.

Estimativas do percentual de crianças que possuam problemas do sono variam entre 25 a 50% dependendo da faixa etária e critérios utilizados para determinação dessa questão, como seus hábitos e rituais. Serão destacadas a seguir as características de cada um dos principais distúrbios do sono com maior interesse para a área infantil (Nunes & Bruni, 2015).

No estudo sobre a prevalência dos distúrbios do sono em crianças de três a seis anos, na cidade de São Paulo, a movimentação excessiva, a sonolência durante o dia, enurese e o ronco foram os mais encontrados como mostra a Figura 1.

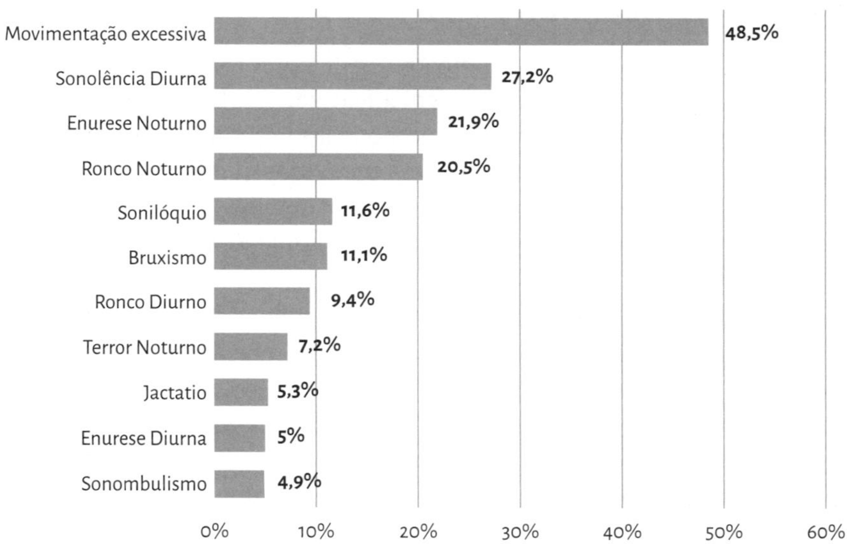

Figura 1 – Prevalência das Dissonias e Parassonias do Sono em Crianças de três a seis anos na cidade de São Paulo – 2012

Fonte: De "Validação do questionário do sono infantil de Reimão e Lefèvre (ORL)" de Patricia Daniele Piaulino Araújo, 2012, Tese de Doutorado, DOI: 10.11606/T.5.2012.tde-30072012-082245

INSÔNIA

A insônia das crianças pode apresentar-se como insônia comportamental da infância, que ocorre entre 10 e 30% da população infantil, sob dois aspectos: a) Insônia de associação para iniciar o sono: quando há prejuízo do sono, tanto ao iniciar quanto pra retomá-lo quando interrompido, fazendo com que a criança necessite de um procedimento, como ser embalada longamente, o que, pela sua repetição, acaba por fadigar os pais; b) Insônia por dificuldades de imposição de limites: quando há recusa ou protelação, por parte da criança, em ir para a cama, o que pode estar associada a problemas de comportamento durante o dia.

A higiene do sono inadequada, em geral associada a hábitos impróprios, como excesso de estimulação física, mental ou emocional próximo ao horário de recolher-se e a falta do estabelecimento de horários e rituais para dormir, quase sempre são os responsáveis pela insônia em crianças pequenas (Pinto et al., 2010).

DISTÚRBIOS RESPIRATÓRIOS DO SONO

Conhecidos popularmente como "a criança que ronca", os Distúrbios Respiratórios do Sono podem desencadear sérias alterações no desenvolvimento da criança. Esse distúrbio pode apresentar variações de etiologia, que podem passar por pequenos processos alérgicos, que aumentam a resistência para a passagem do ar pelas vias aéreas superiores, até quadros acentuados como síndrome da apneia/hipopneia[4] obstrutiva do sono.

Sua frequência é maior em pré-escolares, pois as tonsilas faríngeas e palatinas são proporcionalmente maiores em relação ao tamanho das vias aéreas superiores (Honaker & Meltzer, 2016). Sintomas associados incluem ronco, apneia, sonolência diurna excessiva, hiperatividade, despertar noturno, sono agitado, enurese, respiração oral diurna, mau desempenho escolar, mau humor, cefaleia matinal e faringite frequente (Nunes & Bruni, 2015).

SONOLÊNCIA DIURNA EXCESSIVA (SDE)

Há um pequeno grupo de crianças que apresenta Sonolência Diurna Excessiva (SDE) primária. Na maior parte dos casos, são os Distúrbios do Sono originam a SDE destacando-se: a Narcolepsia, a Síndrome do Atraso de Fase do Sono e a Síndrome de Kleine-Levin (Kotagal, 2018). A Narcolepsia é um quadro sindrômico de sonolência diurna intensa, irresistível, súbita, com ou sem percepção prévia, que afeta principalmente adolescentes e adultos, sendo que em 20% dos casos inicia-se antes dos 10 anos de idade. A Síndrome do Atraso de Fase do Sono é um distúrbio

---

4 Respiração superficial.

do ritmo circadiano. Ocorre pela dificuldade em iniciar o sono antes da madrugada, resultando em sonolência durante o dia. O quadro é mais frequente entre os adolescentes, que passam a apresentar dificuldade em acordar cedo.

A Síndrome de Kleine-Levin é um distúrbio caracterizado intermitentemente pela sonolência e comportamentos alterados. A criança inicia com surto de sono incontrolável, aumento anormal do apetite ou ingestão excessiva de alimentos e modificações psíquicas, podendo dormir por períodos de 18 a 20 horas diários. Seu comportamento torna-se agressivo, apresentando déficit de memória, sintomas depressivos e até alucinações. Os episódios duram entre 12 horas podendo se estender até três a quatro semanas, porém, em geral, têm duração de quatro a sete dias. Os períodos sem as manifestações podem ser de meses a anos, em que os pacientes são absolutamente normais e, geralmente, têm amnésia em relação aos episódios ocorridos (Honaker & Meltzer, 2019).

SONAMBULISMO

O sonambulismo é um distúrbio do sono e do despertar, com uma causa genética e não psicossocial. Acomete 30% das crianças de três a dez anos de idade ocasionalmente. Ocorre com maior frequência no terço inicial da noite, podendo ser esporádico ou frequente, com predominância do comportamento motor dos membros. Esses movimentos são estereotipados e podem ser simples até apresentar sequências complexas como a deambulação com inspeção visual do ambiente com face inexpressiva. Geralmente, há pouca reação quando chamado por um observador (Stallman & Kohler, 2016). O início dos episódios costuma ocorrer após os dois anos de idade, com pico entre quatro e oito anos, praticamente desaparecendo ao redor dos dez anos. Sem causa orgânica reconhecida, geralmente há história familiar de sonambulismo em 10 a 25% dos casos. O sonambulismo geralmente é autolimitado e benigno, as crianças geralmente não mostram anormalidades na avaliação emocional (Nunes & Bruni, 2015).

TERROR NOTURNO

O terror noturno acomete de 1 a 5% de escolares e caracteriza-se por um início súbito, no qual normalmente a criança se senta, grita e faz face de pavor, com descoordenação motora e de fala. A criança também apresenta aumento da frequência cardíaca e respiratória, com rubor de pele e sudorese. Admite-se que o terror noturno é mais encontrado em crianças e seus episódios diminuem com a idade, ocorrendo ocasionalmente em adultos. Durante o episódio a criança não percebe os pais e dificilmente consegue ser acordada, mas quando consegue, relata uma cena única e apavorante (Carter & Wrede, 2017). Os episódios de Terror Noturno duram de segundos a minutos e existem sérios riscos da criança se machucar batendo contra objetos ao seu redor, como móveis ou janelas. O Terror Noturno é mais comum para o gênero masculino e geralmente sua duração é limitada em meses ou anos, cessando na adolescência, sendo que em poucos casos pode persistir até a idade adulta.

DESPERTARES CONFUSIONAIS

São caracterizados por choro, gritos ou fala arrastada, agitação motora e muita confusão, que podem piorar gradualmente; no entanto, cessam de forma espontânea. Podem ocorrer em lactentes, pré-escolares e escolares. São episódios com duração média entre cinco e quinze minutos, e essas reações pioram quando se tenta consolar a criança. Os despertares parciais ocorrem durante a fase do sono NREM, já no período final do sono, e a evolução geralmente é favorável, cessando até o período da adolescência (Chokrovert, 2010).

DISTÚRBIO COMPORTAMENTAL DO SONO REM

Essa parassonia caracteriza-se pela ocorrência abrupta da falta de coordenação motora, até com certa violência, na qual a criança vivencia seus sonhos. Pouco frequente na infância, pode, por vezes, acompanhar alterações neurológicas de base orgânica. Esse quadro também tem sido descrito em doenças degenerativas como a síndrome de Shy-Drager, esclerose múltipla, malformação de Arnold-Chiari, narcolepsia, Parkinson, demências, tumores e lesões vasculares do tronco cerebral. Esse evento também pode aparecer abruptamente após ingestão de álcool ou drogas sedativas (Valle, 2007).

PARALISIA DO SONO

Esse distúrbio ocorre na transição entre o sono e o despertar, com incapacidade de mover-se ou falar ou a sensação de perda de controle motor com imobilidade. Nessa ocasião, o indivíduo encontra-se em estado de vigília e esse episódio tem duração de segundos a minutos, mas é suficiente para trazer desconforto para o indivíduo. Pode ocorrer esporadicamente não constituindo anormalidade, porém pode fazer parte da síndrome narcoléptica (Sharpless, 2015).

PESADELOS

São sonhos com conteúdo ameaçador quanto à segurança ou autoestima, que ocorrem durante os períodos mais longos do sono REM, a partir da segunda metade da noite. Durante o episódio há pequena alteração autonômica, com pouca fala ou movimentação. Quando desperta durante o episódio, a criança relata toda a história de forma orientada e alerta. Os pesadelos são frequentes entre as idades de três a seis anos, com posterior redução em sua ocorrência, sendo a prevalência de 30%, com ocorrência ocasional aos cinco anos de idade. Tende a ocorrer mais no gênero feminino. Esses episódios são desencadeados espontaneamente ou como resposta normal à tensão física, psíquica ou emocional da criança (Nielsen & Zadra, 2011).

BRUXISMO

Consiste no movimento rítmico de atrito entre os dentes durante o sono com produção de ruídos pela tensão excessiva. Esse distúrbio é produzido por um padrão não funcional de alguns músculos da face levando o contato forçado das superfícies de oclusão dos dentes, muitas vezes produzindo sons altos. Problemas secundários podem ocorrer como desgastes dos dentes e disfunção da articulação temporomandibular.

O evento pode ser observado por duas formas: o apertamento cêntrico, caracterizado por episódios isolados de atividade muscular e o ranger de dentes, ou bruxismo excêntrico, com contrações rítmicas dos músculos mastigatórios, ou ainda a combinação desses dois tipos de eventos, o que torna o problema ainda mais acentuado. Ocorre esporadicamente em 29,5% das crianças entre três e dez anos de idade surgindo pelo menos uma vez ao ano, sem predomínio dos gêneros. O motivo da sua ocorrência é desconhecido e esse evento ocorre por despertar parcial durante o estágio 2 do sono NREM ou durante o sono REM, podendo também ocorrer em vigília. O Bruxismo é mais frequente em crianças com retardo mental ou encefalopatias crônicas não progressivas (Saulue et al., 2015).

ENURESE NOTURNA

Caracteriza-se por micção recorrente involuntária durante o sono, com considerável aspecto psicossocial. A enurese pode ocorrer em qualquer estágio do sono, sendo mais frequente durante um despertar parcial nos estágios 3 e 4 do sono NREM. Por definição, o quadro é reconhecido apenas após os 5 anos de idade, considerando que o controle vesical noturno, ou seja, o controle dos esfíncteres, deve ocorrer até essa idade ou de acordo com o desenvolvimento da criança. Os problemas sociais e psíquicos que este descontrole acarreta justificam a inclusão destas crianças como portadoras de Enurese Noturna Primária, que sugere razões médicas ou orgânicas, como obstruções uretrais em meninos e uretra ectópica em meninas. A Enurese Secundária é reconhecida em qualquer idade quando ocorre reaparecimento do fenômeno após um período de três a seis meses de controle vesical e deve-se excluir lesões urológicas, neurológicas, metabólicas e psiquiátricas. O caráter familiar deste distúrbio é observado, sugerindo hereditariedade. O quadro é predominantemente noturno e preferencialmente acomete as crianças do gênero masculino (Kuwertz-Bröking & von Gontard, 2018).

MOVIMENTAÇÃO PERIÓDICA DOS MEMBROS

Também denominada de Mioclonia Noturna, esse distúrbio é caracterizado por movimentos repetitivos, principalmente das pernas, predominando durante o sono NREM. Ocorre a dorsiflexão do pé com extensão do hálux, por vezes com flexão parcial do joelho e do quadril. Cada abalo dura de 0,5 a 5 segundos, repetindo-se a cada quatro a noventa segundos. Como resultado, ocorre despertares noturnos, levando a um sono não reparador e consequente sonolência diurna (Araújo, 2012).

SÍNDROME DAS PERNAS INQUIETAS

Caracteriza-se por uma necessidade irresistível de movimentar os membros inferiores pela sensação de dor ou desconforto que piora ao entardecer e no período noturno durante o repouso. Essa sensação tende a melhorar com a movimentação desses membros e por esse motivo impede o iniciar do sono. Acomete predominantemente crianças em idade escolar, e estimativas apontam uma prevalência de 2,5 a 15% na população em geral (DelRosso & Ferri, 2019).

DISTÚRBIO RÍTMICO DO MOVIMENTO

Também conhecido como *Jactatio Capitis Nocturnus*, manifesta-se por balanço repetido que envolve a cabeça e o pescoço para frente e para trás ou de um lado para o outro. Os movimentos podem ocorrer regularmente, de maneira monótona ou episódios agudos, suaves ou violentos, sendo que os mais intensos podem abranger todo o corpo. É um distúrbio que geralmente se inicia entre os cinco e onze meses de idade, alcançando a maior prevalência entre oito e nove meses e raramente persistem após os quatro anos de idade. A prevalência deste evento é de 10% entre crianças de três a dez anos de idade, com predomínio do gênero feminino. Os episódios duram por volta de cinco a quinze minutos e usualmente ocorrem na transição da vigília para o sono superficial (NREM estágios 1 e 2), sem alteração da frequência cardíaca ou respiratória. Os movimentos da cabeça usualmente iniciam antes do sono, parecendo ser um hábito reconfortante e não está necessariamente associado ao um quadro de disfunção mental. Apesar de ocorrer redução espontânea com o tempo, pode manifestar-se em crianças pouco estimuladas, nas que sofrem agravos emocionais e em doenças crônicas neurológicas (Araújo, 2012).

SONILÓQUIO

Ocorre com a emissão da fala ou de sons ininteligíveis durante o sono e se apresenta em vários graus: desde murmúrios, palavras isoladas, até discurso claro com frases coerentes. Pode ocorrer por despertar parcial tanto durante o sono REM como NREM (estágios 3 e 4). Os episódios normalmente são breves e ocorrem com frequência variada a cada noite e com curta duração. Sonilóquio é considerado um comportamento benigno, com ocorrência casual e autolimitado (Moreira & Pradella-Hallinan, 2017).

O SONO REPARADOR

As atividades crescentes das crianças e suas obrigações como cursos extracurriculares e acesso aos diversos meios digitais podem impor um padrão de sono irregular e favorecer ambientes com condições impróprias para o sono. Outros fatores, como famílias com histórico de violência ou qualidade de habitação e alimentação inadequadas, são vulnerabilidades psicossociais que podem afetar a qualidade e arquitetura regular do sono (Tininenko et al., 2010).

Durante os primeiros anos de vida a criança aprende hábitos segundo as normas sociais que a rodeiam. Os pais contribuem diretamente para isso pois implementam hábitos que podem traduzir em boa resposta adaptativa da criança em relação ao sono ou prejudicá-lo. Em geral, os melhores preditores de sono noturno para as crianças estão relacionados aos comportamentos dos pais na hora de dormir e na sua manutenção durante a noite (Mindell, et al., 2010; Mishra, et al., 2017).

Dentre os hábitos mais comuns entre crianças de três a cinco anos na cidade de São Paulo encontramos: objetos (pelúcia, panos, chupeta) para facilitar a transição da vigília para o sono, exigência de luz ou manutenção da televisão ligada (Araújo, 2012).

Diante do contexto apresentado faz-se oportuno descrever hábitos e rotinas adequadas para o público infantil na hora de dormir como: preparação de um ambiente escuro, limpo, calmo, tranquilo, arejado e com temperatura amena; estabelecimento de horário para dormir e uma ordem de atividades para a criança ir diminuindo o ritmo e perceber que a hora do sono está chegando; no caso das sestas, permitir a entrada de luz natural também é interessante para a diferenciação do dia e noite; alimentação leve antes de dormir e evitar que a criança se habitue em associar o sono com a mamadeira, por exemplo. Essas rotinas vão e podem variar de acordo com cada família e com a idade da criança.

Como são muitos os fatores envolvidos para o estabelecimento das rotinas de sono da criança, muitas vezes os pais ou a família podem ser levados a uma certa desestruturação. A orientação da importância dos bons hábitos e rotinas para o sono das crianças podem ser reforçadas pelos professores, promovendo assim, comportamentos apropriados para que o aluno tenha todas as condições necessárias para o seu desenvolvimento. O sono da criança também é assunto a ser tratado no ambiente escolar.

REFERÊNCIAS

Alves, R. S. C., & Navarro J. (2008). Sono normal. In Pessoa, J. H. L., Junior, J. C. P., Alves, R. C. A. *Distúrbios do Sono na criança e no adolescente: uma abordagem para pediatras*. (1° edição, pp. 1-12). São Paulo: Atheneu.

Araujo, P. D. P. (2012). *Validação do questionário do sono infantil de Reimão e Lefèvre (QRL)*. Tese de Doutorado, Faculdade de Medicina, Universidade de São Paulo, São Paulo. doi:10.11606/T.5.2012.tde-30072012-082245.

Bathory, E., & Tomopoulos, S. (2017). Sleep Regulation, Physiology and Development, Sleep Duration and Patterns, and Sleep Hygiene in Infants, Toddlers, and

Preschool-Age Children. In *Current Problems in Pediatric and Adolescent Health Care*, 47(2), 29-42. https://doi.org/10.1016/j.cppeds.2016.12.001.

Carter, J. C., & Wrede, J. E. (2017). Overview of Sleep and Sleep Disorders in Infancy and Childhood. *Pediatric annals*, *46*(4), e133–e138. https://doi.org/10.3928/19382359-20170316-02.

Chokroverty S. (2010). Overview of sleep & sleep disorders. *The Indian journal of medical research*, *131*, 126–140.

DelRosso, L. M., & Ferri, R. (2019). The prevalence of restless sleep disorder among a clinical sample of children and adolescents referred to a sleep centre. *Journal of sleep research*, *28*(6), e12870. https://doi.org/10.1111/jsr.12870.

Geib, Lorena Teresinha Consalter. (2007). Desenvolvimento dos estados de sono na infância. *Revista Brasileira de Enfermagem*, *60*(3), 323-326.https://doi.org/10.1590/S0034-71672007000300014.

Hall, W. A., & Nethery E. (2019). What does Sleep Hygiene have to offer Children's Sleep Problems? In *Paediatric Respiratory Reviews*, 31, pp. 64-74. https://doi.org/10.1016/j.prrv.2018.10.005.

Honaker, S. M., & Meltzer, L. J. (2016). Sleep in pediatric primary care: A review of the literature. *Sleep medicine reviews*, *25*, 31–39. https://doi.org/10.1016/j.smrv.2015.01.004.

Kotagal S. (2018). Treatment of narcolepsy and other organic hypersomnias in children. *Paediatric respiratory reviews*, *25*, 19–24. https://doi.org/10.1016/j.prrv.2017.06.012.

Kuwertz-Bröking, E., & von Gontard, A. (2018). Clinical management of nocturnal enuresis. *Pediatr Nephrol* 33, 1145–1154. https://doi.org/10.1007/s00467-017-3778-1.

Mindell, J. A., Sadeh, A., Kohyama, J., & How, T. H. (2010). Parental behaviors and sleep outcomes in infants and toddlers: a cross-cultural comparison. *Sleep medicine*, *11*(4), 393–399. https://doi.org/10.1016/j.sleep.2009.11.011.

Mishra, A., Pandey, R. K., Minz, A., & Arora, V. (2017). Sleeping Habits among School Children and their Effects on Sleep Pattern. *Journal of caring sciences*, *6*(4), 315–323. https://doi.org/10.15171/jcs.2017.030.

Moreira, G. A., & Pradella-Hallinan, M. (2017). Sleepiness in Children: An Update. *Sleep medicine clinics*, *12*(3), 407–413. https://doi.org/10.1016/j.jsmc.2017.03.013.

Nielsen, T., & Zadra, A. (2011). Idiopathic nightmares and dream disturbances associated with sleep-wake transitions. *Principles and practice of sleep medicine, 5th ed. Philadelphia: Saunders*, 1106-15.

Nunes, M. L., & Bruni, O. (2015). Insomnia in childhood and adolescence: clinical aspects, diagnosis, and therapeutic approach. *Jornal de pediatria*, *91*(6 Suppl 1), S26–S35. https://doi.org/10.1016/j.jped.2015.08.006.

Pinto, L. R., Jr, Alves, R. C., Caixeta, E., Fontenelle, J. A., Bacellar, A., Poyares, D., Aloe, F., Rizzo, G., Minhoto, G., Bittencourt, L. R., Ataide, L., Jr, Assis, M., Pradella-Hallinan, M., Pinto, M. C., Rodrigues, R. N., Hasan, R., Fonseca, R., & Tavares, S. (2010). New guidelines for diagnosis and treatment of insomnia. *Arquivos de neuro-psiquiatria*, *68*(4), 666–675. https://doi.org/10.1590/s0004-282x2010000400038.

Sadeh, A., Gruber, R., & Raviv, A. (2002). Sleep, neurobehavioral functioning, and behavior problems in school-age children. *Child development*, *73*(2), 405–417. https://doi.org/10.1111/1467-8624.00414.

Saulue, P., Carra, M. C., Laluque, J. F., & d'Incau, E. (2015). Understanding bruxism in children and adolescents. *International orthodontics*, *13*(4), 489–506. https://doi.org/10.1016/j.ortho.2015.09.001.

Sharpless, B. A. (2015). Isolated Sleep Paralysis and Affect. In Babson, K. A., & Feldner, M. T. (Eds.). *Sleep and Affect: Assessment, Theory, and Clinical Implications*. (Cap. 9, pp. 181-199). Washington: Academic Press. https://doi.org/10.1016/B978-0-12-417188-6.00009-8

Stallman, H. M., & Kohler, M. (2016). Prevalence of Sleepwalking: A Systematic Review and Meta-Analysis. *PloS one*, *11*(11), e0164769. https://doi.org/10.1371/journal.pone.0164769.

Thorpy M. J. (2012). Classification of sleep disorders. *Neurotherapeutics : the journal of the American Society for Experimental NeuroTherapeutics*, *9*(4), 687–701. https://doi.org/10.1007/s13311-012-0145-6.

Tininenko, J. R., Fisher, P. A., Bruce, J., & Pears, K. C. (2010). Sleep disruption in young foster children. *Child psychiatry and human development*, *41*(4), 409–424. https://doi.org/10.1007/s10578-010-0177-2.

Valle, E. L. R. (2007). Parassônias — Principais diagnósticos diferenciais. In Reimão, R. (Org.) *Medicina do Sono: Neurociências, evoluções e desafios*. Associação Paulista de Medicina. São Paulo.

Williamson, A. A., Mindell, J. A., Hiscock, H., & Quach, J. (2019). Child sleep behaviors and sleep problems from infancy to school-age. *Sleep medicine*, *63*, 5–8. https://doi.org/10.1016/j.sleep.2019.05.003.

DISTÚRBIOS DO SONO E SUA RELAÇÃO COM DESEMPENHO ESCOLAR

Luciana Menezes Nogueira Martins
Ingrid Morselli Santos
Luiza Teixeira Lelis
Pablo Mercury Carvalho Leal
Gustavo Antônio Moreira
Paulo Augusto Moreira Camargos

INTRODUÇÃO

O sono reparador é um componente essencial do desenvolvimento saudável e é necessário para a saúde física e mental. No entanto, a privação do sono tornou-se comum nas sociedades contemporâneas, principalmente em crianças e jovens em idade escolar. A perda crônica do sono e a sonolência diurna associada a ela, que levam ao comprometimento das atividades diárias, representam sérias ameaças ao bom desempenho escolar e à saúde física e mental de crianças e jovens, merecendo, portanto, destaque em estudos sobre esse complexo tema. A maioria dos seres humanos passa pelo menos um terço de suas vidas dormindo.

O sono é definido como um estado cerebral ativo, com limiar sensório reduzido, postura típica, imobilidade e, por conseguinte, redução na habilidade de resposta a estímulos de natureza diversa. O desenvolvimento dos ciclos de sono-vigília tem início ainda na vida fetal e amadurece até a adolescência, consolidando o padrão de sono do indivíduo adulto. A teoria dos fatores do sono surge como explicação para a transição vigília-sono. Segundo essa teoria, algumas substâncias, com destaque para adenosina, são acumuladas no cérebro durante a vigília, ao passo que durante o sono espontâneo a concentração de adenosina extracelular diminui uniformemente em diversas regiões do corpo.

A segunda principal influência é a regulação circadiana do ciclo sono-vigília: possuímos relógios biológicos intrínsecos que determinam o padrão circadiano de alterações bioquímicas, fisiológicas e comportamentais. O principal sincronizador do ciclo sono-vigília é a luz, por meio da estimulação e inibição da produção de uma substância denominada melatonina. A secreção dessa substância em uma parte do cérebro, denominada glândula pineal, é modulada pela luz, tendo início com a redução da luminosidade e sendo interrompida pelo aumento da mesma. Assim, o ritmo circadiano, associado ao ciclo claro-escuro, diz ao corpo o momento ideal para dormir: a temperatura corporal diminui e processos metabólicos desaceleram.

O padrão do ciclo sono-vigília modifica-se desde o nascimento até a vida adulta. Recém-nascidos apresentam episódios curtos de vigília entre os períodos de sono. A somatória desses esses episódios leva a um tempo de sono total maior que o dos adultos. Apesar da variabilidade individual do ritmo circadiano, a maioria das crianças apresenta um ritmo estabelecido ao final do primeiro ano de vida, com um padrão semelhante ao do adulto. Assim, durante a infância ocorre uma progressiva redução do tempo total de sono, o qual passa a se concentrar no período noturno. Na adolescência ocorrem novas mudanças no ciclo sono-vigília: há o atraso de uma a duas horas no momento de início e de final do sono, pelas alterações hormonais que ocorrem na puberdade. Esse atraso de fase é mais acentuado entre os meninos, que costumam ser mais vespertinos.

A Fundação Nacional do Sono dos Estados Unidos da América preconiza dormir idealmente entre nove e onze horas por noite, para crianças em idade escolar (de seis a treze anos), e oito a dez horas por noite para adolescentes (de quatorze a dezessete anos), para maximizar a saúde geral e bem-estar. Embora a quantidade ideal de sono por noite varie de uma pessoa para outra, as recomendações de duração do sono desempenham um papel importante na elaboração de políticas públicas, diretrizes e intervenções de comportamentos de sono saudáveis.

DOENÇAS DO SONO

Distúrbios do sono são reportados, frequentemente, em crianças e adolescentes e sua frequência chega a 80% em algumas regiões do mundo. Contudo, existe grande dificuldade na definição clara desses dados, pois existe grande variabilidade na complexa definição de "sono normal", que pode variar em contextos regionais, culturais, ambientais e sociais. Os distúrbios do sono mais comuns são:

INSÔNIA

Refere-se à dificuldade em iniciar e manter o sono, associado a sintomas diurnos relacionados à redução do sono, como irritabilidade, sonolência diurna, diminuição de memória e concentração. A queixa dos pais e responsáveis é de que a criança resiste para adormecer, tem despertares noturnos frequentes ou é incapaz de dormir sozinha. Tem uma prevalência de 20 a 30%.

Nas crianças, o principal fator são erros na higiene do sono; já na adolescência, incluem-se outros fatores como problemas psiquiátricos (por exemplo, mais de 50% dos jovens com depressão têm insônia), histórico familiar de insônia, hábito de fumar, uso de bebidas alcoólicas e tempo de exposição prolongado à luminosidade das telas de computadores.

DISTÚRBIOS RESPIRATÓRIOS DO SONO

Entre eles incluem-se a roncopatia e a síndrome da apneia obstrutiva do sono (SAOS), sendo que essa última tem uma prevalência próxima a 5% em crianças.

A roncopatia, ou o ato de ressonar durante o sono, consiste na produção de som rouco ou áspero vindo do nariz ou da boca, que ocorre quando a respiração é parcialmente obstruída durante o sono.

A SAOS é a obstrução completa ou parcial das vias aéreas superiores, como o nariz e a garganta, durante o sono, o que interrompe a ventilação normal. Ocorre com maior frequência nos pré-escolares, entre três e oito anos, faixa etária na qual o aumento das amigdalas e da adenoide é mais comum. Ela pode ter consequências graves, como retardo do crescimento pondero-estatural, alterações do comportamento, prejuízo do aprendizado e de outras funções cognitivas da criança.

PARASSONIAS

Englobam comportamentos episódicos desagradáveis que ocorrem no início e durante o sono ou ao despertar. Sonambulismo, terror noturno e pesadelos são exemplos de parassonias.

O sonambulismo é caracterizado por episódios de despertares parciais, com comportamentos motores como andar, falar ou sentar na cama. A criança não se recorda do episódio após o acontecimento.

O terror noturno consiste igualmente nesses despertares parciais, mas, diferentemente do sonambulismo, são caracterizados por um despertar súbito, acompanhado por gritos, fácies e atitude de pavor, podendo acarretar aumento da frequência cardíaca, sudorese e rubor de pele. Já no pesadelo, a criança acorda assustada e relata histórias de conteúdo desagradável e ameaçador; eles raramente incluem gritos e falas.

DISTÚRBIOS DO MOVIMENTO RELACIONADOS AO SONO

Representado principalmente pela chamada Síndrome das Pernas Inquietas, que envolve a vontade irresistível de mover corpo e membros e sensações como formigamento e dolorimento geralmente anormais nas pernas, braços ou ambos, estando as crianças sentadas ou deitadas. Nestas situações, há dificuldade para relaxar e dormir.

O sono tem função predominantemente reparadora, exercendo função de recuperação física e mental, além de contribuir para o desenvolvimento neuropsíquico do ser humano.

Vários estudos demonstram uma relação significativa entre a fragmentação do sono e a diminuição da capacidade cognitiva, principalmente quando se avalia o domínio do controle executivo, memória de trabalho e atenção.

A privação de sono, tanto parcial quanto total, também prejudica seja a formação inicial, seja a subsequente consolidação de memórias em crianças e adolescentes. As informações aprendidas são mais eficientemente memorizadas após um período adequado de sono e, provavelmente, relacionadas ao estágio de sono denominado REM, no qual as informações são consolidadas a longo prazo. Portanto, a privação de sono, ou mesmo um sono de má qualidade, podem comprometer os processos de memorização e de raciocínio lógico

Uma pesquisa realizada no Canadá demonstrou que 25% dos indivíduos que cursavam o ensino fundamental apresentaram desordens de sono durante a infância, e essa prevalência aumentou quando a elas se associavam doenças crônicas, psiquiátricas ou do neurodesenvolvimento. O sono insuficiente é prejudicial ao desenvolvimento neuropsicomotor, da infância à adolescência, fato que foi demonstrado por meio de avaliações do humor, do desempenho e dos rendimentos escolares, e habilidades cognitivas. Cerca de 11% dos meninos e meninas com restrições no sono demonstraram comportamento depressivo mais evidente quando foram comparados com seus pares que apresentavam sono regular. As crianças com número total de horas insatisfatórias de sono, obtiveram, na avaliação escolar, predominantemente notas médias que excelentes, em comparação com as crianças com horas de sono satisfatórias. Em testes cognitivos de resolução de problemas, crianças com média de três horas de sono a menos que o grupo controle, tiveram 12% a mais de respostas erradas.

Os distúrbios persistentes para iniciar ou manter o sono aumentam o risco para o baixo desempenho acadêmico. Este fato foi demonstrado em uma coorte de escolares na Noruega, que avaliou o desempenho acadêmico de quase 4 mil escolares, quando eles tinham entre 7 e9 anos e, posteriormente, dos 11 aos 13 anos. Concluiu-se que a persistência do distúrbio do sono esteve associada ao comprometimento cognitivo. Assim, os efeitos negativos de distúrbios de sono persistentes sugerem que mais ênfase deve ser colocada em intervenções preventivas em crianças em idade escolar.

Na adolescência, o sono também exerce um papel fundamental na função cognitiva e no bem-estar mental. O sono e o desenvolvimento cerebral estão bidirecionalmente relacionados, ou seja, a maturação do cérebro é refletida no eletroencefalograma e o sono desempenha papel na formação do cérebro. Muitos estudos mostram que sono insuficiente está associado a mau funcionamento emocional em adolescentes sem transtornos psiquiátricos diagnosticados. Menor número de horas de sono de qualidade está associado a mais sintomas depressivos, sentimentos de desesperança e maior ansiedade.

O sono, na adolescência, auxilia no aprendizado, memória, atenção, cognição e processamento emocional. Adolescentes necessitam entre 8 e 10 horas de sono, mas mudanças nos sistemas biológicos, que regulam o sono, resultam em horários tardios para adormecer, enquanto os horários de acordar, associados aos horários de início das atividades na escola, permanecem inalterados ou mudam para mais cedo. Isso resulta em um padrão de sono insuficiente crônico para muitos adolescentes. Essa redução é agravada pelo uso abusivo de celulares e jogos eletrônicos, que interferem negativamente na produção de melatonina, pelo excesso de estímulo cerebral e exposição à luz das telas destes dispositivos. Consequentemente, o caráter crônico do sono insuficiente e mal programado, endêmico entre os adolescentes, é preocupante.

Em resumo, um conjunto de sintomas associados à má qualidade do sono interfere no desempenho escolar, comprometendo o processo educacional, sendo que os principais apresentados pelas crianças com dificuldades referentes ao sono são: irritabilidade, déficit de atenção, instabilidade de humor e dificuldade de socialização. Portanto, são necessárias intervenções para diagnosticar e tratar precocemente crianças e adolescentes com distúrbios do sono, evitando suas consequências tanto no desempenho escolar, quanto emocional e comportalmente.

DIAGNÓSTICO DOS DISTÚRBIOS DO SONO

O professor acompanha seus alunos diariamente, conhecendo seus comportamentos e hábitos. Como é importante diagnosticar distúrbios do sono, uma vez que podem gerar prejuízos no desenvolvimento da criança, ele pode contribuir com a aplicação de um questionário destinado a identificar indivíduos com suspeita desses distúrbios.

O Questionário de Hábitos de Sono das Crianças (CSHQ) foi originalmente desenvolvido por pesquisadores americanos para avaliar o comportamento do sono de crianças em idade escolar, já validado em português para ser respondido pelos pais. As perguntas foram selecionadas para incluir os sintomas dos distúrbios do sono infantil mais comuns. Essas perguntas foram agrupadas conceitualmente em oito subescalas, refletindo os seguintes domínios do sono: resistência em ir para a cama; início do sono; duração do sono; ansiedade do sono; despertares noturnos; parassonias; distúrbios respiratórios do sono; e sonolência diurna. A frequência desses sintomas é classificada em uma escala de três pontos, como "habitualmente" (cinco a sete vezes por semana, totalizando três pontos), "às vezes" (duas a quatro vezes por semana, totalizando dois pontos) ou "raramente" (0 a uma vez por semana, totalizando um ponto). Quanto maior a pontuação, maior a chance de suspeita da presença desses distúrbios.

QUESTIONÁRIO DE HÁBITOS DE SONO DAS CRIANÇAS (CSHQ)

Favor marcar um "x" no quadrado que corresponde à frequência que o sintoma ocorre.

HORA DE DEITAR	pontuação: (3)	(2)	(1)
Durante a semana: ___ horas e ___ minutos **No fim de semana:** ___ horas e ___ minutos			
A criança...	**Habitualmente (5 a 7 vezes por semana)**	**Às vezes (2 a 4 vezes por semana)**	**Raramente (uma vez ou nunca)**
Deita-se sempre à mesma hora **(R)(1)**	( )	( )	( )
Depois de se deitar, demora até 20 minutos a adormecer **(R)(2)**	( )	( )	( )
Adormece sozinha na sua própria cama **(R)(3)**	( )	( )	( )
Adormece na cama dos pais ou dos irmãos **(4)**	( )	( )	( )
Precisa de um dos pais no quarto para adormecer **(5)**	( )	( )	( )
"Luta" na hora de deitar (chora, recusa-se a ficar na cama, etc.)**(6)**	( )	( )	( )
Tem medo de dormir no escuro **(7)**	( )	( )	( )
Tem medo de dormir sozinha **(8)**	( )	( )	( )

COMPORTAMENTO DURANTE O SONO			
Tempo total de sono diário: ______ horas e ______ minutos (considerando o sono da noite e as sestas)			
A criança...	**Habitualmente (5-7 vezes)**	**Às vezes (2-4 vezes)**	**Raramente (0-1 vez)**
Dorme pouco **(9)**	( )	( )	( )
Dorme o que é necessário **(R)(10)**	( )	( )	( )
Dorme o mesmo número de horas todos os dias **(R)(11)**	( )	( )	( )
Molha a cama à noite (crianças com 4 ou mais anos) **(12)**	( )	( )	( )
Fala a dormir **(13)**	( )	( )	( )
Tem sono agitado, mexe-se muito a dormir **(14)**	( )	( )	( )
Anda a dormir, à noite (sonambulismo) **(15)**	( )	( )	( )
Vai para a cama dos pais, irmãos, etc., a meio da noite **(16)**	( )	( )	( )
Range os dentes durante o sono **(17)**	( )	( )	( )
Ressona alto **(18)**	( )	( )	( )
Parece parar de respirar durante o sono **(19)**	( )	( )	( )
Ronca ou tem dificuldade em respirar durante o sono **(20)**	( )	( )	( )
Tem dificuldade em dormir fora de casa (na casa de familiares, nas férias, etc.) **(21)**	( )	( )	( )
Acorda durante a noite a gritar, a suar, inconsolável **(22)**	( )	( )	( )
Acorda assustada com pesadelos **(23)**	( )	( )	( )

ACORDAR DURANTE A NOITE			
Acorda uma vez durante a noite **(24)**	( )	( )	( )
Acorda mais de uma vez durante a noite **(25)**	( )	( )	( )

ACORDAR DE MANHÃ			
Hora de acordar nos dias de semana: __ horas e __ minutos **no fim de semana:** __ horas e __ minutos			
A criança...	**Habitualmente (5-7 vezes)**	**Às vezes (2-4 vezes)**	**Raramente (0-1 vez)**
De manhã, acorda por si própria **(R)(26)**	( )	( )	( )
Acorda mal-humorada **(27)**	( )	( )	( )
De manhã, é acordada pelos pais ou irmãos **(28)**	( )	( )	( )
Tem dificuldade em sair da cama de manhã **(29)**	( )	( )	( )
Demora a ficar bem acordada **(30)**	( )	( )	( )

SONOLÊNCIA DURANTE O DIA	Habitualmente	Às vezes	Raramente
Parece cansada **(31)**	( )	( )	( )
Na semana passada, a criança pareceu sonolenta em alguma destas situações?	**Não ficou sonolenta** (1)	**Ficou muito sonolenta** (2)	**Adormeceu** (3)
A ver televisão **(32)**	( )	( )	( )
A andar de carro **(33)**	( )	( )	( )

O QUE FAZER QUANDO EU DESCONFIO QUE MEU ALUNO TEM UM DISTÚRBIO DO SONO

Se algum aluno apresentou questionários CSHQ alterado, queixa de sono insuficiente ou apresenta sintomas de distúrbios do sono em casa ou na escola, como sonolência diurna excessiva e alterações de humor, é de extrema importância a intervenção da família e do professor. Portanto, oriente a família a procurar um médico especialista em Medicina do Sono ou pediatra, caso não haja especialistas do sono em sua cidade.

HIGIENE DO SONO

Como já foi dito anteriormente, os distúrbios do sono podem ter um grande impacto no desenvolvimento e na aprendizagem da criança. Nesse contexto, a higiene do sono é fundamental para evitar a privação do sono e prevenir transtornos a ela associados. Consiste em uma série de medidas que auxiliam na adequação de uma noite de sono reparador.

No ambiente escolar, é de fundamental importância o professor conversar sobre higiene do sono, tanto em aula, com os alunos, quanto durante as reuniões de pais. Nessas ocasiões, reforça-se, então, que a higiene do sono é função dos pais e que a sua adoção é de suma importância para gerar benefícios no que tange à melhoria da qualidade do sono em crianças e adolescentes. Os educadores devem ensinar higiene do sono e incentivar suas práticas por meio de dinâmicas e atividades pedagógicas envolvendo crianças e adolescentes, obtendo, assim, por meio da colaboração mútua entre família e escola, a melhoria dos hábitos e comportamentos envolvendo o processo de adormecer.

ORIENTAÇÕES DE HIGIENE DO SONO

ATÉ 1 ANO

Crianças até 1 ano dependem exclusivamente da interação com os pais. Assim, a orientação da higiene do sono deve ser oferecida à família. Rotinas regulares na hora de dormir podem evitar problemas futuros.

- Manter uma rotina para cochilos diurnos; evitar cochilos no final da tarde.
- Criar uma rotina para a hora de dormir como tomar um banho morno, colocar pijama, escovar os dentes, ler histórias, rezar.

- Colocar a criança na cama ainda acordada.
- Criar um ambiente que induza ao sono, com luz fraca, ausência de ruídos e estímulos.

DE 1 A 13 ANOS

Nessa idade, é fundamental anunciar que é chegada a hora de dormir. A criança deve guardar seus brinquedos, colocar pijama, tomar leite ou fazer uma refeição leve e escovar os dentes. A rotina antes de dormir deve incluir atividades relaxantes.

- Evitar cochilos ao final da tarde.
- Criar um ambiente que leve ao sono, com luz fraca, sem ruídos e estímulos que prejudiquem o relaxamento.
- Evitar bebidas potencialmente estimulantes (chocolate, refrigerantes e medicamentos que contêm cafeína).
- Coibir o hábito de adormecer bebendo leite ou assistindo TV.

ADOLESCENTES

- Manter o mesmo horário para dormir e despertar todos os dias, inclusive finais de semana.
- Evite cochilos após às 16 horas.
- Evitar bebidas (chocolate, refrigerante, café) e medicações que contenham cafeína.
- Evitar bebidas alcoólicas e cigarro.
- Expor à luz forte todas as manhãs, ao acordar, para ajudar a reajustar seu relógio interno para um horário anterior que pode ajudá-lo a adormecer mais cedo.
- Criar um ambiente que leve ao sono, sem exposição à televisão, computador e jogos eletrônicos e luminosidade noturna excessiva.
- Evitar atividades físicas antes de dormir e reservar um tempo para relaxar por cerca de 30 minutos antes de dormir.

REFERÊNCIAS BIBLIOGRÁFICAS

Boscolo, R. A., Sacco, I. C., Antunes, H. K., Mello, M. T. D., & Tufik, S. (2007). Avaliação do padrão de sono, atividade física e funções cognitivas em adolescentes escolares. *Revista portuguesa de ciências do desporto*. 7(1), pp. 18-25.

Hale, L., Berger, L. M., Le Bourgeois, M. K., & Brooks-Gunn, J. (2009) Social and demographic predictors of preschoolers' bedtime routines. *Journal of developmental and behavioral pediatrics: JDBP*. 30(5), p. 394.

Liu, J., Liu, X., Ji, X., Wang, Y., Zhou, G., & Chen, X. (2016). Sleep disordered breathing symptoms and daytime sleepiness are associated with emotional problems and poor school performance in children. *Psychiatry research*. 242, pp. 218-225.

Owens, J. (2008). Classification and epidemiology of childhood sleep disorders. Primary care: clinics in office practice. *Primary Care: clinics in office practice*. 35(3), pp. 533-46.

Paiva, T., & Rebelo-Pinto, H. (2014) Clínica do sono da criança e do adolescente. In *Paiva T., Andersen, M., Tufik, S. O Sono e a Medicina do Sono*. São Paulo: Ed. Manole. Pp. 599-624.

Paruthi, S., Brooks, L.J., D'Ambrosio, C., Hall, W.A., Kotagal, S., Lloyd, R.M., Malow, B.A., Maski, K., Nichols, C., Quan, S.F., Rosen, C.L., Troester, M.M., & Wise, M.S. (2016). Consensus Statement of the American Academy of Sleep Medicine on the Recommended Amount of Sleep for Healthy Children: Methodology and Discussion. *J Clin Sleep Med*. 12(11), pp. 1549-1561.

Pires, P.J.S., Mattiello, R., Lumertz, M.S., Morsch, T.P., Fagondes, S.C., Nunes, M.L., Gozal, D., Renato T. (2019). Validação da versão brasileira do questionário Pediatric Obstructive Sleep Apnea Screening Tool. *Jornal de Pediatria*. 95(2), pp. 231-237.

Stormark, K.M., Fosse, H.E., Pallesen, S., & Hysing, M. (2019). The association between sleep problems and academic performance in primary school-aged children: Findings from a Norwegian longitudinal population-based study. *PLoS One*. 7,14(11):0224139.

Tarokh, L., Saletin, J.M., & Carskadon, M.A. (2016). Sleep in adolescence: Physiology, cognition and mental health. *Neurosci Biobehav Ver.*70:182-188.

Tikotzky, L., & Shaashua, L. (2012). Infant sleep and early parental sleep-related cognitions predict sleep in pre-school children. *Sleep medicine*. 13(2), pp. 185-192.

O DESEMPENHO ESCOLAR NA "SÍNDROME DA BELA ADORMECIDA": A NARCOLEPSIA INFANTIL

Clara Odilia Inocente

O QUE É A NARCOLEPSIA?

A narcolepsia é um distúrbio neurológico raro que afeta o sono de adultos e, principalmente de crianças: em mais de 50% dos caos a doença se manifesta na infância, sendo 40% dos casos antes dos 10 anos de idade (Inocente, 2015). O principal sintoma é a sonolência diurna excessiva, sendo este o mais severo e limitante na vida do paciente. A sonolência geralmente ocorre diariamente e durante o período diurno, de uma à várias vezes ao dia.

A sonolência é o desejo irresistível e incontrolável do sono. A sua duração varia de alguns minutos (micro-siestas) à algumas horas. Mesmo em presença da sonolência diurna, o narcoléptico apresenta uma longa duração do sono noturno. Este sono, pode ser de má qualidade e apresentar micro-despertares e, até mesmo, tornar-se insônia, justificando, assim, uma compensão do sono e uma necessidade de siestas ao longo do dia. Quanto menor for a idade da criança com narcolepsia, maior a necessidade de dormir, ou seja, a duração do sono noturno, bem como, das siestas será mais importante.

Em segundo lugar em termo de sintoma, observamos a cataplexia em 80% dos caos (Inocente, 2015), perda repentina e involuntária do tônus muscular devido a fortes emoções (tanto negativas e, principalemente, positivas) com a consciência preservada. Esse sintoma caracteriza-se em três tipos:

Tipo 1: cataplexia parcial, manifestada pela perda do tônus muscular na região do rosto e dos membros superiores. No rosto, podemos observar a protusão da língua devido à atonia ao nível mandibular e a atonia das pálpebras superiores oculares. Podemos notar uma queda parcial ou total da cabeça, na região do pescoço.

Tipo 2: cataplexia parcial, manifestada pela perda do tônus muscular na região dos membros inferiores. Existe um pequeno relaxamento muscular ao nível dos joelhos, porém o indivíduo não manifesta a queda.

Tipo 3: cataplexia total, ou seja, a atonia muscular é generalizada, principalemente nos membros inferiores. O indivíduo pode apresentar, inicialmente, uma atonia muscular do tipo 1 e 2, se o estímulo emocional for forte ou persistente, a atonia muscular pode levar à queda devido a perda total do tônus muscular, principalmente do membros inferiores. A cataplexia tipo-3 é um indicador da severidade da doença.

As parasonias são recorentes no quadro sintomático da pessoas com narcolepsia. Em ordem de frequência: as alucinações hipnagógicas, em 40% crianças narcolépticas, seguido da paralisia do sono, em 30% dos casos (Inocente, 2015). As alucionações hipnagógicas são um estado de transição entre a vigília e o sono: o estado hipnagógico de consciência, durante o início do sono. O estado de transição oposto, do sono para a vigília, é descrito como hipnopômpico.

A alucianação pode ser definida como um estado mental de alguém que está se encaminhando para o sono ou vigília, mas ainda não completou a transição. Essas transições são geralmente breves, mas podem ser estendidas por distúrbios do sono e podem ser acompanhadas por uma ampla variedade de experiências sensoriais (visuais, sonoras, somáticas, olfativo, gustativo, térmicas, entre outras). Elas podem ocorrer em qualquer modalidade, individualmente ou combinadas, e variam de alucinações vagas e quase imperceptíveis a vívidas. Assim como as alucinações hipnagócias, a paralisia do sono é um estado que ocorre ao despertar ou ao adormecer, na qual a pessoa está consciente, mas não consegue se mover ou falar. Durante um episódio, pode-se acompanhar de alucinações. Os episódios duram, geralmente, menos de alguns minutos. Acredita-se que o mecanismo subjacente envolva uma disfunção no último estado do sono, o sono REM, assim como as alucinações hipnagógicas.

Em porcentagem, observamos um quadro sintomático de narcolepsia em crianças composto por: 81% de cataplexia, 74% de parasonias (sendo 40% de casos de alucinações hipnagógicas e 25% de casos de paralisia do sono), 16% de disonia (principalmente a fragmentação do sono noturno, a insônia e parasonias) e 12% dos casos de síndrome do comer noturno (Inocente et al., 2013). Outros sintomas podem se manifestar, tais como: a puberdade precoce e a obesidade, que afeta cerca de 60% das crianças narcolépticas, principalmente as mais jovens.

Os principais sintomas da narcolepsia em crianças são semelhantes aos de adultos, porém sua expressão pode ser diferente devido a fatores de maturação cerebral, fisiológica e emocional. Todas as suas manifestações afetam seriamente os aspectos psicológico, social, educacional e qualidade de vida das crianças.

COMO A NARCOLEPSIA SE DESENVOLVE?

A narcolepsia é classificada em dois tipos (Monaca et al, 2017):

Tipo 1: narcolepsia devido à deficiência de hipocretina acompanhada por cataplexia repentinas (fraqueza muscular momentânea ou paralisia causada por reações emocionais

Tipo 2: narcolepsia com níveis normais de hipocretina e sem cataplexia (Monaca et al 2017).

A fisiopatologia da narcolepsia tipo-1 é descrita como dano neurológico devido à perda de neurônios que promovem a vigília, chamado de hipocretina 1 e 2 (HCRT, também conhecido por orexina) localizados na região dorsolateral do hipotálamo posterior, provavelmente por um ataque auto-imune devido ao fato de que 92% das crianças narcoléticas são portadores da tipagem antígeno leucocitário humano do tipo HLA DQB1*0602 e apresentam 11% de doenças auto-imunes (diabete tipo-2, psoriasis, doença de Crohn, lupus, retinite pigmentar, artrite reumatóide e HIV).

Na prática clínica, nota-se os primeiros sintomas deguidos de um "choque psicológico importante" (divórcio, agressões físicas, roubos e abusos sexuais). No momento, não existe um estudo que confirme essa hipótese. O neuropeptídeo HCRT desempenha um papel complexo no sono e nas emoções:

- **a.** sono-vigília, promovendo a vigilância ativa;
- **b.** movimentos rápidos dos olhos (no sono REM);
- **c.** funções cognitivas (atenção, estresse e sistemas de recompensas de motivação, emoção, vício e comportamento sexual, tônus muscular e locomoção);
- **e.** termorregulação;
- **f.** regulação do sistema nervoso autônomo e função cardiovascular;
- **g.** controle visceral e neuroendócrino, em particular sobre o metabolismo, balanço energético e comportamento alimentar (Inocente, 2015).

Os mecanismos desse transtorno ainda são pouco conhecidos. Estudos recentes também implicaram os neurônios da histamina (HA) na patogênese da narcolepsia. Um estudo revelou que as crianças com narcolepsia tipo-1 tinham um nível de HA no LCR mais alto, juntamente com um nível de *tele*-metilhistamina (t-MeHA) mais baixo e uma diminuição significativa nas proporcões entre t-MeHA/HA. Esses resultados sugerem uma redução do nível de HA e um comprometimento da neurotransmissão histaminérgica em crianças narcolépticas (Franco et al., 2019).

Em 2009, houve um aumento excepcional de casos de narcolepsia de tipo-1 pós-vacinação contra o H1N1 com coadjuvantes, o AS03, um potente estimulador das respostas das células imunes, os linfócitos T CD4+. Estudos sugerem que a narcolepsia pós-vacinal é o resultado de uma resposta das células T CD4+ contra sequências do vírus H1N1 que, posteriormente, foram confundidas com fragmentos de hipocretina. As recentes pesquisas da vacina contra o COVID-19, levanta a hipótese, meio científico, de que algo semelhante possa ocorrer devido à possibilidade de utilização do adjuvante AS03 ou outros adjuvantes no desenvolvimento da vacina. No entanto, uma avaliação do benefício-risco é sugerida e a vacinação permanece recomendada e de urgência no combate contra a pandemia (Mignot & Black, 2020). A narcolepsia familial foi observada em 6,8% dos casos (Inocente, 2015).

A narcolepsia tipo-2 pode ser de ocorrência secundária, devido à um traumatismo craniano e o um tumor encefálico na região hipotalâmica, por exemplo, o craniofaringioma sendo mais frequentes em crianças e adolescentes. Um exame de ressonância magnética (IRM) é usado como diagnóstico diferencial.

QUAL É O DIAGNÓSTICO?

Geralmente, os primeiros sintomas iniciam-se no início na infância. O tempo para estabeler o diagnóstico pode levar de dois anos a uma década. O **diagnóstico clínico** é possível quando os sintomas são típicos e recorrentes de sonolência diurna excessiva e de cataplexia. O diagnóstico diferencial da narcolepsia tipo-2 deve incluir a privação crônica de sono e a hipersonia idiopática. No entanto, muitas vezes é necessário realizar um teste laboratorial de sono, chamado de polissonografia seguido de cinco testes iterativos de latência do início do sono (TILE). Os TILEs mostram uma latência média de início do sono de menos de 8 minutos com pelo menos dois episódios de sono REM.

Em termos de análises médicas, a presença do grupo HLA DQB1*0602 é um critério de suporte diagnóstico, muito sensível mas não muito específico. A dosagem da hipocretina-1 no líquido cefalorraquidiano (LCR) pode confirmar o diagnóstico.

Por se tratar de uma enfermidade rara, atrasos no diagnóstico podem estar relacionados à variabilidade dos sintomas na infância, falta de familiaridade com a doença ou testes de diagnósticos apropriados, diagnósticos incorretos com introdução acidental de tratamento que pode modificar ou mascarar os sintomas da narcolepsia. O diagnóstico tardio contribui para o aumento da morbidade, comprometimento na qualidade de vida e no desempenho acadêmico, laboral, socioeconômico, psicologico e cognitivo. Informar o paciente, familiares e pessoas do seu convívio sobre a doença, assim como o tratamento personalizado, adaptado a cada caso e eficaz à longo trazo, melhoram os resultados clínicos, bem como os comprometimentos acima citados.

COMO TRATAR A NARCOLEPSIA?

O tratamento da narcolepsia é medicamentoso e durante ao longo da vida do paciente, que inclui psico-estimulantes da vigília (modafinil, metilfenidato ou anfetamina) e anticatapléticos (antidepressivos). O tratamento de primeira linha para a sonolência diurna é o modafinil. Devido ao distúrbio na neurotransmissão histaminérgica em crianças narcolépticas, Franco et al., 2019, recomendam o uso de uma terapia histaminérgica no tratamento contra a narcolepsia.

Um tratamento multidisciplinar é recomendado, com acompanhamento psicológico, neuropsicológico, apoio escolar adaptado ao paciente, endocrinológico e cardiológico.

As complicações da doença envolvem baixo desempenho acadêmico e profissional. Sua evolução espontânea é frequentemente estável com, no entanto, uma melhora frequente na sonolência e cataplexia, mas piora do sono noturno deficiente com a idade.

A importância de informar os familiares, a escola e as pessoas cujo tenham uma relação social ativa com o paciente é primordial, a fim de melhora a qualidade de vida do mesmo, ou seja: evitar os ataques de cataplexia, instalar períodos de siestas regulares quando possível e a compreensão do quadro sintomático do paciente para evitar conflitos pessoas e escolares.

A aplicação de tratamento eficaz resulta em benefícios de longo prazo, melhorando os resultados clínicos, permitindo potencialmente uma educação melhorada, maior oportunidade de emprego e maior produtividade no trabalho e qualidade de vida.

COMO A NARCOLEPSIA SE ASSOCIA AO CONTEXTO EMOCIONAL E COMPORTAMENTAL DA CRIANÇA?

Dificuldades comportamentais, de humor ou sociais foram relatadas em 33%, 44% e 66% das crianças narcolépticas (Inocente, 2015). Dahl et al. (1994) relataram sintomas psicológicos em 75% das crianças narcolépticas, incluindo alguns casos psiquiátricos. As diferentes psicopatologias podem ser recorrentes à doença devido ao controle emocional do paciente, a falta generalizada de expressividade e uma pressão emocional acumulativa (Kales et al, 1982).

A deficiência de hipocretina na narcolepsia pode promover transtornos de humor nos pacientes. Estudos recentes descreveram disfunção da amígdala em pacientes com narcolepsia e sugere um distúrbio da modulação da afetividade e de personalidade, principalmente em pacientes jovens. A exploração estrutural e funcional da amígdala por espectroscopia de ressonância nesses pacientes surge uma resposta amigdaliana atenuada a estímulos desagradáveis (Khatami, Birkmann & Bassetti, 2007 ; Tucci et al., 2003). Estudos de ressonância magnética funcional (FMRI) revelaram uma resposta hipotalâmica reduzida e atividade tonsilar pronunciada em pacientes quando visualizam imagens humorísticas positivas (Schwartz et al., 2008). As crianças mais novas tendem a manifestar a cataplexia mais recorrentemente e severamente. A hipótese da cataplexia em função da idade, baseia-se no controle do estado emocial devido à maturidade do indivíduo. Sendo assim, a criança adquire com o tempo o conhecimento sobre a sua patologia e a possibilidade de "modular" o próprio estado emocional, evitando o ataque de cataplexia. Em contraste, a criança pequena é mais suceptível à crises de cataplexia devido a sua natureza infantil e a falta de conhecimento sobre a sua patologia e o sintoma, intimamente manifestado ao seu estado psicológico. Os IRMs de pacientes, sugerem a atividade hipotalâmica é modulada pelo sistema de hipocretina, cujo papel é recepcionar a emoção vinda da amígdala. Sendo assim, a cataplexia pode ser explicada pela disfunção hipotálamo-tonsila por meio de emoções positivas (Schwartz et al. 2008).

As estratégias cognitivas e personalidade podem ser adaptadas pelo paciente para evitar situações sociais críticas devido à gravidade da sonolência e da cataplexia. O impacto psicossocial da doença, a dificuldade de lidar com a sonolência e a obesidade podem provocar a depressão exógena. A associação entre narcolepsia e a esquizofrenia são contraditórios (Wilcox, 1985; Huang et al., 2014; Vourdas et al., 2002) e tendem à acometer pacientes com sobrepeso desde o início da doença e se desenvolvem dentro de 2 anos após o diagnóstico,sendo estes casos graves e resistentes ao tratamento contra narcolepsia (Huang et al., 2014).

Os sintomas psicóticos podem ocorrer devido aos efeitos secundários dos tratamentos, como o oxibato de sódio (Sarkanen et al., 2014). 25% das crianças e adolescentes narcolépticos queixam-se de sentimentos de depressão, especialmente as adolescentes, sem diferença significativa com o grupo controle (16%) ou com a população adulta com narcolépticos (25%) (Inocente, 2015). Esses sentimentos de depressão têm sido associados a fadiga, hiperatividade, insônia e sonolência. No entanto, no modelo multivariado, permanece essencialmente a fadiga em conexão com os sentimentos depressivos.

Pacientes com sintomas depressivos têm sintomas clínicos mais marcantes em questionários subjetivos (sonolência, fadiga, insônia, TDAH), porém sem diferença objetiva da sonolência em testes de latência múltipla. Atrasos mais longos no diagnóstico também são encontrados nesses pacientes. É importante observar esses sintomas depressivos, pois eles podem aumentar as escalas de sonolência. Curiosamente, nenhum dos outros fatores (obesidade, presença de cataplexia) ou tratamentos psicoestimulantes ou antidepressivos influenciam esses sintomas depressivos, sugerindo uma origem endógena para esses transtornos de humor.

Um estudo em adultos com narcolepsia tipo-1, não identicou anormalidades relacionadeas à regulação emocional e/ou a percepção e discriminação de emoções faciais (Bayard et al. 2013). Por outro lado, os sintomas psicológicos na narcolepsia podem ter uma origem genética ligada à expressão de genes envolvidos, tanto na doença, quanto nas emoções (Tucci & Plazzi, 2009) e na personalidade.

No contexto clínico pediátrico, notamos que a criança de idade mais avançada adquire uma certa capacidade de "modular" a sonolência diurna excessiva através da hiperatividade, devido ao contexto motivacional. Por exemplo, usando um comportamento hiperativo, o uso intenso do vídeo-game e, até mesmo, adotando estratégias alimentares que induzem ou evitam o sono. Observamos que muitos adolescentes com narcolepsia tedtem ao "vício do vídeo game". Após o período dedicado as telas do jogos, este apresenta-se sonolento a ponto de adormecer e com a atenção comprometida, sempre há relatos de fadiga pós-jogos. A hiperatividade ajuda a "controlar" o sintoma de sonolência.

Crianças com narcolepsia apresentam uma parassonia importante, bem como: alucinações hipanagógicas, paralisia do sono, sonilóquio e uma atividade onírica negativa (pesadelos). Devido a capacidade metal e emocional infantil, estudos científicos sobre a atividade onírica são limitados nesses pacientes. Na população adulta, existe constatação que os sonhos são ricos em coteúdos de:

- agressão/amizade: geralmente o paciente é a vítima de alguma forma de agressão;
- agressor: frequentemente o paciente narcoléptico sonha com o seu agressor;
- emoções negativas: o paciente relata com frequência emoções negativas em seus sonhos;
- mal estado corporal: presença de doenças crônicas (principalmente o câncer) e problemas de envelhecimento de si ou de um familiar;
- sexualidade: ausente no grupo controle, porém relatos de conteúdo sexuais em três pacientes narcolépticos (Inocente & Paiva, 2010).

As crianças narcolépticas têm uma qualidade de vida inferior do que o grupo controle. No modelo multivariado ajustado para idade e sexo, nenhum dos seguintes fatores influenciam estatisticamente a qualidade de vida (obesidade, cataplexia, tratamento, tempo para diagnóstico, início da doença, apnéia). Os sentimentos de depressão impactam na qualidade de vida, tanto em crianças controle quanto em crianças e adultos narcolépticos. Pacientes adultos apresentam qualidade de vida mais baixa do que crianças narcolépticas. Isso pode ser atribuído ao fato de que na população adulta as atividades profissionais, conjugais e familiares desempenham um papel importante.

Estudos evidenciaram (Vignatelli et al., 2004; Vignatelli et al., 2011) 59% de adultos desempregados e 56% de dificuldades em relacionamentos privados, 13% de reprovação escolar por causa de doença. O acúmulo de diversos sintomas provoca uma sensação de fadiga, falta de energia que pode reduzir a atividade social ou profissional e tem impacto na vida familiar (Mosko, et al.,1989; Jennum et al., 2012). Vários fatores podem influenciar na saúde psicológica dessas crianças: a idade de início da doença, o atraso no diagnóstico, a presença de tratamento e a gravidade dos sintomas como sonolência, hiperatividade, cataplexia, insônia, obesidade e apneia do sono concomitante.

QUAL É O IMPACTO NEUROCOGNITIVO DA NARCOLEPSIA E NO DESEMPENHO ESCOLAR?

De um modo geral, os pacientes pediátricos e adultos com narcolepsia frequentemente se queixam de problemas de atenção e lapsos de memória em situações cotidianas. A narcolepsia afeta as funções neuropsiquiátricas, como humor, cognição, comportamento, sintomas depressivos e déficits de atenção e hiperatividade (TDAH) (Hayes, 2006). Os estudos dos déficits neuropsicológicos dessa doença não são numerosos, sendo ainda mais raros na população pediátrica.

SISTEMA DE RECOMPENSA E DECISÃO

Os testes de função cognitiva em pacientes narcolépticos, mostram um alto nível de incerteza em decisões, devido ao baixo nível de aprendizado no processo de tomada de decisão e menos influencias por contingências do sistema de recompensa (Delazer et al., 2011). Notavelmente, esses resultados não se correlacionaram com a sonolência excessiva e ressaltam a importância da hipocretina no sistema de recompensa e tomada de decisão.

Um estudo pediátrico em narcolepsia (Dorris et al., 2008) sobre o funcionamento intelectual (Wechsler Intelligence Scale for Children-UK-III, 'WISC-III') e psicossocial (Achenbach Behavior Checklist, CBCL) de 12 pacientes de 7 à 16 anos anos (idade mediana de 10 anos) mostraram que onze crianças obtiveram um Quociente Intelectual (QI) médio, com diferença significativas nas escalas verbal e de desempenho.

Um segundo estudo mostrou resultados normais em termos de média do QI e em velocidade de percepção, apesar de uma diminuição na compreensão verbal e na memória de trabalho. As crianças que apresentavam comorbidades psiquiátricas, tiveram um QI significativamente menor. Este estudo mostra uma comorbidade psiquiátrica e cognitiva na memória de trabalho e compreensão verbal em crianças e adolescentes com narcolepsia (Szakacset al. 2014).

MEMÓRIA

Resultados de estudos sobre a memória são contraditórios. Poucos estudos publicados até o momento descobriram que os narcolépticos possuem prejuízos na memória em comparação com o grupo de controle (Saletu et al., 2008). De acordo com Lefèvre, Barreto & Reimão (1990), os déficits são na memória visual e auditiva. Naumann, Bellebaum &

Daum (2006) relataram deficiências na memória verbal, sem comprometimento na memória visual. Rogers & Rosenberg (1990) realizaram um estudo extenso sobre a memória desses pacientes, sem encontrar qualquer evidência objetiva de déficits de memória, porém a deficiência da atenção sustentada foi descrita. Outros estudos não revelam quaisquer déficits de memória nesses pacientes (Delazer et al., 2011), com exceção da memória de trabalho (Moraes, Rossini & Reimao, 2012).

ATENÇÃO E FUNÇÕES EXECUTIVAS

Zamarian et al. (2015) enfatizaram um déficit de atenção e de função executiva em pacientes adultos em testes objetivos e 39% da variação nas avaliações subjetivas da atenção em consequência da sonolência e da depressão. Porém, estudos comparativos de desempenho atencional em pacientes narcolépticos e do grupo controle, não indicam diferença no alerta fásico e processamento de informações (Henry, Satz & Heilbronner, 1993), concentração e atenção seletiva (Rogers & Rosenberg,1990). No entanto, Schneider, Fulda & Schulz (2004) demonstram déficits na vigilância e atenção seletiva em pacientes narcolépticos em comparação com o grupo controle. Alguns estudos descrevem déficits de atenção em pacientes em termos de vigilância durante testes monotônicos, alerta tônico auditivo, atenção sustentada, déficits de capacidão sustentada e lidar com o conflito (Rogers & Rosenberg, 1990; Schulz & Wilde-Frenz,1995). Alguns estudos de neuroimagem eletrofisiológica e funcional, indicam disfunções da rede cortical executiva e do córtex pré-frontal em áreas de ligação à rede de atenção executiva (Thomas, 2005).

Os resultados de diversos estudos permanecem contraditórios, assim como as diferenças entre a avaliação objetiva e subjetiva (feita pelos próprios pacientes), formulando hipóteses interessantes sobre a cognição desses pacientes:

- a insensibilidade de testes para detectar os déficits nesses pacientes;
- o ambiente artificial do laboratório pode levar a medidas imprecisas do funcionamento neuropsicológico dos pacientes em relação à vida diária;
- os pacientes apresentam mecanismos de "superação" contra as dificuldades cognitivas devido a sonolência quando confrontados com um desafio;
- os pacientes subestimam suas habilidades de memorização, o que induz ansiedade e estresse durante a tarefa;

- ansiedade combinada com os sintomas da doença leva o paciente a uma auto-percepção negativa de desempenho nas tarefas diárias;
- o diagnóstico tardio pode levar a uma avaliação inadequada de sua capacidade cognitiva e baixa autoestima, portanto, os pacientes apresentam sintomas de depressão.

Diversos estudos mostraram que as regiões límbica e paralímbica possuem um papel importantes na aprendizagem, atenção, memória, emoções e funções viscerais. As conexões cerebrais, moduladas por vários neurotransmissores, influenciam a capacidade de resposta somática e emocional do indivíduo em tarefas. Os resultados de ressonância magnética de pacientes narcolépticos, sugerem a atividade hipotalâmica, modulada pelo sistema de hipocretina, tem um papel na receptividade emocional da amígdala e dos mecanismos suprapônticos da cataplexia estão envolvidos na disfunção hipotálamo-tonsila desencadeada. por meio de emoções positivas (Schwartz et al.,2008). Além da narcolepsia, a disfunção do sistema hipocretínico está associada a distúrbios neurais graves, como dependência, depressão e ansiedade (Chen et al, 2015). Alguns resultados que ligam esse sistema e seus distúrbios ainda são contraditórios devido aos diferentes métodos de análise do sistema hipocretina. Este sistema pode ser uma nova via para o tratamento de transtornos neuropsiquiátricos.

Um estudo pediátrico (Szakacs et al. 2015), avaliou a comorbidade psiquiátrica e cognitiva em 31 crianças e adolescentes com narcolepsia pós-vacina H1N1. Essas crianças manifestaram: 43% de comorbidades psiquiátricas (94% de acessos de raiva em comparação com 71% do grupo de pacientes não-vacinados), 29% do tipo transtorno de déficit de atenção-hiperatividade, 20% de depressão, 10% de transtorno de ansiedade, 7% de transtorno desafiador de oposição, 3% de transtorno invasivo do desenvolvimento não-específico (autismo atípico) e 3% de transtorno alimentar (tipo anoréxico). A avaliação cognitiva foi semelhante entre os dois grupos.

TRANSTORNO DE DÉCIT DE ATENÇÃO E HIPERATIVIDADE (TDAH)

O TDAH é definido por deficiência de atenção persistente (dificuldade em manter a atenção e organização, sendo uma distração excessiva). Estudos retrospectivos em adultos narco*lépticos* identificaram sintomas de TDAH principalmente na infância. Em crianças com narcolepsia, a sonolência diurna às vezes é controlada pela hiperatividade e pode levar a problemas acadêmicos, comportamentais, emocionais e cognitivos (atenção, memória e aprendizagem) significativos durante a infância (Nevsimalova, 2014; Lecendreux et al., 2015), identificaram de 19 à 35% de sintomas de TDAH em pacientes pediátricos en função do tipo de narcolepsia e resistente ao tratamento.

DIFICULDADES ESCOLARES

Crianças com narcolepsia sofre de sentimentos depressivos, diminuição da auto-estima (Broughton & Broughton, 1994), problemas comportamentais, emocionais e educacionais, assim como, uma deterioração na sua qualidade de vida em relação ao grupo de crianças saudáveis. As dificuldades acadêmicas relatadas nessas crianças é estimada entre 41% dos casos, com índice de reprovação de 29% e de ausência escolar de 30% (Inocente, 2015). Devido ao quadro sintomático, que compromete o desempenho acadêmico, pode ocasionar o abandono escolar prematuro (237). Os conflitos interpessoais são comuns na escola e no ambiente familiar (Nevsimalova et al., 2002), principalmente pela falta de concentração dessas crianças. A má compreensão dos sintomas do transtorno é o principal fator nos julgamentos negativos dos pacientes, com consequências psicológicas, isolamento social e repercussões sociais, acadêmicas e profissionais. As crianças narcolépticos obesas apresentaram risco significativo de absenteísmo escolar, possivelmente devido à fragmentação do sono e distúrbios respiratórios noturnos (síndrome da resistência das vias aéreas superiores) ocasionando a fadiga e desinteresse nas atividades quotidianas (Inocente, 2015). Na clínica, a obesidade pode causar desconforto, sentimento de vergonha, autoimagem deficiente e *bulling* do colegas da escola.

CONCLUSÃO

O atendimento psicossocial ao paciente com narcolepsia é fundamental, assim como a cooperação entre a família, os professores ou o empregador. Os transtornos psicológicos, psiquiátricos, escolares/trabalho, familiares e sociais, podem ser evitados com o diagnóstico precoce e o tratamento pluridisciplinar adaptado à cada paciente que poderá proporcionar melhora significa no desempenho acadêmico e nos problemas sociais.

REFERÊNCIAS

Broughton, W.A. & Broughton, R.J.(1994). Psychosocial impact of narcolepsy. *Sleep;* 17: S45-49.

Chen, Q., Lecea, L., Hu, Z., Gao, D. (2015).The hypocretin/orexin system: an increasingly important role in neuropsychiatry. *Medicinal research reviews*; 35: 152-197.

Dahl, R.E., Holttum, J., Trubnick, L (1994. A clinical picture of child and adolescent narcolepsy. *J Am Acad Child Adolesc Psychiatry* 33: 834-841.

Delazer, M., Hogl, B., Zamarian, L., Wenter, J., Gschliesser, V., Ehrmann, L., Brandauer, E., Cevikkol, Z., Frauscher, B.(2011). Executive functions, information sampling, and decision making in narcolepsy with cataplexy. *Neuropsychology;* 25: 477-487.

Franco, P., Dauvilliers, Y., Inocente, C.O., Guyon, A., Villanueva, C., Raverot, V., Plancoulaine, S. & Lin , J.S. (2019). Impaired histaminergic neurotransmission in children with narcolepsy type 1. *CNS Neurosci Ther*. Mar; 25(3): 386–395. Published online 2018 Sep 17. doi: 10.1111/cns.13057.

Hayes D., Jr.(2006). Narcolepsy with cataplexy in early childhood. *Clinical pediatrics*; 45: 361-363.

Henry, G.K., Satz, P. & Heilbronner, R.L (1993). Evidence of a perceptual-encoding deficit in narcolepsy? Sleep 1993; 16: 123-127.

Huang, Y.S., Guilleminault, C., Chen, C.H., Lai, P.C.& Hwang, F.M (2014). Narcolepsy-cataplexy and schizophrenia in adolescents. *Sleep medicine*; 15: 15-22.

Inocente, C.O. (2015). *Narcolepsie chez l'enfant: caractéristiques cliniques et approches thérapeutiques*. Thèse de doctorat en Neurosciences Neurosciences [q-bio.NC]. Université Claude Bernard - Lyon I, 2015. Français. NNT :2015LYO10053.

Inocente, C.O., Lavault, S., Lecendreux, M., Dauvilliers,Y., Reimao, R., Gustin, M.P., Castets, S., Spiegel, K., Lin, J.S., Arnulf, I., Franco, P. (2013) Impact of obesity in children with narcolepsy. *CNS Neurosci Ther*. Jul;19(7):521-8. doi: 10.1111/cns.12105. Epub Apr 10.

Inocente C.O., & Paiva T. (2010). Os aspectos distintivos dos sonhos em narcolepsia. Reimão, Rubens - Valle, Luiza Elena L. Ribeiro do - Valle, Eduardo L. Ribeiro do - Rossini, Sueli. *Sono & Saúde: Interface com a psicologia e a neurologia*. **ISBN:** 9788563219039 **Edição:** 1ª Editora: Novo Conceito Saúde.

Kales, A., Soldatos, C.R., Bixler, E.O., Caldwell, A., Cadieux, R.J., Verrechio, J.M.& Kales, J.D.(1982). Narcolepsy-cataplexy. II. Psychosocial consequences and associated psychopathology. *Archives of neurology* 1982; 39: 169-171.

Khatami R., Birkmann S., Bassetti C.L. (2007) Amygdala dysfunction in narcolepsy-cataplexy. *Journal of sleep research*; 16: 226-229.

Lecendreux, M., Lavault, S., Lopez, R., C. O., Konofal, E., Cortese, S., Franco, P., Arnulf, I., and Dauvilliers, Y. (2015). Attention-Deficit/Hyperactivity Disorder (ADHD) Symptoms in Pediatric Narcolepsy: A Cross-Sectional Study. *Sleep*. Aug 1; 38(8): 1285–1295. Published online 2015 Aug 1. doi: 10.5665/sleep.4910.

Lefèvre, B.H., Barreto F.M., Reimão, R. (1990). Narcolepsy: neuropsychological evaluation. *Neurobiologia*; 53: 25-32.

Mignot, E. & Black S. Narcolepsy risk and COVID-19 (2020). *Journal of Clinical Sleep Medicine* Volume 16, Issue 10 Published Online:October 15, https://doi.org/10.5664/jcsm.8668.

Monaca, B., Franco P., Philipe,F. & Dauvilliers, Y. (2017). Consensus. Narcolepsie de types 1 et 2. Quel bilan pour le diagnostic et le suivi? *Médecine du sommeil* 14,125—131.

Moraes, M., Rossini, S., & Reimao, R. (2012).Executive attention and working memory in narcoleptic outpatients. *Arquivos de neuro-psiquiatria*; 70: 335-340.

Mosko, S., Zetin, M., Glen, S., Garber, D., DeAntonio, M., Sassin, J., McAnich, J., & Warren, S. Self-reported depressive symptomatology, mood ratings, and treatment outcome in sleep disorders patients. *J Clin Psychol*, 1989; 45: 51-60.

Nevsimalova S, Sonka K, Spackova N, Pretl M, Hofmannova R. [Excessive daytime somnolence and its psychosocial sequelae](2002). *Sbornik lekarsky*; 103: 51-57.

Nevsimalova, S. (2014)The diagnosis and treatment of pediatric narcolepsy. *Current neurology and neuroscience reports*; 14: 469.

Rogers, A.E., & Rosenberg, R.S.(1990). Tests of memory in narcoleptics. *Sleep*; 13: 42-52.

Saletu, M., Anderer, .P, Saletu-Zyhlarz, G.M., Mandl, M., Zeitlhofer, J.,& Saletu, B.(2008). Event-related-potential low-resolution brain electromagnetic tomography (ERP-LORETA) suggests decreased energetic resources for cognitive processing in narcolepsy. Clinical neurophysiology: *official journal of the International Federation of Clinical Neurophysiology*; 119: 1782-1794.

Sarkanen, T., Niemela, V., Landtblom, A.M., Partinen, M. (2014).Psychosis in patients with narcolepsy as an adverse effect of sodium oxybate. *Frontiers in neurology*; 5: 136.

Schulz, H., & Wilde-Frenz, J.(1995). Symposium: Cognitive processes and sleep disturbances: The disturbance of cognitive processes in narcolepsy. *Journal of sleep research*; 4: 10-14.

Schwartz, S., Ponz, A., Poryazova, R., Werth, E., Boesiger, P., Khatami, R. & Bassetti, C.L (2008). Abnormal activity in hypothalamus and amygdala during humour processing in human narcolepsy with cataplexy. Brain: *journal of neurology*; 131: 514-522.

Szakacs, A., Hallbook, T., Tideman P., Darin, N., Wentz, E.(2015). Psychiatric Comorbidity and Cognitive Profile in Children With Narcolepsy With or Without Association to the H1N1 Influenza Vaccination. *Sleep*. Apr 1; 38(4): 615–621.

Tucci V., & Plazzi G. (2009). Cataplexy: an affair of pleasure or an unpleasant affair?-Neuroscience letters, 2009, 450 : 90-91.

Tucci V., Stegagno L., Vandi S., Ferrillo F., Palomba D., Vignatelli L., Ferini-Strambi L., Montagna P . & Plazzi G (2003). Emotional information processing in patients with narcolepsy: a psychophysiologic investigation. *Sleep;* 26: 558-564.

Vignatelli, L., D'Alessandro, R., Mosconi, P., Ferini-Strambi, L., Guidolin, L., De Vincentiis, A., & Plazzi, G. (2004). Health-related quality of life in Italian patients with narcolepsy: the SF-36 health survey. Sleep medicine; 5: 467-475.

Vignatelli, L., Plazzi, G., Peschechera, F., Delaj, L., D'Alessandro, R. (2011). A 5-year prospective cohort study on health-related quality of life in patients with narcolepsy. *Sleep medicine*; 12: 19-23.

Vourdas, A., Shneerson, J.M., Gregory, C.A., Smith, I.E., King, M.A., Morrish, E., & McKenna, P.J. (2002). Narcolepsy and psychopathology: is there an association? *Sleep medicine*; 3: 353-360.

Wilcox, D. E. (1985). The relationship of mental illness to homicide. *American Journal of Forensic Psychiatry, 6*(1), 3–15.

Zamarian, L., Hogl, B., Delazer, M., Hingerl, K., Gabelia, D., Mitterling, T., Brandauer, E., Frauscher, B.(2015). Subjective deficits of attention, cognition and depression in patients with narcolepsy. Sleep Med 2015 Jan;16(1):45-51. doi: 10.1016/j.sleep.2014.07.025. Epub 2014 Nov 6.

QUALIDADE DE VIDA E QUALIDADE DO SONO EM ADOLESCENTES OBESOS

Giovina Fosco Turco

INTRODUÇÃO

A obesidade de crianças e adolescentes é considerada epidêmica pela Organização Mundial de Saúde (OMS). As famílias, em função da sua organização, e atendendo tantas tendências da vida moderna, muitas vezes contribuem para o aumento da obesidade na infância, através de um padrão alimentar inadequado associado à falta de atividade física.

Como é sabida, a obesidade foi vista de diferentes formas ao longo da história. De acordo com a cultura de vários povos, características gerais do corpo, que definem a condição da pessoa obesa, eram vistos e recebidos de maneiras distintas daquelas que, hoje, vigoram na maioria das sociedades, certamente pelo fato de que, em nossos dias, a obesidade é vista mais como um fenômeno clínico do que propriamente uma preferência cultural e/ou estética.

Raras são as culturas contemporâneas que distanciam os traços da obesidade do universo da saúde; mas isto não impede, pelo menos não necessariamente, que em diversas culturas, ou em estratos de um mesmo grupo social, a ocorrência de sobrepeso ainda seja tratada fora do âmbito da saúde. Em culturas como a nossa, não é incomum que, sobretudo em períodos de vida como a infância e/ou adolescência, traços indicadores de obesidade sejam vistos positivamente, muitas vezes, ao contrário do que prevê a ciência médica como sinal de saúde, robustez e, não raramente, beleza. Tanto que os adjetivos associados a crianças com sobrepeso, frequentemente usados em formas diminutivas, são usualmente indicativos de tratamento carinhoso, associado amiúde à ideia de criança "bem cuidada", o que, além de constituir elogio a ela mesma, valida também a forma de cuidar dos pais.

O sono dá, ao homem, o descanso do corpo e da mente, recuperando-o para uma nova jornada, restabelecendo as energias para garantir uma vida saudável. Uma noite bem dormida depende de fatores relacionados à rotina durante o dia, de comportamentos e de hábitos familiares.

A família, tão atingida pelas mudanças e solicitações da vida moderna, precisa se conscientizar e se responsabilizar pela manutenção da saúde e da qualidade de vida de seus filhos, visto que a epidemia da obesidade, assim como a falta de hábitos saudáveis no que diz respeito aos horários de dormir, uso excessivo de computadores, alimentação inadequada e inatividade física se instalou também na população jovem, e esta, certamente, depende de orientação e cuidado.

OBESIDADE E SONO NA ADOLESCÊNCIA

A obesidade, definida como o excesso de gordura corporal, é decorrente do desequilíbrio crônico entre a energia ingerida e a energia gasta, cujo excedente energético é armazenado na forma de tecido adiposo. Faz parte do grupo de doenças crônicas não transmissíveis. É relacionada a complicações cardiovasculares, endócrino-metabólicas, problemas ortopédicos e respiratórios como a Síndrome da Apneia Obstrutiva do Sono (SAOS), complicações dermatológicas, distúrbios psicológicos, reduzida qualidade de vida, entre outros (Sociedade Brasileira de Pediatria, 2012; Dowda, M. et al., 2001; Turco, G. F. et al., 2009).

Quanto à etiologia da obesidade, podemos dizer que é desenvolvida por fatores genéticos e ambientais, sendo difícil determinar a potencialidade de cada um. A obesidade endógena (fatores genéticos) representa 5% dos casos e decorre de problemas orgânicos, como disfunção da glândula tireoidiana, problemas metabólicos, entre outros. A obesidade exógena (fatores ambientais) representa 95% dos casos e surgem em função de nutrição inadequada, sedentarismo e problemas emocionais (Oliveira C. L., & Fisberg, M., 2003; Garcinuño, A. C. et al., 2010; Patel R. et al., 2011).

A prevalência da obesidade tem atingido níveis alarmantes, afetando tanto os países em desenvolvimento quanto os desenvolvidos, abrangendo todos os grupos socioeconômicos, todas as faixas etárias, sem distinção de sexo, e representando um dos principais desafios de saúde. No Brasil, segundo a Pesquisa de Instituto Brasileiro de Geografia e Estatística (IBGE), o Ministério da Saúde revela que aproximadamente 33% das crianças entre 5 e 9 anos estão acima do peso (Instituto Brasileiro de Geografia e Estatística, 2020).

A obesidade é um importante fator para o desenvolvimento de transtornos do sono, porém estudos mostram que estes distúrbios podem ser uma das causas da obesidade, tanto em adultos, quanto em crianças (Turco, G. F. et al., 2011). Um dos aspectos relevantes destas investigações está na relação dos distúrbios com os hábitos culturais e familiares, eventualmente prejudiciais ao desenvolvimento saudável de crianças e adolescentes, sejam estes físicos e ou emocionais (Luiz, A. M. G., Gorayeb, R., & Libertadore Junior, R. D. R., 2010; Rocha, C. R., Rossini, S., & Reimão, R., 2010).

Entre os adolescentes, o crescente aumento da prevalência de obesidade, o qual está estritamente relacionado às mudanças no estilo de vida (mais tempo frente à televisão, videogame e computador, maior dificuldade de brincar na rua pela falta de segurança), resultando, assim, em maior sedentarismo e menor atividade física; e também nos hábitos alimentares, com maior facilidade de preparar refeições com alto valor de gordura, *fast-foods*, baixo consumo de frutas, verduras e legumes (Novac O. et al., 2010; Wang, Y., Monteiro, C., & Popkin, B. M., 2002).

O padrão do sono, assim como sua duração, modifica-se com o desenvolvimento da criança e na adolescência. Os padrões culturais e hábitos da vida moderna interferem em um sono de qualidade, assim como sua duração, resultando em problemas de saúde, dificuldades escolares, transtornos afetivos e emocionais (Turco, G. F. et al., 2011; Mesquita, G., & Reimão, R., 2007; Alcântara, C., & Reimão, R., 2010; Turco, F. G. et al., 2007).

Não obstante a existência de vários aspectos relacionados ao desenvolvimento e à idade da criança, o sono é uma necessidade vital e sua periodicidade, qualidade e constância caracterizam variáveis muito importantes. Da mesma forma que o sono perturbado da criança afeta os pais durante o dia, essa relação familiar se reflete quando a criança percebe que os pais estão passando por algum problema de ordem emocional ou situação estressante, como problemas de trabalho ou problemas conjugais. As diversidades entre as sociedades indicam um padrão ideal cultural para o comportamento do sono e estes devem ser cuidadosamente considerados e avaliados nas orientações terapêuticas (Meltzer, L. J., & Montgomery-Downs, H. E., 2011; Turco, G. F. et al., 2008).

A obesidade é um importante fator para o desenvolvimento de transtornos do sono, porém estudos mostram que estes distúrbios podem ser uma das causas da obesidade, tanto em adultos quanto em crianças. Um dos aspectos relevantes destas investigações está na relação dos distúrbios com os hábitos culturais e familiares eventualmente prejudiciais ao desenvolvimento saudável dos adolescentes (Moreira, P. et al., 2010).

A perda de sono parcial e crônica resultaria em alterações endócrinas e metabólicas que aumentam a fome e o apetite, aumentando também os padrões de consumo alimentar. Por outro lado, indivíduos cujo perfil se enquadram nesta condição, geralmente se tornam reticentes à prática de atividades físicas, sobretudo em função do cansaço provocado pelo déficit de sono, contribuindo assim para o aumento do risco de sobrepeso e obesidade (Crispim, C. A. et al., 2007).

Há um reconhecimento geral de que o ronco é um indicador importante de uma série de problemas de saúde em crianças, problemas que afetam o crescimento físico, o quadro emocional, comportamental e a capacidade cognitiva. A diminuição do desempenho global do adolescente é causa diretamente relacionada a este quadro (Chang, S. J., & Chae, K. Y., 2010; Albertini, R., & Reimão, R., 2007; Valle, L. E. R., Valle, M. R., & Valle, E. R., 2008).

Nos últimos anos, a redução das horas de sono tornou-se uma característica marcante da sociedade moderna entre as crianças e os adultos. Esta tendência se desenvolve no mesmo período em que ocorre um importante aumento na prevalência da obesidade (Crispim, C. A. et al., 2007; Tenembojm, E., Rossini, S., & Reimão, R., 2009).

ASPECTOS PSICOSSOCIAIS DA OBESIDADE E DA QUALIDADE DE VIDA

Quanto aos transtornos psicossociais, observa-se ansiedade, depressão, angústia, redução de autoestima, sentimento de culpa, dificuldade de ajustamento social e transtornos de conduta. Estes transtornos psicológicos podem atuar como causa ou como efeito do processo do aumento de peso, prejudicando, certamente, sua qualidade de vida (Nguyen-Rodriguez, S. T., McClain, A. D., & Spruijt-Metz, D., 2010).

A OMS define qualidade de vida como "a percepção do indivíduo quanto à sua posição na vida, no contexto da cultura e dos sistemas de valores nos quais vive, e também em relação a seus objetivos, expectativas, padrões e preocupações"; ou seja, uma visão global, que considera as várias dimensões do ser humano (Novac, O. et al., 2010).

Assim sendo, a obesidade abala a autoestima e a sociabilidade da população infantojuvenil, afetando negativamente a qualidade de vida das crianças obesas, podendo, inclusive, dificultar mudanças em seus estilos de vida, como fazer dieta ou praticar atividade física.

A criança é, do ponto de vista psicológico, socioeconômico e cultural, dependente do ambiente familiar e suas atitudes são reflexos deste ambiente. Quando desfavorável, ele poderá propiciar condições que levam ao desenvolvimento de distúrbios que, uma vez instalados, poderão permanecer, caso não aconteçam mudanças neste contexto, afetando assim todo o seu desenvolvimento e qualidade de vida.

Desta forma, o objetivo deste estudo foi avaliar a qualidade do sono e a QV em adolescentes obesos.

MÉTODOS

Estudo analítico, observacional, do tipo corte transversal, comparando adolescentes obesos e não obesos.

O estudo foi realizado entre agosto de 2009 e agosto de 2010, tendo como amostra 120 adolescentes de ambos os gêneros, maiores de 10 anos. O grupo de estudo foi composto por 61 adolescentes obesos (IMC > 95) moradores da cidade de Campinas e região, encaminhados ao Ambulatório de Obesidade na Infância e Adolescência do Hospital de Clínicas/UNICAMP, Campinas/SP, pelas Unidades Básicas de Saúde do Sistema Único de Saúde e pelos ambulatórios do Hospital de Clínicas, para tratamento e orientação. O grupo controle foi composto por 59 adolescentes eutróficos (IMC < 85), com idade equivalente, estudantes de uma escola pública, moradores no município de Americana/SP.

INSTRUMENTOS

1. Ficha de Identificação do pesquisado e do responsável, com informações pessoais e de qualidade do sono, e avaliação do nível socioeconômico da família, segundo Critério de Classificação Econômica do Brasil (ABEP, 2010).
2. *Sleep Behavior Questionaire* (SBQ. — Questionário sobre o Comportamento do Sono —, que aborda o comportamento do sono em geral, ordenando 29 itens graduados de um (nunca. a cinco (sempre), podendo o escore final variar de 29 a 130. Quanto maior o escore, maior o número de problemas do sono e, consequentemente, pior a qualidade do sono. Questionário validado no Brasil em 2006 (Batista, B. H. B., & Nunes, M. L., 2006).
3. *Questionário pediátrico sobre qualidade de vida (PedsQL™ 4.0 Generic Core Scales)*, desenvolvido por Varni et al. (1999), validado para uso no Brasil, nas versões específicas para crianças e adolescen-

tes. É um instrumento modular, desenhado para medir ou avaliar a qualidade de vida de crianças e adolescentes com idades entre 02 e 18 anos. O PedsQL™ 4 afere dimensões de saúde física, mental e social e também o papel da função escolar. Neste estudo foram utilizadas as versões específicas para cada faixa etária da população estudada, sendo: a) relato da Criança (8 a 12 anos); b) relato do/a Adolescente (13 a 18 anos), seguindo as instruções respectivas para cada faixa etária.

RESULTADOS

O presente estudo comparou um grupo de 61 adolescentes obesos, entre 10 e 14 anos com um grupo de 59 adolescentes eutróficos, da mesma faixa etária, sendo 57,4% da amostra do grupo de obesos do sexo masculino e 44,1% do grupo eutrófico do mesmo sexo (Tabela 1).

	Obesos (n=61) n/%	Eutróficos (n=59) n/%	p
IMC (MD)	31 (5,1)	18,3 (2,4)	< 0,001 *
Gênero Masculino	35 (57,4)	26 (44,1)	0,2
Gênero Feminino	26 (42,6)	33 (55,9)	
Repetência Escolar	12 (19,7)	3 (5,1)	0,02 *
Problemas de Saúde	20 (32,8)	4 (6,8)	< 0,001 *
Uso de Medicação	23 (37,7)	4 (6,8)	< 0,001 *
Problemas de Sono	19 (31,1)	10 (16,9)	0,08
Idade do Responsável (MD)	40,3 (7,0)	41,9 (9,1)	0,52
IMC do Responsável	30,7 (6,8)	25,2 (3,9)	0,01 *
Classif. Econômica:			
A e B	21 (34,4)	31 (52,5)	0,06
C e D	40 (65,6)	28 (47,5)	

Tabela 1 – Caracterização da Amostra: Grupo > 10 anos

Teste Mann-Whitney; Qui-Quadrado; *p <0,05

Quanto ao uso de medicação relatado por 37,7% do grupo de obesos, seis casos no dia da entrevista faziam uso de medicação para rinite alérgica, três casos para depressão, três casos para hipertensão arterial, cinco casos para tireoide, dois casos faziam uso de medicamentos homeopáticos e um caso para diabetes melittus, hiperatividade, problema digestivo e anti-inflamatório respectivamente.

Dados da entrevista revelam que o grupo de estudo apresentou algum problema relacionado ao sono com uma porcentagem de 31,1% relatando ronco, agitação noturna, insônia no meio da noite, pesadelo, medo de dormir sozinho e de escuro, enurese noturna e sonilóquio.

No grupo de eutróficos, apenas quatro casos (6,8%) relataram estar tomando algum tipo de medicação regular, sendo que dois deles tomavam remédios homeopáticos, um para rinite alérgica, e um pesquisado usava, na data da pesquisa, colírio oftalmológico. Quanto aos problemas relacionados ao sono, dez dos entrevistados (16,9%) relataram sintomas como agitação noturna, insônia, sonilóquio, dormir muito tarde e trocar o dia pela noite.

O grupo de obesos apresentou maior frequência nos problemas de sono e, consequentemente, pior qualidade de sono em relação ao grupo de eutróficos (p = 0,03), conforme Tabela 2.

OBESOS Média / DP	EUTRÓFICOS Média / DP	p
51,6 (12,3)	47,5 (12,8)	0,03*

Tabela 2 – Questionários sobre o comportamento do sono avaliado pelo SBQ*

Teste Mann-Whitney; * p < 0,05

SBQ = Sleep Behavior Questionaire

O grupo de obesos apresentou pior qualidade de vida em relação aos eutróficos em todos os domínios, com exceção do domínio escolar, no qual não foi observada diferença entre os grupos (p = 0,40). (Tabela 3).

Domínios qualidade de vida	"Obesos (n=61) Média / DP"	"Eutróficos (n=59) Média / DP"	p
Físico	67,6 (18,2)	82,4 (13,6)	< 0,001 *
Emocional	60,0 (23,0)	68,2 (21,6)	0,03 *
Social	76,5 (22,4)	87,4 (16,2)	0,002 *
Escolar	71,9 (16,4)	73,0 (21,2)	0,40
Psicossocial	69,5 (16,0)	76,2 (16,7)	0,009 *
Qualidade de Vida Geral	68,8 (15,2)	78,4 (14,5)	< 0,001 *

Tabela 3 – Peds QL - Escores dos Domínios da Qualidade de Vida: Grupo > 10 anos

Teste Mann-Whitney;* p < 0,05

Peds Ql ™ 4.0 Generic Core Scales

O resultado desta amostra apresentou diferença estatística na qualidade do sono dos adolescentes entre os grupos pesquisados, sendo que o grupo de obesos demonstra maior frequência nos problemas de sono e consequentemente, pior qualidade de sono em relação ao grupo de eutróficos.

A prevalência dos distúrbios do sono, encontrada também no grupo de eutróficos, é relevante na perspectiva clínica, uma vez que a amostra deste estudo comparou adolescentes gravemente obesos com adolescentes saudáveis. Estudos mostram que, durante o sono, ocorrem os maiores picos de produção do hormônio do crescimento. A leptina e a grelina, hormônios envolvidos no controle da saciedade e fome, também estão ligados ao sono; portanto a perda de sono parcial ou a perda crônica podem aumentar o consumo alimentar e a indisposição para a atividade física.

Neste estudo, no grupo de adolescentes obesos, houve relação significante entre obesidade e prejuízo na qualidade de vida, avaliada pelo PedsQL nos domínios social, emocional, psicossocial e na QV geral. A maior diferença entre os grupos, neste estudo, está na avaliação psicossocial (p = 0,009), avaliada a partir da média dos resultados dos domínios emocional, social e escolar. Estes resultados confirmam a literatura no estudo de Luiz et al (2010) que discutem se os transtornos psicológicos, como a ansiedade, depressão e dificuldade de ajustamento social podem atuar como causa ou efeito no processo do aumento de peso. O domínio emocional remete às questões relacionadas aos sentimentos de medo, raiva, tristeza, preocupações consigo próprio e na dificuldade para dormir.

Apesar de, muitas vezes, não ser perceptível pela família, a obesidade na adolescência afeta a autoestima e sociabilidade, uma vez que os pais, como os encontrados nesta amostra, também são acometidos pelo excesso de peso, sendo que os fatores ambientais e padrões familiares contribuem para a obesidade (Johannsen, D.L., Johannsen, N. M., & Specker, B. L., 2006). Este momento nos remete a um grande questionamento da cultura moderna, na qual a criança sofre o abandono em função das várias atribuições que recaem sobre a família, principalmente sobre a mãe, e, perceptivelmente, os estudos mostram a negligência da alimentação infantil, contribuindo para o desenvolvimento do sobrepeso e obesidade (Barros Filho, A. A., 2010).

O domínio físico, neste estudo, apresentou diferença em relação ao grupo dos eutróficos (p = 0,001), contribuindo de forma significativa na qualidade de vida geral. As questões do domínio físico relatam dificuldades em caminhar, correr, praticar atividades esportivas, ou sentirem-se com pouca energia, dados estes que comprovam estudos nos quais o aumento da prevalência da obesidade está estritamente relacionado às mudanças no estilo de vida, resultando em falta de atividade física e errôneos hábitos alimentares (Wang, Y., Monteiro, C., & Popkin, B.M., 2002). O uso de medicação, assim como a repetência escolar, foi maior no grupo de obesos, quando questionado na entrevista; porém, no domínio escolar avaliado pelo PedsQL não houve diferença estatística entre os grupos, sendo investigado, neste item, questões que abordam dificuldades escolares e não necessariamente a repetência escolar.

A gravidade da obesidade foi comparada por Schwimmer et al (2003), que avaliaram, através do PedsQL, crianças com câncer e crianças com obesidade; obtendo os obesos qualidade de vida tão inferior quanto às gravemente doentes, que são acometidas por intervenções hospitalares graves, dificultando suas atividades diárias, convívio social e familiar.

CONCLUSÃO / ORIENTAÇÕES

O modo de vida imperativo na sociedade moderna, caracterizado particularmente pelo consumismo, desmame precoce, sedentarismo e alimentação industrializada, impõem padrões de comportamento danosos, hábitos e crenças que, uma vez consagrados, depreciam a qualidade de vida, o bem estar e a saúde. Os distúrbios do sono (DS), assim como a alta prevalência da obesidade nos adolescentes, estão amplamente associados, formando círculos viciosos intercalados, causando grande impacto na saúde e qualidade de vida em crianças e adolescentes. Dormir poucas horas pode levar a criança a sofrer de excesso de peso, pois seu metabolismo pode ser afetado pelos DS (Turco, G. F. et al., 2013).

Os adolescentes obesos, neste estudo, apresentaram prejuízo na qualidade de vida quando comparados aos eutróficos. A fim de melhorar a qualidade da saúde física e mental da criança, a família deve incorporar intervenções ao ar livre e também reeducação nutricional. Programas de saúde devem ser recomendados para o adolescente e a família, com o objetivo de avaliar e modificar estilos de vida e educação em saúde, uma vez que os pais têm papel importante na educação da família, orientando-os na escolha de alimentos e incentivo da prática de atividades físicas e melhor escolha de lazer.

A obesidade afeta o adolescente em todos os aspectos relacionados à sua saúde e qualidade de vida, colocando-o em situação de exclusão através da discriminação e afastamento social, e dificuldades de expressar seus sentimentos. Por sua vez, os problemas de sono aumentam o risco de sobrepeso e obesidade, prontidão e disposição para a atividade física, além da desatenção escolar, falta de memória, depressão e angústia. É de extrema importância a abordagem e o diagnóstico dos distúrbios do sono, assim como conhecer os hábitos do adolescente e da família, para que possam ser orientados acerca da higiene do sono e tratamento, prevenindo, assim, problemas do sono mais graves. A falta de intervenção pode levar ao prolongamento das perturbações do sono até a vida adulta.

REFERÊNCIAS BIBLIOGRÁFICAS

Albertini, R., Reimão, R. (2007). Ronco SAOS, odontologia e umidade do ar. In Reimão, R. (Org). *Medicina do sono: neurociências, evoluções e desafios*. São Paulo: Associação Paulista de Medicina. pp. 100-103.

Alcântara, C., & Reimão, R. (2010). Terror Noturno e pesadelos na infância: uma compreensão psicanalítica. In Reimão, R., Valle, L. E. L. R., Valle, E. L. R., & Rossini, S. (Orgs). *Sono e Saúde* (1a ed.). Ribeirão Preto, SP: Editora Novo Conceito. Pp. 103-105.

Associação Brasileira de Empresas de Pesquisa (2010). *Critério de Classificação Econômica Brasil* (CCEB). Disponível em http://www.abep.org/novo/Content.aspx? ContentID=30.

Barros Filho, Antonio de Azevedo. (2010). A visibilidade da criança ao longo da história. *Ciência & Saúde Coletiva*, *15*(2), 332-333. https://doi.org/10.1590/S1413-81232010000200006.

Batista, Bianca H Brum, & Nunes, Magda Lahorgue. (2006). Validação para língua portuguesa de duas escalas para avaliação de hábitos e qualidade de sono em crianças. *Journal of Epilepsy and Clinical Neurophysiology*, *12*(3), 143-148. https://doi.org/10.1590/S1676-26492006000500006.

Chang, S. J., & Chae, K. Y. (2010). Obstructive sleep apnea syndrome in children: Epidemiology, pathophysiology, diagnosis and sequelae. *Korean journal of pediatrics*, *53*(10), 863–871. https://doi.org/10.3345/kjp.2010.53.10.863.

Crispim, Cibele Aparecida, Zalcman, Ioná, Dáttilo, Murilo, Padilha, Heloisa Guarita, Tufik, Sérgio, & Mello, Marco Túlio de. (2007). Relação entre sono e obesidade: uma revisão da literatura. *Arquivos Brasileiros de Endocrinologia & Metabologia*, *51*(7), 1041-1049. https://doi.org/10.1590/S0004-27302007000700004.

Dowda, M., Ainsworth, B. E., Addy, C. L., Saunders, R., & Riner, W. (2001). Environmental influences, physical activity, and weight status in 8- to 16-year-olds. *Archives of pediatrics & adolescent medicine*, *155*(6), pp. 711–717. https://doi.org/10.1001/archpedi.155.6.711.

Garcinuño, A. C., López, S. A., Alonso, I. C., & García, I. P. (2010). Desigualdades sociales en la prevalencia de sobrepeso y obesidad en adolescentes [Social disparities in the prevalence of overweight and obesity in adolescents]. *Anales de pe-*

diatria (Barcelona, Spain : 2003), *73*(5), pp. 241–248. https://doi.org/10.1016/j.anpedi.2010.06.004.

Instituto Brasileiro de Geografia e Estatistica. (2020). *Antropometria e estado nutricional de crianças, adolescentes e adultos no Brasil*. Rio de Janeiro.

Johannsen, D. L., Johannsen, N. M., & Specker, B. L. (2006). Influence of parents' eating behaviors and child feeding practices on children's weight status. *Obesity (Silver Spring, Md.)*, *14*(3), 431–439. https://doi.org/10.1038/oby.2006.57.

Luiz, Andreia Mara Angelo Gonçalves, Gorayeb, Ricardo, & Liberatore Júnior, Raphael Del Roio. (2010). Avaliação de depressão, problemas de comportamento e competência social em crianças obesas. *Estudos de Psicologia (Campinas)*, *27*(1), pp. 41-48. https://doi.org/10.1590/S0103-166X2010000100005.

Meltzer, L. J., & Montgomery-Downs, H. E. (2011). Sleep in the family. *Pediatric clinics of North America*, *58*(3), 765–774. https://doi.org/10.1016/j.pcl.2011.03.010.

Mesquita, G., & Reimão, R. (2007). Nightly use of computer by adolescents: its effect on quality of sleep. *Arquivos de neuro-psiquiatria*, *65*(2B), 428–432. https://doi.org/10.1590/s0004-282x2007000300012.

Moreira, P., Santos, S., Padrão, P., Cordeiro, T., Bessa, M., Valente, H., Barros, R., Teixeira, V., Mitchell, V., Lopes, C., & Moreira, A. (2010). Food patterns according to sociodemographics, physical activity, sleeping and obesity in Portuguese children. *International journal of environmental research and public health*, *7*(3), 1121–1138. https://doi.org/10.3390/ijerph7031121.

Nguyen-Rodriguez, S. T., McClain, A. D., & Spruijt-Metz, D. (2010). Anxiety mediates the relationship between sleep onset latency and emotional eating in minority children. *Eating behaviors*, *11*(4), 297–300. https://doi.org/10.1016/j.eatbeh.2010.07.003.

Novac, O., Mătăsaru, S., Tătaru, S., Felea, D., Cosmescu, A., Stoian, M., & Chiosac, A. A. (2010). Clinical and epidemiologic aspects of overweight and nutritional habits of schoolchildren and teenagers. *Revista medico-chirurgicala a Societatii de Medici si Naturalisti din Iasi*, *114*(3), 721–725.

Patel, R., Martin, R. M., Kramer, M. S., Oken, E., Bogdanovich, N., Matush, L., Smith, G. D., & Lawlor, D. A. (2011). Familial associations of adiposity: findings from a cross-sectional study of 12,181 parental-offspring trios from Belarus. *PloS one*, *6*(1), e14607. https://doi.org/10.1371/journal.pone.0014607

Oliveira, Cecília L. de, & Fisberg, Mauro. (2003). Obesidade na infância e adolescência: uma verdadeira epidemia. *Arquivos Brasileiros de Endocrinologia & Metabologia*, *47*(2), pp. 107-108. https://doi.org/10.1590/S0004-27302003000200001.

Rocha, Célia R.S., Rossini, Sueli, & Reimão, Rubens. (2010). Sleep disorders in high school and pre-university students. *Arquivos de Neuro-Psiquiatria*, *68*(6), 903-907. https://doi.org/10.1590/S0004-282X2010000600014.

Schwimmer, J. B., Burwinkle, T. M., & Varni, J. W. (2003). Health-related quality of life of severely obese children and adolescents. *JAMA*, *289*(14), 1813–1819. https://doi.org/10.1001/jama.289.14.1813.

Sociedade Brasileira de Pediatria. (2012). Departamento de Nutrologia. *Obesidade na infância e adolescência: manual de orientação*. São Paulo.

Tenembojm, E., Rossini, S., & Reimão, R. (2009). Sono na adolescência: características, distúrbios e prevenção. In Reimão, R. Medicina do Sono, desafios para o século XXI. Associação Paulista de Medicina. Pp. 48-51.

Turco, F. G., Rossini, S., & Rubens, R. G. C. (2007). Distúrbios do Sono em Crianças e Desempenho Escolar. In *XV Simpósio Brasileiro do Sono. VI Simpósio Internacional do Sono*. São Paulo: Associação Paulista de Medicina de Medicina. pp. 251-252.

Turco, G.F., Gazzini, C., Rossini, S., & Reimão, R. (2008). Insônia na Criança em Idade Escolar. In *VII Congresso de Neuropsicologia e Aprendizagem, V Seminário de Saúde Ambiental, II Congresso Internacional de Desenvolv*. Ribeirão Preto.

Turco, G.F., Pereira, H. R. C., Rossini, S., MÂRGM, A., Reimão, R., & Barros Filho, A. A. (2009). Obesidade e Distúrbios do Sono. In Reimão, R. *Medicina do Sono – Desafios para o Século XXI*. Pp. 77-78.

Turco, G. F., Reimão, R., Rossini, S., MÂRGM, A., & Barros Filho, A. A. (2011). Distúrbios do Sono e Qualidade de Vida em Crianças e Adolescentes Obesos – Revisão Bibliográfica. *Revista de Neurobiologia*, 74(2).

Turco, Giovina, Bobbio, Tatiana, Reimão, Rubens, Rossini, Sueli, Pereira, Helen, & Barros Filho, Antonio. (2013). Quality of life and sleep in obese adolescents. *Arquivos de Neuro-Psiquiatria*, *71*(2), 78-82. Epub January 11, 2013.https://doi.org/10.1590/S0004-282X2013005000008.

Valle, L. E. L. R., Valle, M. R., & Valle, E. R. (2008). Sono e Aprendizagem: Avaliação do Sono na Fase Escolar. In *Segredo do Sono*. São Paulo: Editora Tecmedd. Cap. 4, pp. 37-47.

Varni, J. W., Seid, M., & Rode, C. A. (1999). The PedsQL: measurement model for the pediatric quality of life inventory. *Medical care*, *37*(2), pp. 126–139. https://doi.org/10.1097/00005650-199902000-00003.

Wang, Y., Monteiro, C., & Popkin, B. M. (2002). Trends of obesity and underweight in older children and adolescents in the United States, Brazil, China, and Russia. *The American journal of clinical nutrition*, *75*(6), 971–977. https://doi.org/10.1093/ajcn/75.6.971.

A ODONTOLOGIA COMO DIAGNÓSTICO E TRATAMENTO DOS DISTÚRBIOS RESPIRATÓRIOS E APNEIA OBSTRUTIVA DO SONO EM CRIANÇAS E ADOLESCENTES COM TDA E TDAH NA MEDICINA DO SONO

Fátima Rosana Albertini

Sonho com o dia em que a odontologia do sono seja agregada como uma aliada às crianças e adolescentes, aos pais e aos professores nas escolas, para que junto à medicina do sono, possa diagnosticar e tratar os DRS, em conjunto à melhora da qualidade do sono e do dia junto à saúde geral e mental, desde os pré-escolares, crianças e adolescentes, até os futuros adultos e idosos.

A odontologia é conhecida por tratar sorrisos, pelo respirador oral e pelo bruxismo, mas somente muito mais recente, em tratar o ronco e a apneia obstrutiva do sono, principalmente com o duplo tratamento junto à otorrino pediatria, que publica extensas pesquisas no tratamento cirúrgico das adenoides e amidalas, e que já mostram eficácia considerável nos problemas dos DRS das crianças e adolescentes portadoras da comorbidade do TDA, TDAH, ansiedade, depressão, impulsividade, agressividade e erros metabólicos (Albertini, Dias, Siasca, & Reimão, 2009).

Diagnosticar precocemente, seja clinicamente ou com o diagnostico ouro — a polissonografia —, o mais importante é dar seguimento ao encaminhamento para o duplo tratamento dos DRS, que já é de interesse na saúde pública da Finlândia (2003), o qual tem um protocolo formado por 3 fases: 1) a prevenção da obesidade infantil; 2) otorrinolaringologista estimula a respiração nasal com as cirurgias das adenoides e amídalas; 3) a odontologia do sono faz a Expansão Rápida da Maxila, interligada à prevenção e ao tratamento do ronco e apneia obstrutiva do sono no pré-escolar, crianças e adolescentes (Laitinen, Anttalainen, Pietinalho, Hämäläinen, & Koskela, 2003).

A respiração nasal saudável é intercalada com a deglutição da saliva e está sincronia acontece durante o dia e durante os ciclos do sono leve, nos estágios I e II, com movimentos musculares, e no sono profundo, nos estágios III e Rapid Eye Moviment (REM). A musculatura corporal deverá estar fisiologicamente relaxada, o coração deve ficar em torno de 65 batimentos por minuto, só aumentando muito mais devido aos eventos dos DRS e da AOS. A qualidade do sono depende da respiração e estágios do sono de forma que ocorra liberação de hormônios e substâncias químicas responsáveis pelo sono reparador e homeostases. No sono profundo o cérebro encontra-se muito ativo e, para isto, precisa ter, na oximetria, entre 96 a 100% de oxigenação. O sono noturno está diretamente ligado à qualidade do dia, da saúde geral, emocional, social intelectual e mesmo eventos de bruxismo poderão alterar a qualidade do sono e do dia (Gouveia,1996).

O sono do neonato tem ciclos de aproximadamente duas horas e é regido pela fome. Do nascer até os dois anos de idade, a morte súbita é a preocupação que atinge tanto os pais, em casa, quanto os professores, na escola. Eventos de cianose são mais perigosos nos dois primeiros anos de vida, sinal importante que merece total atenção e cuidado durante o choro ou sono, por ser um sinal de perigo e alerta dos Eventos Respiratórios Resolvidos Inexplicavelmente — *Brief Resolved Unexplained Event* (BRUE). Há estudos que mostram efeitos protetivos com o uso da chupeta durante o sono (Levrini et al., 2019). Novos estudos são necessários para diagnósticos sobre BRUE e sobre evitar de alguma forma o temido evento da morte súbita (Arane, Claudius, & Goldman, 2017).

Eventos dos DRS, por si, estão ligados ao subdesenvolvimento orofacial na criança respiradora oral e que podem apresentar refluxo, aspirar, engasgar com o liquido ácido e ocorrer a dessaturação do oxigênio, até a morte súbita. É desejável que a respiração nasal, durante o sono, sincronize-se entre a sucção e deglutição durante a ordenha do leite materno, com os movimentos de avanço mandibular junto à sucção, o qual estimula o crescimento principalmente mandibular e usa forças neuromuscular do sistema estomatognático.

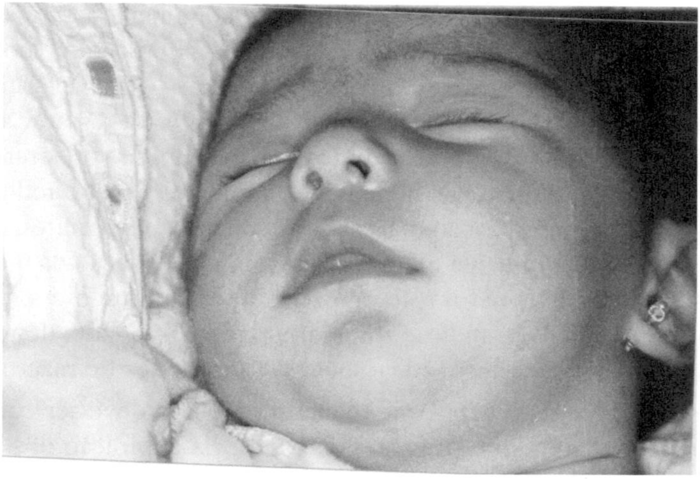

Figura 1A – Bebê Laura

Bebe Laura dorme com o ápice lingual equilibrado e justaposto na região da papila incisiva. Língua equilibrada na papila incisiva veda a boca e o ar respirado entra pelas narinas, nariz e percorre o nariz, boca e garganta indo aos pulmões e retornando pelo nariz, quando está sem obstruções por rinite, amidalite, ou estreitamento do vazio das vias aéreas. Criança com reclamação de dificuldade de atenção na escola sente sono e dorme na cadeira odontológica com a língua desequilibrada entre os dentes.

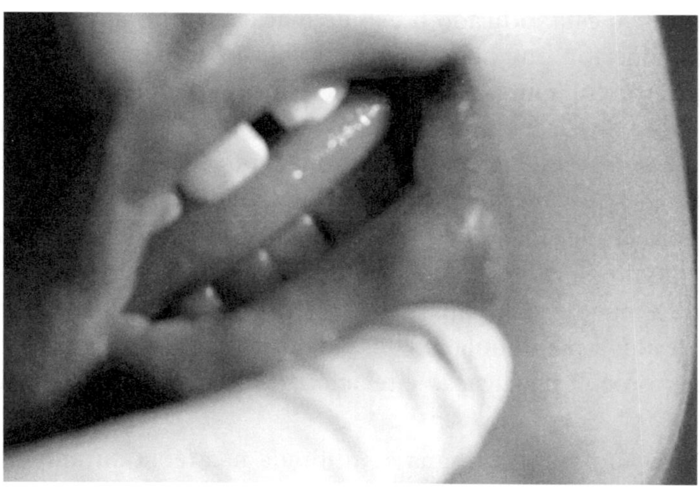

Figura 1B – Criança dorme com a língua desequilibrada e interposta entre os dentes incisivos, o que favorece DRS e AOS com possível obstrução respiratória entre o dorso lingual e com a retro faringe.

Há língua flácida entre os dentes durante o sono na consulta, e observa-se a interposição da língua volumosa e desequilibrada, que pode obstruir, na região entre o dorso da língua, na garganta — na orofaringe — a qual poderá prejudicar a respiração nasal e favorecer a respiração mista ou predominantemente oral, levando à obstrução da via aérea com a retro posição mandibular e da língua, bem como acontecer o refluxo gastresofágico, dessincronização dos estágios do sono, despertares, apneias obstrutivas que diminuem a qualidade do sono e da fixação da memória, combinados com a dessaturação de oxigênio e, durante o dia, mudança de humor, déficit de atenção, hiperatividade, ansiedade, depressão e prejudicar as funções executivas e sociais (Albertini & Reimão, 2001).

O berço deve ter colchão firme, lençol justo, não deve ser compartilhado, nem em casa, com os pais, pois a própria expiração dos pais no rostinho do nenê diminui o oxigênio que o bebê vai inspirar e pode ser sufocante e o nenê não tem o sistema nervoso central pronto para acordar, assim, poderá sofrer de morte súbita e morrer durante o sono. A escola deve estar atenta aos bebês, que logo após mamarem — certamente farão uso de bicos ou copos — serão colocados para arrotar ou regurgitar, em pezinho, no ombro da mãe, do pai ou do cuidador. Seja em casa ou na escola, o excesso possível de leite ingerido precisa ser regurgitado e não aspirado pelos pulmões. Mesmo no caso de gêmeos, cada um deve ter seu próprio berço em casa ou na escola, ser colocado a dormir na posição supina — de barriga para cima — sem acessórios, como almofadas ou cobertores que podem sufocar e o nenê não acordar. Durante o frio está indicado o uso de macacãozinho mais quente para não usar cobertor, que pode ficar no rostinho do nenê e sufocá-lo. Há bebês que sofrem com a morte súbita, em casa, bem como na escola, e todo atenção deve ser rigorosa e os pais devem informar formalmente a escola sobre o problema e, melhor ainda, com a orientação médica pediátrica e otorrinolaringológica ligada à medicina do sono.

A força da sucção da amamentação está ligada ao crescimento e desenvolvimento orofacial, chamada de primeira mastigação para o desenvolvimento da mandíbula (Planas, 1987). Durante a sucção e deglutição do leite materno, a mandíbula exerce movimentos de anteriorização, chamado de primeira mastigação e relacionada ao crescimento mandibular do neonato.

A respiração nasal e a língua equilibrada na aréola durante a sucção do leite, aprendem a sincronia entre respirar, sugar e deglutir, por isto, é muito importante a respiração nasal e total obliteração dos lábios e língua durante a ordenha do leite materno. Os bicos de mamadeiras e chupetas, por séculos, estão sendo usados pela grande maioria das mães, seja pela volta ao trabalho, pois muitas suprem o sustento financeiro da casa e dos filhos, assim levam as crianças nas creches, onde elas usarão mamadeira, copos com leite de vaca ou com fórmulas introduzidas precocemente.

O colostro e o leite materno propiciam a melatonina indutora do sono que o nenê ainda não consegue produzir endogenamente e o sono do bebê é regido pela fome de duas em duas horas. O crescimento da boquinha é muito importante, pois esta cresce geneticamente e é somada ao esforço da ordenha ao sugar o leite materno, acrescido do esforço da mastigação de alimentos firmes, secos e menos cozidos, que ajudarão os maxilares a crescerem, pois a língua é um músculo que cresce geneticamente e dentro dos maxilares pode resultar em DRS, AOS e outras dificuldades na deglutição e fala. O respirador oral e os DRS estão intimamente ligados à posição e medida dos maxilares, e oclusopatias atualmente estão muito alta em torno de 70% e trata-se de um problema de saúde pública. O hábito do uso dos bicos secularmente usados em mamadeira, chupetas, e o ar poluído, fórmulas estão interligados à respiração oral e ao desequilíbrio das múltiplas funções do sistema estomatognático (Carvalho, 2000).

Diagnosticar os DRS e AOS junto ao comportamento das crianças é muito importante para encaminhar aos tratamentos o mais cedo possível (Uema, Vidal, Fugita, Moreira, & Pignatari, 2006).

O subdesenvolvimento orofacial nos DRS e na AOS, na pediatria, precisa ser considerada no diagnóstico dos maxilares e da oclusão dental junto à saúde respiratória, do sono e geral. A odontologia do sono faz parte de uma área muito além do diagnóstico de rotina, mas o sorriso, a função e beleza orofacial pode ajudar, e muito, na respiração, sono e memória junto à medicina do sono. O papel da odontopediatria vai do nascimento à vida adulta, junto ao sono, parte do diagnóstico e tratamento odontológico para adequar as amplas funções do sistema estomatognático, primordial, vital e respiratória junto ao otorrino, adequar os maxilares para espaço hábil às funções neuromusculares da língua e oro facial, adequar via aérea superior, oclusão dental e mastigação que favoreçam a força neuromuscular que será importante para a justaposição durante o sono, quando acontece o total relaxamento neuromuscular nas fases III e REM do sono e o equilíbrio da musculatura só acontecerá se o equilíbrio acontecer totalmente adaptado, sem necessidade de atuação muscular.

O crescimento e desenvolvimento dos maxilares deve ser o suficiente para abrigar a língua e sobrar espaço vazio atrás do dorso lingual, destinado às vias aéreas superior. O sistema estomatognático, adequado à respiração nasal, deglutição junto ao envelope orofacial, atuará intimamente com a sincronia dos estágios do sono, no qual o caos se instala na respiração mista e ou predominantemente oral, rinite crônica, subdesenvolvimento dos maxilares, má oclusão dental, bem como o desequilíbrio orofacial nos DRS e AOS com fragmentações tanto da respiração como da sincronia dos estágios do sono. A odontologia do sono oferece ferramentas importantes no tratamento precoce da criança e do adolescente, mesmo com uso do CPAP, evitando sofrimento durante toda uma vida altamente comprometida (Huang & Guilleminault, 2013).

Guilleminault, um dos precursores da Medicina do Sono, atuou na linha de frente para preconizar o duplo tratamento dos DRS e AOS pelo médico otorrinolaringologista nas cirurgias combinadas e pela odontologia do sono no tratamento do subdesenvolvimento orofacial através da oclusão e expansão dos maxilares (o céu da boca é chão do nariz), ao expandir a maxila e a base nasal, aumentar o espaço vazio oral para acomodar a língua e aumentar a medida do espaço da via aérea superior (Pirelli, Saponara, & Guilleminault, 2004; Pirelli, Saponara, & Guilleminault, 2015).

A função do sistema estomatognático está intimamente ligada às medidas cefalometrias, pois o equilíbrio neuromuscular depende do posicionamento para alongamento e contração e os movimentos da mastigação correta, com a respiração nasal, darão força muscular advinda da função de mastigar, assim o cirurgião dentista pode ser o primeiro profissional a fazer um diagnóstico clínico do subdesenvolvimento dos maxilares, da medida da via área superior, e o tratamento precoce das oclusopatias e das forças mastigatórias, pois sabe-se que os DRS e a AOS é um problema de desequilíbrio neuromuscular. Deste modo, o diagnóstico de imagem precoce pode ser ferramenta útil e há relacionamento em crianças e adolescentes diagnosticadas com TDAH (Albertini, Dias, Rizzatti-Barbosa, & Reimão, 2016), no duplo tratamento do otorrino e odontopediatria nos TDAH, conforme a Figura 2.

Frente à face adenoideana, os lábios entreabrem, a língua abaixa no assoalho bucal e instala-se a respiração oral, cujas consequências graves acarretam em adaptações das múltiplas funções orofacial e do sistema estomatognático (respirar, mastigar, deglutir, falar) e vinculam-se à fragmentação e à má qualidade do sono (Bertolini, 2004).

O subdesenvolvimento dos maxilares e a alteração da força neuromuscular do sistema estomatognático, nos DRS, pode resultar em refluxo gastroesofágico e regurgitações. A aspiração está associado à postura baixa da língua, obstrução nasal, amídalas grandes, mandíbula pequena, maxila estreita, alergias respiratórias, alergias às fórmulas. Assim, os DRS podem associar-se aos transtornos de déficit de atenção e hiperatividade, o qual mostraram melhora significativa com tratamento otorrinolaringológico (Cortese, Konofal, Yateman, Mouren, & Lecendreux, 2006). O tratamento cirúrgico das adenoides e das amídalas, em crianças com distúrbios respiratórios e obstrutivos do sono, ajudaram a diminuir os efeitos motores e hiperativos nas crianças (Roemmich et al., 2006).

A Odontopediatria do sono tem papel fundamental na expansão dos maxilares e das VAS como parte da equipe multidisciplinar no tratamento dos DRS e da AOS, para o sucesso interligado aos tratamentos do otorrinolaringologista, das arritmias cardíacas e da hipertensão com o cardiologista, na fonoaudiologia, nas comorbidades, na neuropediatria, na endocrinologia, nos erros metabólicos, na pneumologia, nas funções executivas, na memória, aprendizado e cognição, na psicologia e na psiquiatria, como as comorbidades, como a ansiedade, impulsividade, depressão, dificuldade de atenção (TDA), transtornos de déficit de atenção e hiperatividade (TDAH) desde os pré-escolares. A procura por tratamento dos problemas escolares aumentam com as reclamações da escola aos pais na faixa etária por volta dos 9 aos 13 anos de idade, quando a escola e os pais esperam melhora de comportamento e maiores notas nas provas que avaliam o aprendizado das crianças e adolescentes. Nos DRS, é muito frequente a presença do refluxo gastroesofágico e a aspiração deste conteúdo ácido pode relacionar-se a eventos asmáticos e deve ser encaminhado ao pneumologista (Ramos, 2009).

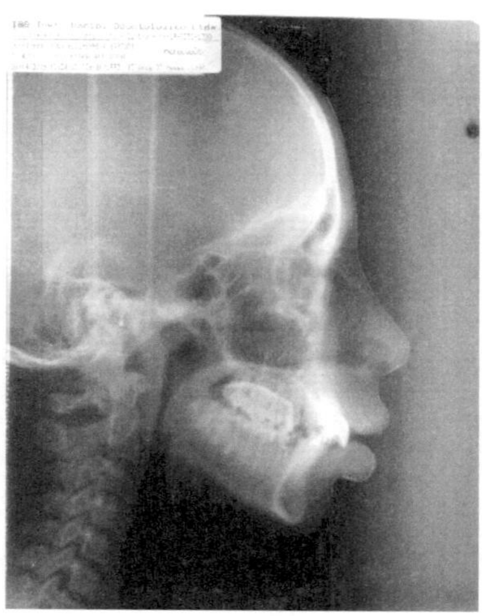

Figura 2A

RX Tele lateral de adolescente TDAH aos 13 anos de idade, que apresenta a língua baixa em retro postura em direção à obstrução da orofaringe na via aérea delineada centralmente com contraste de Fosfato de Bário; má posição dental, subdesenvolvimento esquelética orofacial, lábios evertidos, característica do respirador bucal com necessidade de tratamento odontologico[2] junto ao neuropsicológico.

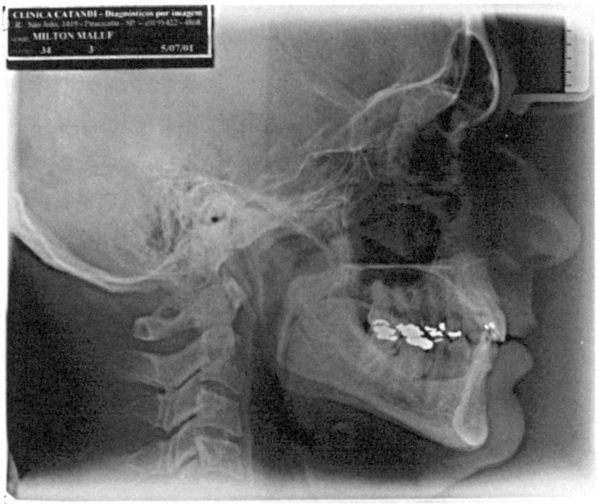

Figura 2B

RX tele lateral inicial no adulto, aos 37 anos de idade. Mostra que o problema perpetua na vida adulta; mostra a língua baixa, desequilibrada e em retro postura que tende a obstrução respiratória na direção da via aérea, dormindo na posição supina (barriga para cima).

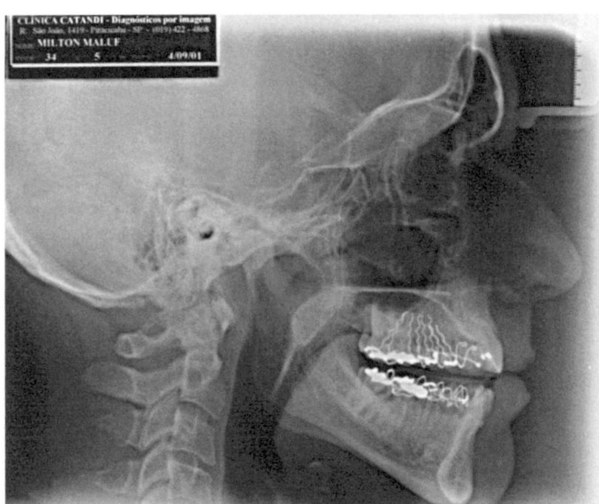

Figura 2C

Dispositivo intraoral TASA atua com estímulo na região da papila incisiva, na qual espera-se que a língua se acomode e se equilibre no céu da boca, como a posição lingual no bebê (ver Figura 1). Fonte: Clínica Albertini.

A cidade de São Paulo apresenta uma alta frequência de apneia obstrutiva (32,82%) e em obesos apneicos adultos (59,9%), sendo a maior frequência nos homens apneicos, mas resultou que a AOS equipara os homens e as mulheres na fase pós menopausa (Tufik, Santos-Silva, Taddei, & Bittencourt, 2010). Uma vez mais, a alta incidência da AOS na população mostra a importância do tratamento da criança e adolescentes, que ajudará a diminuir este alto índice e muito sofrimento de uma vida comprometida com comorbidades na saúde geral até a vida adulta.

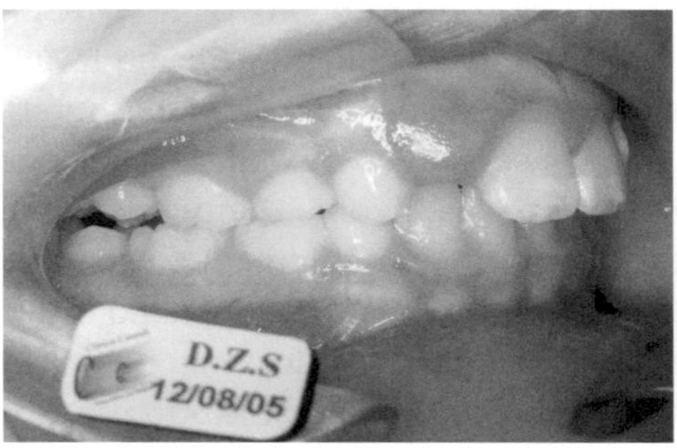

Figura 3A

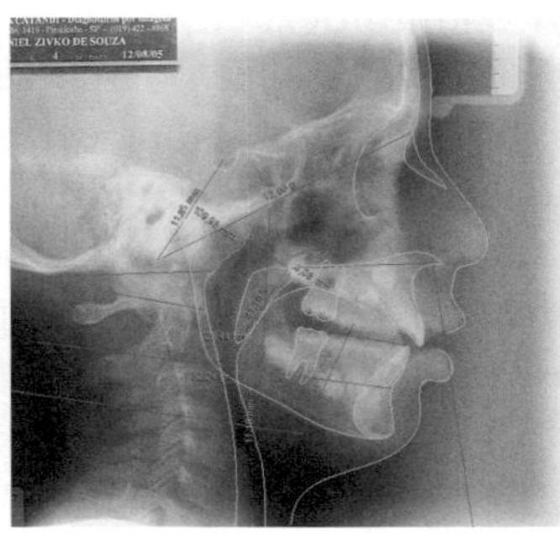

Figura 3B

Imagens iniciais, intraoral, dentição mista, 6 anos de idade, em oclusão dental e tele lateral em perfil — em posição habitual espontânea — subdesenvolvimento esquelético dos maxilares — retro posição mandibular e mordida profunda — lábios entreabertos. Espaço estreitado da medida linear da via aérea oral, assim como o desequilíbrio neuromuscular inserido num esqueleto orofacial subdesenvolvido do respirador oral.

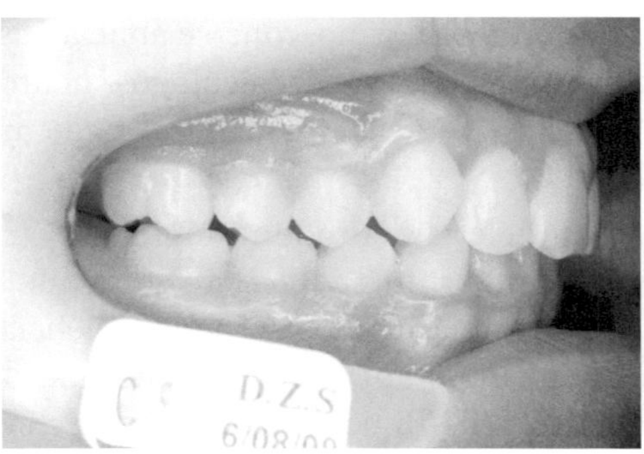

Figura 3C

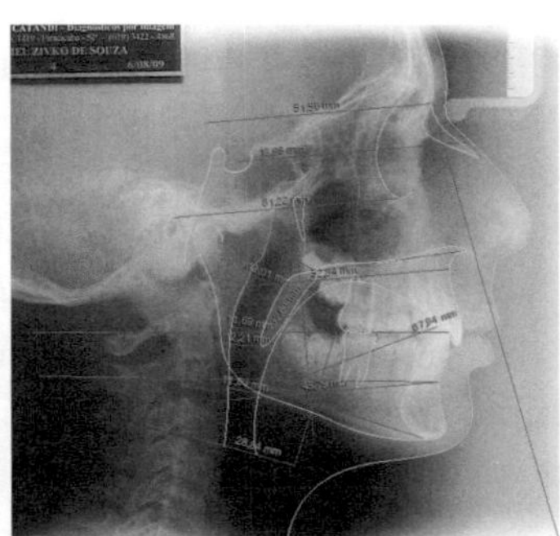

Figura 3D

Imagens durante o tratamento da postura terapêutica mandibular e da oclusão dental com sistema TASA no tratamento odontológico do sono, nos maxilares, oclusão dental e na expansão do vazio da via aérea superior. Fonte: Clínica Albertini.

O sucesso da indicação do tratamento odontológico está amplamente reconhecido pela literatura junto à medicina do sono e, principalmente, na presença do exame ouro, a polissonografia. Com evidência da presença dos DRS e da AOS, o próprio neurologista deve encaminhar a criança, mesmo com indicação do CPAP, que consulte um otorrino pediatra e este trabalhe em conjunto com o odontopediatra, pois o duplo tratamento vem sendo defendido por uma vida inteira pelo pesquisador Guilleminault.

A odontologia entra neste trabalho com o protocolo TASA (*tripoidal Albertini sleep apnea)* em 3 fases, sendo que a primeiro utiliza o levante da dimensão vertical de oclusão com as Pistas Diretas de Planas interligado à oclusão na dentadura decídua; a segunda é a expansão esquelética transversal por um aparelho oral na maxila, fixo nos dentes da maxila subdesenvolvida, a qual é expandida e, concomitantemente, expande a base do nariz na busca da respiração nasal; a terceira é o aparelho intraoral TASA no Respirador Oral e nos DRS, na dentição decídua, mista e na permanente, do pré-escolar aos adultos. O protocolo aplicado mostra a melhora da respiração nasal interligada à oclusão dental, à estética orofacial, ao equilíbrio e função neuromuscular. O sono com melhor qualidade mostrará a melhora da qualidade de vida, de atenção, de aprendizado sempre junto à equipe do sono (Albertini, 2020).

A medicina do sono é multidisciplinar, partindo do diagnóstico ouro, pela polissonografia, um exame do sono no qual o paciente adulto ou criança dorme no laboratório especializado em sono pediátrico. Ainda há poucos no Brasil, por isto acabamos considerando diagnósticos dos educadores, otorrinolaringologistas e odontólogos ligados aos DRS e ao Sono, e na saúde geral do respirador oral, bruxismo, ronco e apneia obstrutiva junto aos relatos dos pais, professores, neuropsicólogos, neurologistas e psiquiatras nos casos de TDA, TDAH encaminhados à medicina do sono (Neves & Reimão, 2007).

Já o diagnóstico cefalometrico em tele lateral odontológico mostra subdesenvolvimento dos maxilares (Albertini et al., 2016), em que o duplo tratamento odontológico e otorrinolaringológico pode beneficiar as crianças com AOS que obtiveram melhora do TDAH após cirurgias da adenoide e das amigdalas. Surrat et al. (2006), bem como Roemmich et al. (2006), obtiveram resultados de aumento de peso nas crianças com

TDAH tratadas cirurgicamente da adenoide e das amigdalas. O aumento de peso deve-se à diminuição da hiperatividade e a combinação do tratamento odontológico com ERM para AOS deve ser incluído no tratamento (Pirelli et al., 2015).

A respiração bucal pode causar fragmentação do sono, DRS e AOS e é comum os pais procurarem por tratamento para bruxismo ou estética dos dentes, mas o cirurgião dentista precisa investigar e tratar os problemas como pesadelos, grito, medo, fala, sudorese, enurese e agitação durante o sono, que prejudicam a qualidade do dia (Vera, Conde, Wajnsztejn, & Nemr, 2006).

Neves (2007), psiquiatra, estudou que as crianças e adolescentes podem sofrer da fragmentação da respiração e do sono em diferentes graus de gravidade, até mesmo relacionados aos Transtornos de Déficit de Atenção e Hiperatividade (TDA/H). Foi verificado por Albertini, nas medidas cefalometrica em norma lateral, a presença do estreitamento do vazio respiratório ligada à AOS, os quais se ligam aos prejuízos na saúde geral e intelectual, resultante dos Distúrbios Obstrutivos Respiratórios do Sono (DRS) (Neves & Reimão, 2007).

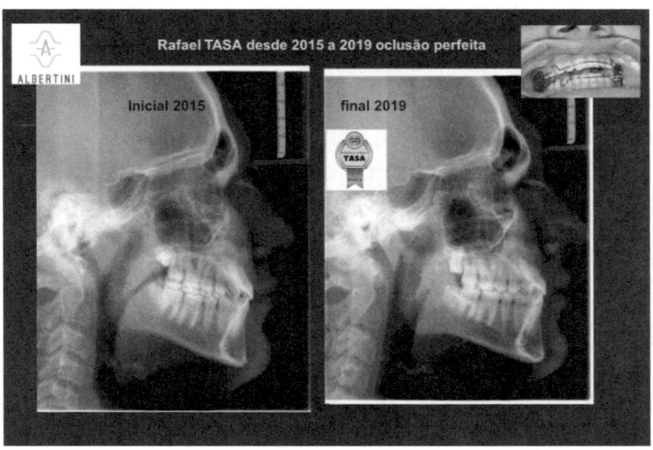

Figura 4A

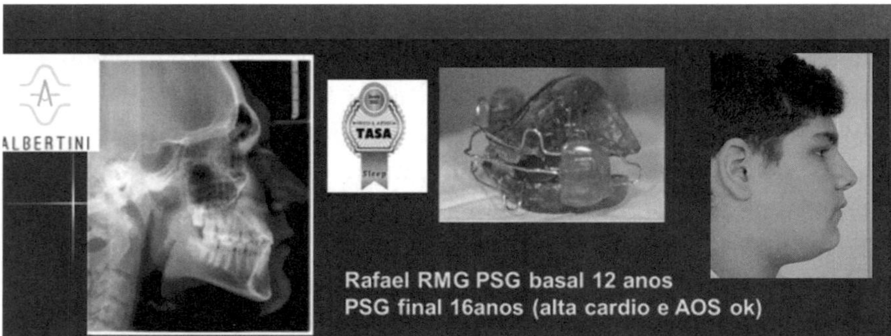
ALBERTINI
TASA
Rafael RMG PSG basal 12 anos
PSG final 16anos (alta cardio e AOS ok)

PSG Basal, AIO, CPAP	DATA	IDR	IAH	IA	SAO2 X	SAO2 Mim	%tempo Sat <90 %	EFIC. Sono	%N3	%REM	n hipop /h	IMC
BASAL	18/11/15 13a1m		44,7	95	86%			78,9%	22,2%	1,5%	154	30,5
AIO TASA	13/09/19 16a10m		0,3	1	95%		0	83,2%	18,0%	6,9%	1	36

Figura 4B

Caso clínio do adolescente com apneia obstrutiva grave, ver Figuras 4A e 4B: com diagnostico ouro da polissonografia basal, e após tratamento em equipe multidisciplinar que envolveu o cardiologista, o otorrinolaringologista e a odontologia com aparelho intraoral TASA, obtendo alta médica com a polissonografia fazendo uso do TASA aparelho intraoral.

DISCUSSÃO

Os profissionais da saúde, pais e professores devem estar atentos às crianças que respiram pela boca, mantêm lábios entreabertos, língua baixa, olheiras com sintomas ligados aos DRS, aos transtornos de déficit de atenção e hiperatividade e ao respirador oral, bruxismo, ronco e apneia obstrutiva e sintomas do sono, assim como privação do sono, com o excesso no uso de aparelhos celulares, jogos, redes sociais, TV e computadores.

Conversar com os pais para conhecer bem a criança e procurar orientar, com encaminhamento multidisciplinar do sono, para exame clínico e da saúde geral, bem como a polissonografia — exame ouro para avaliar o sono —, e seguir um plano de tratamento importante para que a criança tenha condições de dormir, descansar e ter atenção durante o dia para que se consiga fazer os testes segundo o DSM atual, com melhor resultado que a criança cansada e sem concentração.

Encaminhamentos ao otorrino pediatra e ao odontopediatra do sono que, juntos, atuem no tratamento obstrutivo e no subdesenvolvimento dos maxilares do respirador oral, bruxismo, ronco e apneia obstrutiva do sono e, junto à equipe da medicina do sono, nos comprometimentos necessários quanto ao refluxo, arritmias, neurologista, psiquiatra, endocrinologista, fonoaudióloga, psicóloga, respeitando a ordem das necessidades de cada criança.

CONCLUSÃO

A Odontopediatria do sono tem muito a ajudar aos familiares, professores e, precocemente, as crianças que apresentam DRS e AOS e comorbidades ligadas à TDA e TDAH, ao tratar os Distúrbios Respiratórios do Sono na equipe multidisciplinar da medicina do sono, principalmente com os médicos otorrino, neurologista, pediatras e fonoaudiólogos. O protocolo TASA, aplicado no tratamento do subdesenvolvimento dos maxilares, orofacial e das VAS superior, na dentição decídua, mista e permanente serve para propiciar a respiração nasal, aprofundar o sono e melhorar a qualidade do sono (Figuras 4A e 4B), a qualidade do dia e da atenção.

Uma ótima equipe multidisciplinar, engajada em resultados, precisa de um ótimo planejamento e do protocolo TASA, que combina correções dos maxilares do respirador oral, postura terapêutica mandibular, expansão rápida da maxila, que expande o palato e aumenta a largura da base nasal e ajudará, mecanicamente, na respiração pelo nariz.

O TASA foi idealizado como um sistema orto e funcional para pré-escolares, crianças, adolescentes, até a vida adulta, oferecendo funções e estímulos orofaciais na busca do vetor da respiração nasal, como no bebê (ver Figura 1), expansor lento que atua na postura terapêutica mandibular respeitando o tipo de oclusão dental, deslizes funcionais mandibulares importantes ao crescimento horizontal e vertical. O tripoide neuromuscular atua na língua com a papila incisiva, estimula o contato entre o lábio superior com o inferior e apoia lateralmente as bochechas com acessório.

O aparelho intraoral TASA busca o equilíbrio mandibular com intuito de evitar a retro postura da mandíbula, com língua em junta posição na papila incisiva, o que se faz necessário para a permeabilidade nasal, que permite a quantidade necessária de ar para o paciente, evitando, assim, a apneia obstrutiva do sono. A cada milímetro ganho na postura terapêutica mandibular, lingual, labial e bochechas e a cada milímetro expandido das bases ósseas dos maxilares, serão milímetros cúbicos de volume de adequação do corpo lingual avançando e aumento da VAS oral destinado à passagem aérea nasal (ver Figuras 3A, 3B e 3C) destinado à passagem do ar inspirado pelo nariz, passando atrás do dorso da língua e indo aos pulmões, oxigenando o sangue e o cérebro, assim muitas respostas importantes acontecem durante a noite (Figuras 4A e 4B) e o dia, na saúde geral, social e intelectual junto à criança, família, escola e à medicina do sono.

REFERÊNCIAS BIBLIOGRÁFICAS

Albertini, F. R., Dias, C., Rizzatti-Barbosa, C. M., & Reimão, R. N. A. A. (2016). Lateral tele radiography for diagnosis of obstructive sleep disorder in children with attention deficit hyperactivity disorder. *Journal of Advanced Medical and Dental Sciences Research, 4*(5),1- 4. DOI: 10.21276/jamdsr.2016.4.5.1 (acessado em 29/11/2020).

Albertini, F. R., Dias, T.; Siasca, S. M.; & Reimão, R. (2009). A Odontologia nos distúrbios respiratórios do sono e nos transtornos de déficit de atenção e hiperatividade. In: R. Reimão (Org.). *Medicina do Sono, desafios para o Século XXI*. São Paulo, SP: Associação Paulista de Medicina.

Albertini, R., & Reimão, R. (2001). Propriocepção e vedamento lingual do bebê Laura: Toque da ponta superior da língua na parte anterior do palato duro e respiração nasal. In: R. Reimão (Org.). *Avanços em Medicina do Sono*. São Paulo, SP: APM.

Arane, K., Claudius, I., & Goldman, R. D. (2017). Brief resolved unexplained event New diagnosis in infants Family Physician. *Le Médecin de Famille Canadien, 63* (1), 39 - 41.

Bertolini, M. M. (2004). *Estudo da deglutição adaptada e sua associação com variáveis de interesse epidemiológico em crianças na fase de dentição mista*. Tese de doutorado, Curso de Pós Graduação em Ciências Biomédicas, Faculdade de Ciências Médicas, Universidade Estadual de Campinas, Campinas, São Paulo, Brasil.

Carvalho, G. D. (2000). Amamentação e os direitos humanos. Centro de estudos avançados em odontologia e fonoaudiologia [*Brochura do curso Módulo I e II do SOS Respirador Bucal*]. Poços de Caldas, MG.

Cortese, S., Konofal, E., Yateman, N., Mouren, M.-C., & Lecendreux, M. (2006). Sleep and alertness in Children with Attention/Hyperativity Disorder: A Systematic Review of the literature. Sleep, 29(4),504 – 11.

Gouveia, M. M. (1996). Ranger de dentes durante o sono. In R. Reimão (Org.). *Sono Estudo Abrangente*, São Paulo, SP: Editora Atheneu.

Huang, Y.-S. & Guilleminault, C. (2013). Pediatric obstructive sleep apnea and critical role of oral-facial growth: evidences. *Frontiers in Neurology, 3*, 184. doi: 10.3389/fneur.2012.00184.

Laitinen, L. A., Anttalainen, U., Pietinalho, A., Hämäläinen, P., & Koskela, V. (2003). Sleep apnoea: Finnish National guidelines for prevention and treatment. 2002-2012*Respiratory Medicine*. 97, 337- 365.

Levrini, L., Nosetti, L., Letizia, R., Laura, M., & Agosti, M. (2019). Sleep apnea throughthot the first two years of life: assessment of the effect of pacifiers with ALTE. *The Open Dentistry Journal, 13*, 48 - 52.

Neves, S. N. H, Reimão, R. (2007). Distúrbios do Sono em 50 crianças com Transtorno do Déficit de Atenção e Hiperatividade. *Arquivos de Neuropsiquiatria*. *65*(2-A), 228-233.

Pirelli, P., Saponara, M., & Guilleminault, C. (2004). Rapid Maxillary Expansion in Children with Obstructive Sleep Apnea Syndrome. *Sleep, 27*(4), 761 - 6.

Pirelli, P., Saponara, M., & Guilleminault, C. (2015). Rapid maxillary expansion (RME) for pediatric obstructive sleep apnea: a 12-year follow-up. Sleep, 16(8), 933 - 935.

Planas, P. (1997). *Reabilitação Neuroclusal* (2ª ed.). Porto Alegre, RS: Artes Médicas.

Ramos, R. T. (2009). Atualização na síndrome da apneia obstrutiva do sono em pediatria. *Revista Pulmão RJ*. *1*: 52 - 58.

Roemmich J. N., Barkley J. E., D'Adrea, L., Nikova, M., Rogol, A. D., Carskadon, M. A., & Suratt, P. M. (2006). Increases in overweight after adenotonsillectomy in overweight children with obstructive sleep-disordered breathing are associated with decreases in motor activity and hyperactivity. *Pediatrics; 117*(2), 200 - 8.

Suratt, P. M., Peruggia, M., D'Andrea, L., Diamond, R., Barth, J. T., Nikova, M., Perriello, V. A., Johnson, M. L. (2006). Cognitive Function and Behavior of Children With Adenotonsillar Hypertrophy Suspected of Having Obstructive *Sleep-Disordered Breathing. Pediatrics, 118*(3), 771 - 81.

Tufik, S., Santos-Silva, R., Taddei, J. A., & Bittencourt, L. R. (2010). Obstructive sleep apnea syndrome in the Sao Paulo Epidemiologic Sleep Study. *Sleep Medicine*. *11*(5), 441-6.

Uema S. F. H., Vidal, M. V. R., Fugita, R., Moreira, G., & Pignatari, S. S. N. (2006). Avaliação comportamental em crianças com distúrbios obstrutivos do sono. *Revista Brasileira de Otorrinolaringologia, 72*(1), 120 - 3.

Vera, C. F. D., Conde, G. E. S., Wajnsztejn, R., & Nemr, K. (2006). Transtornos de aprendizagem em presença de respiração oral em indivíduos com diagnóstico de transtornos de déficit de atenção/hiperatividade (TDA/H). *Revista CEFAC, 8*(4), 441-55.

ALUNO COM DISTÚRBIO RESPIRATÓRIO DO SONO: UM OLHAR FONOAUDIOLÓGICO E UM ALERTA AO RESPIRADOR ORAL

Milene Maria Bertolini

Existem evidências de que o modo respiratório pode influenciar o processo de aprendizagem. Alunos com respiração oral apresentam maior tendência a dificuldades na aprendizagem do que os com respiração nasal.

A prevalência de respiração oral na infância é consideravelmente alta e, se não tratada, pode acarretar sérias consequências na aprendizagem. Assim, cabe ao professor contemplar a associação entre dificuldades de aprendizagem e respiração oral. É necessário, também, orientações aos pais, por meio de educação em saúde sobre a problemática da respiração oral e necessidade de tratamento precoce evitando suas consequências, em cascata, a pequeno, médio e longo prazo.

É frequente, nos consultórios de Fonoaudiologia, pacientes, crianças e adolescentes, com respiração oral, deglutição adaptada, articulação (fala) imprecisa, disfonia (alteração de voz) e hipoacusia (perda auditiva), apresentarem sinais e sintomas relacionados aos Distúrbios Respiratórios do Sono (DRS), como ronco, hiperatividade, desatenção, dificuldade de aprendizagem, engasgos e voz fraca.

Crianças desatentas, hiperativas, com alterações comportamentais e com déficits de aprendizagem são tidas como crianças problemáticas em sala de aula. Muitas perguntas surgem, referentes aos fatores etiológicos e ao que fazer com essas crianças que permanecem subdiagnosticadas, subtratadas e com consequências que refletem em suas vidas a longo prazo.

Sabemos a importância do sono no desenvolvimento físico e psicológico da criança, refletindo no comportamento, na aprendizagem, na atenção e na memória. Diante desta problemática a pergunta "*Será que meu aluno pode ter DRS?*" deve ser feita e o Sono investigado nos alunos com esses sinais e sintomas, ainda mais se ele respira pela boca, o que pode ser facilmente constatado pelo professor atento. Essas crianças necessitam de um olhar diferente dos educadores e de condutas específicas da escola.

Muitas outras dúvidas surgem na busca da compreensão desta problemática. Por que classificamos distúrbio do sono *do tipo respiratório*? Por que associar o aluno respirador oral ao aluno que não dorme bem?

O padrão correto de respiração é o nasal e quando, por diferentes motivos obstrutivos (adenoides e/ou amígdalas volumosas, rinite alérgica, desvio septal, padrão esquelético da face) ou não (flacidez orofacial, hábitos orais como sucção digital ou de chupeta) é substituído por um padrão oral, modificações estruturais nos dentes e na face da criança são frequentemente observadas, além das implicações funcionais, psicossociais e de repercussões na aprendizagem.

A respiração nasal é importantíssima para o crescimento e desenvolvimento craniofacial. O sistema respiratório realiza a troca gasosa, levando oxigênio às células e eliminando o dióxido de carbono. A respiração nasal propicia filtragem, umidificação, aquecimento e turbilhonamento do ar. O nariz é composto por mucosa, septo, conchas (superior, média e inferior) e meatos (espaços delimitados pelas conchas nasais). A mucosa nasal é espessa e com grande vascularização, revestida na superfície por uma camada ciliada vibrátil que auxilia na lubrificação pela produção de muco, além de ter ação bactericida. O grau de umidade do ar ambiente impacta diretamente na umidificação das fossas nasais. A filtragem ocorre pelo transporte mucociliar das impurezas, que entram na cavidade nasal. O aquecimento é gerado pelo grande número de vasos sanguíneos que existem na mucosa. Quando o ar passa por essas estruturas, as conchas nasais, que anatomicamente são dobras da mucosa, forçam o ar a turbilhonar, possibilitando que as funções fisiológicas ocorram adequadamente (Myging & Dahl, 1998).

Quando, por algum motivo, instala-se a respiração oral, há uma adaptação desfavorável porque não há filtragem, umidificação, aquecimento e turbilhonamento que são funções exclusivas do nariz.

A respiração oral frequentemente é vista como um fato simples, mas que, a médio ou a longo prazo tem impacto amplo na saúde infantil, podendo acarretar prejuízos, muitas vezes irrecuperáveis.

A criança que respira pela boca é mais propensa a apresentar infecções frequentes da via aérea superior, porque o ar que entra pela boca não passa pelo processo de purificação que o nariz promove e, por isso, chega aos pulmões na temperatura e no estado em que se encontra no ambiente, ou seja, seco, frio e com impurezas, como partículas, germes e microrganismos.

Para facilitar a passagem do ar nas vias respiratórias, a criança muda o eixo da cabeça, há uma projeção para frente, esticando o pescoço e alterando a postura da coluna (Krakauer & Marchesan, 1995).

Entre narinas entupidas, voz nasalada, olheiras profundas, hiperatividade, a criança respiradora oral apresenta uma face típica alongada e estreita, com boca aberta, lábios ressecados, nariz sempre obstruído, muitas vezes escorrendo, flacidez orofacial, língua no assoalho da boca ou projetada entre as arcadas dentárias superior e inferior ou para fora da boca, protrusão dos dentes superiores, desalinhamento dentário, deformidades dentárias e esqueléticas da face (atresia palatina, mordida aberta anterior e mordida cruzada posterior) associados na maioria das vezes à assimetria facial (esquelética e muscular), olhar sem expressão, comer de boca aberta e com barulho, maior tendência a desenvolver processo carioso, gengivas inchadas, halitose, ronco, sialorréia (baba), fala imprecisa, acúmulo de saliva nas comissuras (cantos) labiais, diminuição de olfato e paladar, pausas enquanto come para permitir a respiração, dificuldades escolares; alterações do tórax, posturais e de marcha, estar sempre cansada e apresentar baixo desempenho em atividades esportivas, alterações de comportamento. Com isso, instala-se um problema sério. Tão sério que é classificado como Síndrome do Respirador Oral e deve ser tratado assim que diagnosticado (Figura 1).

Esta criança pode apresentar, também, queixas frequentes de dor de ouvido, trocas de sons na fala e na escrita. As alterações serão mais graves e em maior grau na medida em que o atendimento for tardio ou existir predisposição genética. Resumindo, compromete, entre outros aspectos, o crescimento e desenvolvimento craniofaciais, o crescimento em estatura, gera problemas psicossociais (halitose, ronco, baixa autoestima) e pode comprometer as funções cognitivas, como memória e atenção. As repercussões maiores aparecem quando o problema respiratório passa a interferir no sono ocorrendo as apneias, que levam à baixa do oxigênio sanguíneo, refletindo na aprendizagem.

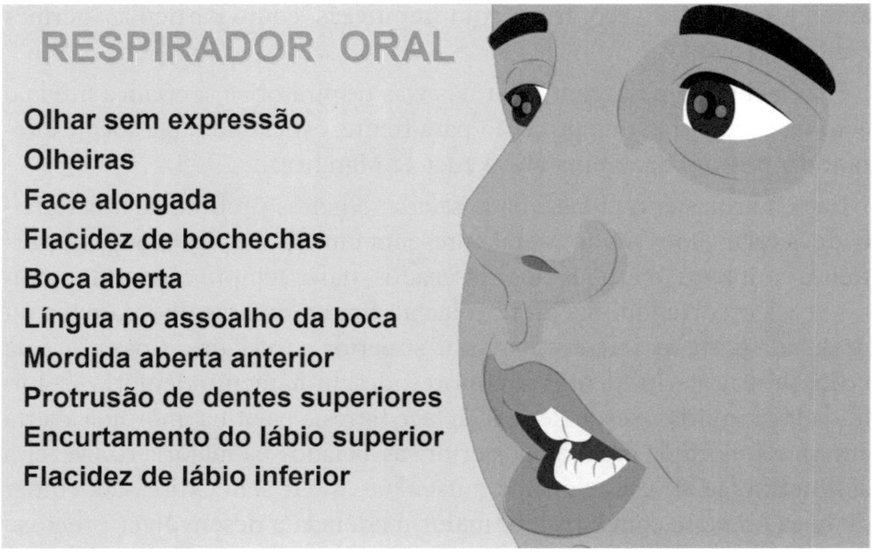

Figura 1 – Face do Respirador Oral

Fonte: http://www.unasus.ufma.br (Adaptado).

A Apneia Obstrutiva do Sono (AOS) é caracterizada pela ocorrência de apneias, bloqueio da passagem do ar nas vias aéreas superiores, e hipopneias, redução do fluxo aéreo, pela redução da luz orofaríngea, acompanhados de esforço respiratório durante o sono (Figura 2).

A AOS é uma doença com significativa prevalência na população infantil. Está associada a alterações imunológicas, no crescimento pôndero-estatural, no crescimento e desenvolvimento craniofacial, comportamentais, cardiovasculares, cognitivas (atenção, concentração, memória), neurológicas, de aprendizagem dentre outros comprometimentos e tem impacto na qualidade de vida, consequências estas que ocorrem devido a hipoxemia intermitente, hipercapnia transitória e despertares frequentes que fragmentam o sono (Guilleminault, Li, Quo, & Inouye, 2004).

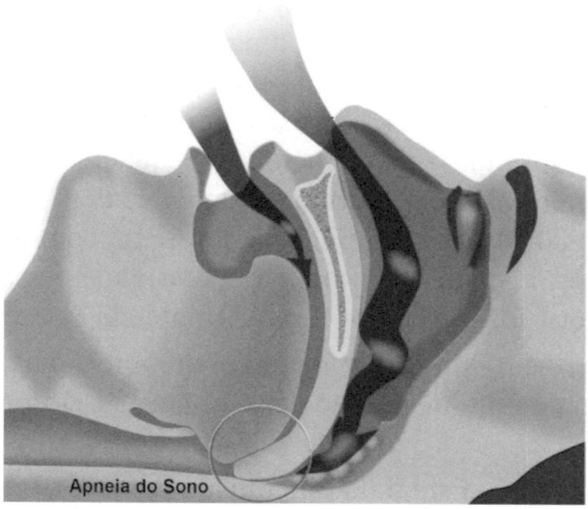

Figura 2. Apneia Obstrutiva do Sono

Fonte: http:/commons.wikimedia.org/ (Adaptado).

A prevalência estimada de DRS na infância é alta em todas as idades, porém seus sintomas não são adequadamente reconhecidos. Os DRS ocorrem em um espectro clínico que vai desde o Ronco Primário[5], passando pela Síndrome de Resistência das Vias Aéreas Superiores (SRVAS), podendo também ocorrer a AOS. Estudos epidemiológicos registram AOS em 1,2 a 5,7% e ronco primário (ronco sem AOS) em 4 a 34% (Li et al., 2013; Marcus et al., 2012). São mais frequentes na idade pré-escolar. Na idade escolar a causa da AOS está relacionada com a obesidade (Lennon, Wang, Wallace, & Chinnadurai, 2017).

O sono fragmentado traz consequências para a aprendizagem da criança, como déficit de atenção, concentração e memória. Diante de uma criança com respiração oral e queda no desempenho escolar, deve-se levantar a questão de distúrbio do sono.

O sono cumpre sua função quando nos sentimos bem preparados para o dia, acordamos dispostos e desempenhamos bem nossas atividades rotineiras. Além de estar envolvido nos mecanismos de memória e atenção, é importante para o pensamento criativo, que depende da reorganização do conhecimento existente. Os mecanismos de reprodução de memória em não-REM podem abstrair regras de informações aprendidas, enquanto

5 Ronco Primário: é o ronco que ocorre sem eventos respiratórios do sono, sem AOS; ocorre na via aérea superior (VAS), pela interação dos tecidos moles da área colapsável da faringe.

a reprodução em REM pode promover novas associações. A ciclagem dos sonos REM e não-REM, ao longo de uma noite, aumenta a formação de estruturas de conhecimento complexas e permite que elas sejam reestruturadas, facilitando, assim, o pensamento criativo. Desta forma, para uma noite bem dormida, importa, também, a qualidade do sono, com os ciclos de sono alternando-se harmoniosamente, além da quantidade de horas. Cada organismo se comporta de um jeito, com diferentes perfis de necessidades; respeitar o ritmo e a necessidade de sono individual favorece ter ideias mais criativas (Lewis, Knoblich, & Poe, 2018).

A AOS é uma doença que repercute tanto durante o dia quanto durante a noite, requerendo muita atenção em seus sinais e sintomas, pelos pais e educadores.

O dia já inicia com o sinal da dificuldade para despertar, porque, na maioria das vezes, esta criança não dorme bem. E como ela funciona no decorrer do dia e em sala de aula? Respira predominantemente pela boca, seja em atividade física ou em situações mais passivas, é ansiosa, pode ter alterações de humor como, por exemplo, pode ficar mais agressiva ou irritada, tem déficits de atenção, memória e hiperatividade que, muitas vezes, são confundidos com Transtorno do Déficit de Atenção e Hiperatividade (TDAH) quando, na verdade, ela não consegue respirar bem e, assim, não dormir bem, impactando diretamente no seu comportamento e aprendizado.

Muitas crianças e adolescentes com dificuldade de aprendizagem e hiperatividade permanecem sem diagnóstico ou são subdiagnosticadas quando o médico, não sendo especialista em Sono, não considera, na avaliação, que a hiperatividade é um sintoma muito comum em crianças com privação de sono, diagnosticando-as com TDAH e prescrevendo ritalina. Esses alunos são, na verdade, respiradores orais e com distúrbio de sono, necessitando de tratamento que restabeleça a via respiratória nasal e, dormindo bem, não vão mais apresentar esse sintoma.

Com relação aos sintomas noturnos são comuns a respiração oral, os roncos persistentes, a respiração ofegante; o sono dessa criança não é um sono tranquilo, é um sono agitado com despertares frequentes, mesmo que inconscientes. A criança pode apresentar pausas na respiração; movimentos musculares, principalmente no tórax e abdômen; mudança de posição na cama, tentando vencer essa obstrução para conseguir respirar melhor e dormir; sudorese noturna, por uma carga simpática; queixa de xerostomia (boca seca) por respirar pela boca, ressecando toda a mucosa da cavidade oral.

O ronco, muitas vezes, está presente na AOS e precisa ser investigado, porque roncar não é normal.

A respiração oral deve ser tratada com critério e atenção. Quanto mais cedo for realizado o diagnóstico e o tratamento, melhor será o resultado. Existindo a suspeita de AOS, há necessidade de avaliação de um profissional especialista em sono e da polissonografia, exame padrão ouro no diagnóstico de Distúrbios do Sono, realizado em Laboratório de Sono. Uma vez instalada e diagnosticada a AOS, o tratamento vai depender dos fatores etiopatogênicos.

Complicações sistêmicas importantes são observadas nas crianças com AOS, como repercussões cardiovasculares, aumento da pressão arterial, alterações morfológicas e funcionais cardíacas.

A AOS, na infância, é causada, principalmente, pela hipertrofia (aumento) de amigdalas e adenoides (Figura 3), muitas vezes acompanhados de processos alérgicos. É mais frequente em pré-escolares, quando as amígdalas e adenoides se encontrarem maiores em relação ao tamanho da via respiratória. Por isso a grande importância de diagnosticar precocemente o fator etiológico da respiração oral e da AOS, porque os DRS podem trazer maiores consequências nos anos iniciais de formação escolar, a fase de alfabetização, em que há grande aquisição de conhecimentos que formam bases para as conquistas acadêmicas e para o desempenho cognitivo no futuro.

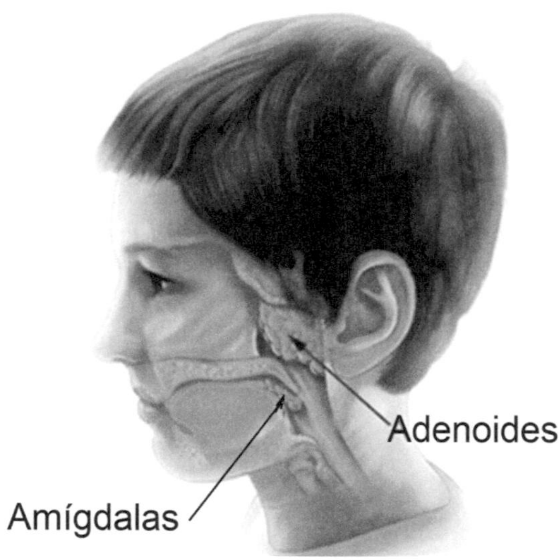

Figura 3. Hipertrofia de amigdalas e adenoides.

Fonte: https://www.drmohamadsaada.com.br/ (Adaptado).

Nestes casos, a conduta de tratamento é cirúrgica e a adenotonsilectomia (cirurgia de remoção das amígdalas e adenoides) é a mais indicada, independente das crianças apresentarem patologias associadas tais como as rinites crônicas, obesidade e doenças neuromusculares.

As doenças respiratórias existentes, e que levam a uma via aérea nasal obstruída, devem ser tratadas. Pacientes portadores de rinites alérgicas crônicas, independente de indicação cirúrgica, devem ser medicados e, principalmente, orientados quanto aos cuidados de higiene local e ambiental, no sentido de manter uma cavidade nasal livre.

Um amplo estudo realizado nos EUA encontrou AOS em 18% das crianças do primeiro grau que apresentavam déficit escolar significativo e, após adenotonsilectomia, observou-se surpreendente melhora no desempenho escolar destas crianças (Bixler et al., 2009).

O tratamento da respiração oral e da AOS, na infância, é interdisciplinar, sendo indispensáveis o otorrinolaringologista, o fonoaudiólogo, o dentista (odontopediatria, ortopedia funcional dos maxilares e ortodontia) e o pediatra. Fisioterapeuta, Psicólogo, Psicopedagogo e outros podem ser indicados.

A adenotonsilectomia pode curar a AOS definitivamente. A experiência clínica e as evidências científicas comprovam que há necessidade de reavaliar estas crianças após cirurgias de vias respiratórias e as que permanecem com obstruções nasais e respiração oral devem ser encaminhadas para tratamentos fonoaudiológico, para restabelecimento da respiração nasal e odontológico, nos casos indicados.

Vale ressaltar que, em alguns casos, como nas rinites alérgicas graves, uma adenotonsilectomia nem sempre resolve o problema, podendo ocorrer as adenoides recidivantes (Figura 4). A alergia pode causar, também, hipertrofia dos cornetos nasais, inclusive dos inferiores, levando ao desvio septal obstrutivo culminando em respiração oral.

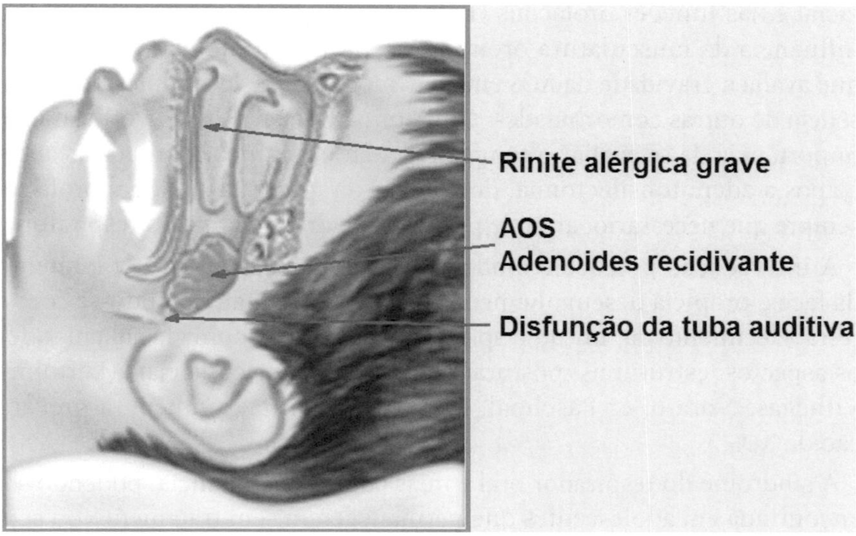

Figura 4. Respirador Oral: AOS por adenoides recidivante

Material didático cedido por Krakauer L. (Adaptado).

Há, também, os que fizeram cirurgia, mas continuam respirando pela boca por diminuição de tônus muscular da região orofacial e faríngea (garganta) e por alterações devido aos transtornos dos hábitos orais (sucção de dedo, de chupeta, de mamadeira, alimentação exclusivamente pastosa), necessitando de imediato tratamento fonoaudiológico miofuncional orofacial, para propiciar a respiração nasal, estimulando a propriocepção nasal, trabalhando a higiene nasal, o olfato, o paladar, a mastigação e a deglutição. O respirador oral não sente direito o cheiro, não explora bem os alimentos, pois tem uma inibição sensorial importante, que vai direcionar suas preferências alimentares. Nestes casos, a Fonoaudiologia atuará antes, no decorrer ou após a Ortopedia Funcional dos Maxilares ou Ortodontia, dependendo do tipo de alteração e comprometimento craniofacial.

A persistência de respiração oral compromete a força muscular e as funções orofaciais, levando a adaptações das funções de sucção, mastigação, deglutição e fala, implicando em prejuízo para todo o crescimento e desenvolvimento craniofacial, devido às forças contínuas que essas funções exercem nas cartilagens, ossos e músculos envolvidos no crescimento da base do crânio e da face (Guilleminault & Akhtar, 2015). Crianças com hipertrofia de adenoides e amígdalas e com o diagnóstico polissonográfico de AOS apresentam alteração na coordenação muscular facial e nas funções orofaciais (Felicio et al., 2016). Ao se considerar a influência da musculatura orofacial no Índice de Apneia e Hipopneia, que avalia a gravidade da AOS em leve, moderada e severa, mesmo na ausência de outras comorbidades, Guilleminault et al. (2013) verificaram a importância de se avaliar o tônus muscular e as funções orofaciais antes e após a adenotonsilectomia, de realizar terapia miofuncional orofacial sempre que necessário, afim de prevenir recidivas da função respiratória.

A intervenção precoce remodela o crescimento e o desenvolvimento da face e propicia desenvolvimento cognitivo normal, obtendo-se com o restabelecimento da função respiratória nasal a harmonia facial em todos os aspectos: estruturais, posturais, funcionais e psicossociais (Bertolini, Vilhegas, Norato, & Paschoal, 2003). Possibilita, também, a prevenção da AOS.

A síndrome do respirador oral é mais comum na infância, podendo ser encontrada em adolescentes que permaneceram sem tratamento ou sem seguimento pós adenotonsitectomia.

Dois outros aspectos nestas crianças e adolescentes que podem levar a uma diminuição do calibre da via respiratória, levando a AOS precisam ser considerados na conduta de tratamento:

1. alteração no esqueleto ósseo: retrognatia (o queixo para dentro);
2. aumento de tecidos moles: obesidade que leva a deposição de gordura na garganta.

Na avaliação fonoaudiológica miofuncional orofacial todos os aspectos morfofuncionais da face são observados. Posturas de repouso corporal, facial, lingual, labial e mandibular, tonicidade orofacial, projeção da língua nas arcadas dentárias durante a deglutição, modo respiratório, configuração facial, oclusão dentária, respiração, deglutição, mastigação, fala, voz, leitura e escrita devem ser avaliadas. Além disso, as interferências ambientais, em especial os hábitos de sucção digital, devem ser abordadas (Bertolini et al, 2003).

Apenas listar as características do respirador oral não nos levará à compreensão desta problemática, que acarreta dificuldades escolares. Necessitamos interligar os fatos encontrados para direcionar o tratamento.

As alterações de fala, muitas vezes, ocorrem na escrita. Esses sinais precisam ser identificados e relacionados à respiração. Essas crianças necessitam de um olhar diferente dos educadores e de condutas específicas da escola.

A Fonoaudiologia pode responder muitas perguntas recorrentes que o educador pode ter relacionadas ao aluno respirador oral com AOS e suas consequências na aprendizagem.

POR QUE MEU ALUNO PARECE NÃO ESCUTAR BEM?

Esse aluno pode apresentar queixas frequentes de dores de ouvido e pode ter alta incidência no que se refere à alteração de acuidade auditiva periférica. É vulnerável a infecções de ouvido, nariz e garganta, apresentando otites médias, recorrentes, associadas à hipertrofia de amígdalas e adenoides, que podem ocasionar o mau funcionamento da tuba auditiva e flutuação da audição, ainda mais nos alérgicos, devido ao edema da mucosa nasal. Isto pode interferir na capacidade de percepção dos sons da fala durante o desenvolvimento, determinando atrasos e/ou alterações na fala.

SERÁ QUE MEU ALUNO PROCESSA A INFORMAÇÃO AUDITIVA?

Processamento auditivo central é definido como a eficiência e eficácia com as quais o sistema nervoso central utiliza a informação auditiva (Casale et al., 2012). Existe uma interface entre processamento auditivo, audição e sono.

Quase todos os respiradores orais apresentam um déficit no processamento auditivo central. Com a disfunção da tuba auditiva ocorre um tamponamento e uma perda de percepção auditiva significativa.

Crianças com AOS apresentam pior resolução temporal do que crianças com ronco primário e crianças sem DRS. O ronco primário afeta o comportamento auditivo. Crianças com DRS, em especial com AOS, podem ter maior risco de alterações no processamento auditivo (Leite Filho et al., 2017). Crianças com ronco primário também apresentam alterações no comportamento auditivo (Casale et al., 2012).

A audição, a atenção e a memória afetam na forma como a criança responde ao teste de processamento auditivo.

POR QUE MEU ALUNO FALA ERRADO QUANDO TEM IDADE PARA FALAR CORRETAMENTE? E POR QUE, COM FREQUÊNCIA, NÃO ENTENDO O QUE ELE FALA? POR QUE TROCA TANTAS LETRAS?

A atenção está diretamente relacionada à alteração da oxigenação cerebral, de forma geral. A atenção reduzida e a provável alteração da percepção auditiva em relação ao meio contribuem para alteração de linguagem, inclusive no nível fonológico.

A audição tem um passo na construção da linguagem. A criança com AOS tem um comprometimento de audição, cognição, processamento auditivo central, comprometendo, diretamente, a linguagem.

Crianças com AOS apresentam pior desempenho de linguagem do que crianças sem AOS, no que se refere à fonologia, sintaxe, semântica expressiva e receptiva, inclusive alterações no nível fonológico (Corrêa, Cavalheiro, Maximino, & Weber, 2017).

Uma criança que cresce respirando mal tem alterações craniofaciais, disfunção de tuba auditiva, escuta mal, tem perda condutiva que faz com que ela não reconheça sons pequenos, pares mínimos que se distinguem pelo traço de sonoridade que são /p/ /b/, /t/ /d/, /k/ /g/, /f/ /v/, /s/ /z/, /ʃ/ /ʒ/. A não discriminação desse traço pode se manifestar em sua fala e isso aparecer no desenvolvimento escolar e na alfabetização.

Nariz entupido → ouvido entupido → perda de referência sensorial auditiva fundamental tanto no desenvolvimento cognitivo quanto no desenvolvimento de fala e no desenvolvimento das funções orofaciais (respirar, mastigar, deglutir, sugar, falar). Esta dificuldade na percepção dos sons reflete na aquisição e/ou a correção da fala e da escrita.

O que mais chama a atenção na fala do respirador oral é a imprecisão articulatória que envolve a fala como um todo. A postura da língua no assoalho da cavidade oral para viabilizar a entrada do ar pela boca levando a diminuição da força muscular da língua e dos músculos da fala, a má oclusão dentária, a alteração no crescimento e desenvolvimento craniofacial, interferindo na função mastigatória, a diminuição da frequência de deglutição resultando em aumento da quantidade de saliva na cavidade oral, a incoordenação pneumofonoarticulatória[6] refletem na inteligibilidade da fala resultando em uma fala imprecisa (Krakauer & Marchesan, 1995).

---

6 Coordenação pneumofonoarticulatória é a coordenação entre a respiração e a fala.

Respiradores orais apresentam comprometimento na compreensão de leitura (Kuroishi, Garcia, Pereira Valera, Anselmo-Lima, & Fukuda, 2015), bem como na escrita (Perilo, Freitas, Cardoso, Motta, & Alves, 2013).

E quanto à fluência, a má qualidade do sono tem impacto negativo nas crianças com gagueira em todas as faixas etárias (Merlo & Briley, 2019).

POR QUE MEU ALUNO TEM VOZ ROUCA? POR QUE SUA VOZ É TÃO MONÓTONA?

Um sono reparador é fundamental para uma qualidade vocal adequada, quando isto não ocorre surgem alterações comportamentais e cognitivas levando a uma redução na projeção vocal.

A respiração oral e o ronco podem acarretar em ressecamento da via respiratória, já que a respiração é pela boca e isto pode causar edema e alterar a qualidade da voz, resultando em rouquidão.

Sempre que falamos da relação da linguagem com a voz não podemos deixar de abordar a competência comunicativa. Na competência comunicativa temos a voz, a fala, a dicção, a fluência verbal, o encadeamento das palavras, o vocabulário com coerência das ideias e o poder de escuta. Na presença de um sono REM fragmentado ocorre alteração na competência comunicativa, em como nos relacionamos com o outro, em como conversamos com o outro, assim o SONO abrange todas as áreas de atuação da Fonoaudiologia.

Como vimos, a abordagem é bastante complexa, abrangendo várias áreas de especialização da Fonoaudiologia, incluindo Motricidade Orofacial, Linguagem (oral e escrita), Audiologia e Voz e, mais recentemente, a certificação em Fonoaudiologia do Sono reconhecida pela Associação Brasileira do Sono (ABS).

Diante a uma criança que respira pela boca busca-se um culpado para o DRS. O primeiro culpado é o que está obstruindo e que precisa ser removido, a cirurgia é realizada, mas não esquecendo que a fisiopatologia do sono é multifatorial. Além do fator obstrutivo a nível nasofaríngeo (adenóide) e orofaríngeo (amígdala) ocorre uma somatória de outros fatores como, por exemplo a criança que tem tido um aumento de peso considerável, esta gordura contribui, também, para a continuidade desse fator obstrutivo, ou que tem uma musculatura com diminuição da força muscular e uma alteração óssea craniofacial, que, por ser um respirador oral que tinha AOS foi tendo uma alteração de crescimento facial, ficando com uma face mais alongada e musculatura mais flácida, mastiga alimentos predominante cozidos pelo fato de não ter força mastigatória; ainda mais agravado se vive em um ambiente de fumantes e tem rinite alérgica.

Muitas causas contribuem para esta problemática inclusive causas ambientais e, para a eficácia do tratamento todo esse universo precisa ser considerado. Há associação entre hiperatividade, comportamento agressivo e a presença de ronco. Crianças com ronco primário podem apresentar comprometimento neurocognitivo significativo. Consequências podem ser semelhantes aos associados com SRVAS e AOS. O ronco primário pode não ser benigno e exigir tratamento (Brockmann, Urschitz, Schlaud, & Poets, 2012; Bourke et al., 2011; Urschitz et al., 2003).

Após a adenotonsilectomia a AOS pode persistir em 15 a 37% das crianças e, no caso de crianças obesas esse percentual sobe para 33 a 76% (Anderson, Holm, & Homoe, 2016). A AOS tem impacto na memória, atenção, velocidade de processamento e funções executivas (gestão dos processos cognitivos).

O tratamento com aparelho de pressão positiva contínua nas vias aéreas (CPAP) não reverte os problemas cognitivos encontrados. Estudos constataram que, após a resolução dos fatores obstrutivos, a linguagem das crianças melhora, mas não se equipara a de uma criança da sua faixa etária sem AOS. Crianças com AOS são uma população de maior risco para problemas cognitivos e demência (Bucks, Olaithe, Rosenzweig, & Morrell, 2017; Bourke et al., 2011; Urschitz et al., 2003). A respiração pela boca requer atenção de todos os especialistas que entram em contato com a criança durante todas as fases do seu crescimento e desenvolvimento.

Considerando a alta prevalência de respiração oral na população infantil e suas consequências no crescimento e desenvolvimento da criança e na aprendizagem, devemos estar atentos ao fato que a queixa de um simples ronco ou respiração oral crônica da criança, pode ser, na verdade, a ponta de um iceberg de consequências deletérias, quer dentárias, esqueléticas, posturais, musculares, funcionais, cognitivas, psicossociais e, no futuro, culminar em um adulto com roncopatia associada à apneia do sono (Bertolini, & Von Arx, 2007).

Um estudo epidemiológico, realizado pelo Instituto do Sono da Universidade Federal de São Paulo (UNIFESP) aponta que 32,8% da população de São Paulo tem AOS (Tufik, Santos-Silva, Taddei, & Bittencourt, 2010). De acordo com a Organização Mundial de Saúde, 600 milhões de pacientes tem AOS no mundo. Infelizmente muitos não são diagnosticados.

Quando o olhar clínico for direcionado à infância caminharemos para o ideal que é a educação em saúde, a proteção, o diagnóstico precoce e o tratamento individualizado com objetivo de prevenir a respiração oral e, quando instalada, intervir restaurando-a, favorecendo o equilíbrio funcional em tenra idade. Prevenindo a respiração oral na infância minimizaremos a chance de manifestar o ronco e AOS no adulto, promovendo mudanças no panorama vigente desta doença grave, crônica e de alta prevalência na população mundial.

REFERÊNCIAS BIBLIOGRÁFICAS

Anderson, I.G., Holm, J., Homoe, P. (2016) Obstructive sleep apnea in obese children and adolescents, treatment methods and outcome of treatment- A systematic review. *International Journal of Pediatric Otorhinolaryngology. 87*, 190–197.

Bertolini, M. M. & Von Arx, J. D. (2007) Respirador oral e síndrome da apnéia-hipopnéia obstrutiva do sono: o papel da prevenção e tratamento precoce. In: R. Reimão (Coord.). *Medicina do sono: neurociências, evoluções e desafios*. São Paulo, SP: APM.

Bertolini, M. M., Vilhegas, S.; Norato, D. Y. J.; Paschoal, J. R. (2003) Cephalometric evaluation in children presenting adapted swallowing during mixed dentition. *International Journal of Orofacial Miology. 29*, 25-41.

Bixler, E. O., Vgontzas, A. N., Lin, H.-M., Liao, D., Calhoun, S., Vela-Bueno, A., Fedok, F., Vlasic, V., Graff, G. (2009) Sleep disordered breathing in children in a general population sample: prevalence and risk factors. *Sleep. 32*(6), 731-6.

Bourke, R., Anderson, V., Yang, J. S., Jackman, A. R., Killedar, A., Nixon, G. M., Davey, M. J., Walker, A. M., Trinder, J., Horne, R. S. C. (2011) Cognitive and academic functions are impaired in children with all severities of sleep-disordered breathing. *Sleep Medicine.12*(5), 489-496.

Brockmann, P.E., Urschitz, M. S., Schlaud, M., Poets, C.F. (2012) Primary snoring in school children: prevalence and neurocognitive impairments. *Sleep* and *Breathing. 16*(1), 23-9.

Bucks, R. S., Olaithe, M., Rosenzweig, I., Morrell, M. J. (2017) Reviewing the relationship between OSA and cognition: Where do we go from here? *Respirology. 22*(7), 1253-1261.

Casale, M., Vesperini, E., Potena, M., Pappacena, M., Bressi, F., Baptista, P. J., Salvinelli, F. (2012) Is obstructive sleep apnea syndrome a risk factor for auditory pathway? *Sleep* and *Breathing*. 16(2), 413-7.

Corrêa, C. C., Cavalheiro, M. G., Maximino, L. P., Weber, S. A. (2017) Obstructive sleep apnea and oral language disorders. *Brazilian* Journal of *Otorhinolaryngology*. 83(1), 98-104.

Felício, C. M., da Silva Dias, F. V., Folha, G. A., de Almeida, L. A., de Souza, J. F., Anselmo-Lima, W. T., Voi Trawitzk, l. V., Valera, F. C. P. (2016) Orofacial motor functions in pediatric obstructive sleep apnea and implications for myofunctional therapy. *International Journal of Pediatric Otorhinolaryngology. 90*, 5-11.

Guilleminault C., Li, K., Quo. S., Inouye, R. N. (2004) A prospective study on the surgical outcomes of children with sleep disordered breathing. *Sleep. 27*(1), 95-100.

Guilleminault, C. & Akhtar, F. (2015) Pediatric sleep-disordered breathing: New evidence on its development. *Sleep Medicine* Reviews. 24, 46-56.

Guilleminault, C., Huang, Y. S., Monteyrol, P. J., Sato, R., Quo, S., Lin, C. H. (2013) Critical role of myofascial reeducation in pediatric sleep-disordered breathing. *Sleep Medicine. 14*(6), 518-25.

Krakauer, L. H., Marchesan, I. Q. (1995) A importância do trabalho respiratório na terapia miofuncional. In I. Q. Marchesan, C. Bolaffi, I. C. D. Gomes, J. L. Zorzi (Orgs.). *Tópicos em Fonoaudiologia*. São Paulo, SP: Lovise.

Kuroishi, R.C. S., Garcia, R.B., Pereira Valera, F.C., Anselmo-Lima, W.T., Fukuda, M.T.H. (2015) Deficits in working memory, reading comprehension and arithmetic skills in children with mouth breathing syndrome: analytical cross-sectional study. *São Paulo Medical Journal. 133*(2), 78-83.

Leite Filho C. A., Silva F. F., Pradella-Hallinan, M., Xavier, S. D., Miranda, M. C., Pereira, L. D. (2017) Auditory behavior and auditory temporal resolution in children with sleep-disordered breathing. *Sleep Medicine. 34*, 90-95.

Lennon, C. J., Wang, R. Y., Wallace, A., Chinnadurai, S. (2017) Risk of failure of adenotonsillectomy for obstructive sleep apnea in obese pediatric patients. *International Journal of Pediatric Otorhinolaryngology. 92,* 7-10.

Lewis, P. A., Knoblich, G., Poe, G. (2018) How memory replay in sleep boosts creative problem-solving. *Trends* in *Cognitive* Sciences. *22, 491-503.*

Li, A. M., Zhu, Y., Au, C. T., Lee, D. L., Ho, C., Wing, Y. K. (2013) Natural history of primary snoring in school-aged children: a 4-year follow-up study. *Chest, 143*(3), 729-35.

Marcus, C. L., Brooks, L. J., Draper, K. A., Gozal, D., Halbower, A. C., Jones, J., Schechter, M.S., Sheldon, S.H., Spruyt, K., Ward, S. D., Lehmann, C., Shiffman, R.N. (2012) Diagnosis and management of childhood obstructive sleep apnea syndrome. *Pediatrics,130*(3), 576-84.

Merlo, S, & Briley, P. M. (2019) Sleep problems in children who stutter: evidence from population data. *Journal of* Communication Disorders; 82, 105935. doi: 10.1016/j.jcomdis.2019.105935 [acessado em 05 de janeiro de 2020].

Myging, N., & Dahl, R. (1998) Anatomy, physiology and function of the nasal cavities in health and disease. *Advanced Drug Delivery* Reviews. 29, 3-12.

Perilo, T. V. C., Freitas, C. S., Cardoso, N. C., Motta, A. R., Alves, L. M. (2013) Habilidades cognitivo-linguísticas e sua relação com características respiratórias. *Revista Cefac. 15*, 579-91.

Tufik, S., Santos-Silva, R., Taddei, J. A., Bittencourt, L. R. (2010) Obstructive sleep apnea syndrome in the Sao Paulo Epidemiologic Sleep Study. *Sleep Medicine. 11*(5), 441-6.

Urschitz, M. S., Guenther, A., Eggebrecht, E., Wolff, J., Urschitz-Duprat, P. M., Schlaud, M., Poets,C. F.(2003) Snoring, intermittent hypoxia and academic performance in primary school children. *American Journal of Respiratory and Critical Care Medicine.168*(4), 464-8.

RONCOS E APNEIA OBSTRUTIVA DO SONO: QUAIS AS CONSEQUÊNCIAS NAS CRIANÇAS E COMO DIAGNOSTICAR?

Luciana Menezes Nogueira Martins
Gustavo Antônio Moreira
Paulo Augusto Moreira Camargos

INTRODUÇÃO

É muito comum o relato dos pais sobre a ocorrência do ronco durante o sono de seus filhos, especialmente naqueles entre dois e dez anos de idade. Mas será que esse ronco leva à alguma consequência danosa para a saúde?

O ronco é um sintoma comum na infância. Cerca de 10% das crianças apresentam roncos noturnos. O som do ronco é ocasionado pela passagem do ar durante a inspiração por uma via aérea estreita. Quando a criança apresenta apenas roncos, na maioria das vezes não há alterações da qualidade do sono, mas devemos estar atentos, pois este pode ser um sinal de obstrução da via respiratória e se esta obstrução leva à redução significativa ou total da entrada de ar nos pulmões, pode levar a graves alterações na criança.

Estima-se que 20% das crianças que roncam frequentemente apresentam a síndrome da apneia obstrutiva do sono (SAOS). A SAOS na criança é definida como um distúrbio da respiração durante o sono caracterizada por obstrução parcial prolongada da via aérea superior e/ou obstrução completa e intermitente que interrompe a ventilação normal durante o sono e com ela o comprometimento do padrão normal do sono. Estima-se que até 5% das crianças apresentam SAOS, principalmente na idade entre 2 e 8 anos e predomínio no sexo masculino.

QUAIS AS CONSEQUÊNCIAS DA SAOS?

A SAOS é uma doença grave, que pode levar a várias alterações no organismo, com consequências no coração, na pressão arterial, no comportamento, na cognição, na aprendizagem, nos níveis de gordura e açúcar no sangue.

Existem muitos estudos que comprovam que a criança com SAOS apresenta, com maior frequência, hiperatividade, desatenção e transtornos de humor, tais como a depressão. O déficit de atenção e hiperatividade estão claramente relacionados à SAOS, principalmente quando a alteração da respiração se mantém por um período maior que cinco anos. Felizmente, estas alterações comportamentais tendem a desaparecer após o tratamento da SAOS ou após a remoção cirúrgica das amígdalas e adenoides nos casos indicados. Os sintomas que acompanham a apneia do sono também estão relacionados a aumento do risco de depressão e tendência a comportamentos solitários.

A cognição também está prejudicada nestas crianças. Ela é definida como uma faculdade de adquirir um dado conhecimento e, por sua vez, está relacionada a outras habilidades tais como atenção e outras funções cerebrais, como é o caso da percepção visual e memória. Ambas, por sua vez, resultam em pior desempenho escolar. Crianças com SAOS apresentam cerca de duas vezes mais chance de terem desempenho escolar reduzido com notas classificadas como "baixas" ou progresso escolar "abaixo" ou "bem abaixo" do esperado. Este fato foi demonstrado principalmente em disciplinas como matemática, ciências, leitura e linguagem. Estudos demonstraram que dentre as crianças que têm pior desempenho escolar, a prevalência de SAOS é muito mais alta (em torno de 30%) em relação às crianças com desempenho escolar adequado.

Várias alterações metabólicas podem ser associadas à SAOS. Nesta doença, a obstrução da via aérea resulta em baixa oxigenação sanguínea e, como resposta a ela, ocorre ativação cerebral e despertares durante o sono, como uma tentativa do organismo de desobstruir a via aérea. Estas respostas do organismo podem levar a elevações súbitas da pressão arterial e da frequência cardíaca.

A fragmentação do sono, secundária às paradas respiratórias e à diminuição da quantidade e qualidade do sono, resultam em sonolência diurna, o que pode limitar a atividade física. Também pode alterar os hormônios que controlam a fome e saciedade, como a leptina e a grelina. Desta forma, pode levar à obesidade e aumento de níveis de colesterol e triglicérides.

Nota-se que a SAOS é, portanto, uma doença com inúmeras consequências e apresenta uma elevada prevalência. O diagnóstico e intervenção precoces são, assim, fundamentais. Organizações científicas nacionais e internacionais recomendam educação e conscientização do público geral e de médicos a respeito da importância da identificação precoce dos grupos de risco para SAOS, devido às profundas implicações para a saúde pública. Como os pais, os professores estão em contato diário com as crianças e, portanto, são peças-chave em detectar casos suspeitos de distúrbios do sono. Este capítulo visa orientar professores e pais a reconhecer crianças do grupo de risco para SAOS e, assim, trabalhar de forma conjunta com médicos especialistas e não especialistas em Medicina do Sono para a identificação de anormalidades do sono e melhoria de sua qualidade.

QUAIS OS PRINCIPAIS FATORES RELACIONADOS À SAOS NA CRIANÇA?

1. Hipertrofia de amígdalas e adenoide
   É a causa mais comum de SAOS na criança. As amígdalas e a adenoide são importantes para a defesa contra infecções e se localizam na região posterior do nariz (adenoide) e na garganta (amígdalas). Ambas se desenvolvem e crescem principalmente entre três e seis anos, e quando aumentadas, reduzem significativamente a passagem de ar, levando a criança a respirar predominantemente pela boca e ocasionando a apneia obstrutiva durante o sono. A cirurgia de retirada de ambas é denominada adenotonsilectomia e ela constitui o tratamento de primeira linha para crianças com SAOS.
2. Obesidade
   A gordura acumula-se na língua e nas paredes da garganta, a mesma região onde se localizam as amígdalas e por onde passa o ar durante a respiração, ocasionado diminuição do seu calibre e favorecendo seu colapso durante o sono, quando há o relaxamento da musculatura. O tecido adiposo aumentado no tórax e no abdômen também reduz a expansão dos pulmões durante a respiração, piorando, portanto, as apneias. Sabe-se que cada aumento de 10% do peso, aumenta em quase 30% a chance de desenvolver apneias moderadas e graves.
   A privação de sono ocasionada pelas apneias também provoca alteração do padrão hormonal que controla a fome, com consequente aumento do apetite para alimentos com alta quantidade de carboidratos e gorduras, levando a um ciclo vicioso, isto é, quanto mais apneias, mais a pessoa aumenta o peso e assim, piora mais a SAOS.

3. Rinite Alérgica

   Nas crianças com distúrbios do sono, a presença de rinite alérgica reduz a duração o sono REM, principal parte do sono relacionado à consolidação da memória e aprendizado. A rinite leva aumento de secreção nasal, coceira nasal e ocular e sensação de nariz obstruído. A congestão nasal causada pela inflamação do nariz leva à respiração oral, sono fragmentado, sensação de fadiga e indisposição para realizar atividades físicas.

4. Influência genética

   Vários estudos demonstram que ocorre uma agregação familiar na SAOS, isto é, se uma pessoa da mesma família apresenta SAOS, existe maior probabilidade de outros parentes serem afetados, aspecto que cabe destacar, pois se os pais apresentam apneia do sono, é fundamental orientar a família sobre os cuidados com os filhos e procurar assistência médica, tratando os fatores relacionados à apneia, evitando que a criança venha a desenvolver a mesma enfermidade.

O QUE FAZER SE SUSPEITO QUE MEU ALUNO TEM SAOS?

Existem questionários padronizados para a avaliação do sono nas crianças que ajudam na triagem e detecção dos distúrbios do sono, entre eles, a apneia obstrutiva do sono. Apresenta-se aqui um deles, de fácil preenchimento e que pode ser usado como triagem nas escolas.

Ferramenta de Triagem de Apneia Obstrutiva do Sono em Pediatria (FASP):

A Ferramenta de Triagem de Apneia Obstrutiva do Sono em Pediatria (FASP) (anexo I) envolve seis perguntas a serem respondidas pelos pais sobre o dia-a-dia do sono da criança. O questionário original *Pediatric Obstructive Sleep Apnea Screening Tool* (PosaST) foi traduzido e validado para a língua portuguesa e contém seis perguntas das quais, cinco respostas enquadram-se nas seguintes categorias: "nunca" (pontuação 0), "raramente" (uma vez por semana; 1 ponto) "ocasionalmente" (duas vezes por sema; 2 pontos) "frequentemente" (três a quatro vezes por semana; 3 pontos) e "quase sempre" (mais de 4 vezes por semana; 4 pontos). Por sua vez, a sexta pergunta, que considera a intensidade do ronco, é graduada da seguinte forma: muito baixo (pontuação zero), um pouco alto (1 ponto), alto (2 pontos), muito alto (3 pontos) e extremamente alto (4 pontos). O resultado é dado pela pontuação cumulativa, representada pela média de todas as seis questões de acordo com a seguinte fórmula: A = (Q1+Q2)/2; B = (A+Q3)/2; C = (B+ Q4)/2; D = (C+Q5)/2 e a pontuação acumulada = (D + Q6)/2, na qual Q1 corresponde à questão 1, Q2 corresponde à questão 2, e assim sucessivamente. O resultado é obtido a partir da avaliação originada, utilizando uma pontuação acumulada ≥ 2,72 para indicativo de alto risco para SAOS moderada ou grave.

DIAGNÓSTICO

Ao suspeitar de um distúrbio do sono na criança, esta deve ser encaminhada para um médico especialista em Medicina do Sono ou para um pediatra ou otorrinolaringologista para a confirmação diagnóstica e instituição do tratamento. O médico fará um exame clínico completo e solicitará exames complementares. Dentre estes exames destacam-se a polissonografia e a videonasolaringoscopia. A polissonografia avalia a qualidade do sono e da respiração e oxigenação da criança durante o sono ao passo que a videonasolaringoscopia poderá detectar as causas de obstrução da via aérea, como hipertrofia das amigdalas e adenóide e malformações da via aérea.

TRATAMENTO

O tratamento do ronco e SAOS, na criança, é individualizado, mas algumas medidas de natureza geral são aplicáveis:

1. Cuidados ambientais para rinite alérgica:

a. quarto da criança bem ventilado.

b. evitar excesso de objetos acumuladores de poeira como bichinhos de pelúcia, cortinas e tapetes.

c. encapar colchões e travesseiros.

d. limpeza nasal com soro fisiológico quando apresentar excesso de secreção.

e. caso persistam os sintomas procurar assistência médica.

2. Manter hábitos alimentares saudáveis visando a obtenção de peso adequado, evitando a obesidade. A atividade física associada a uma alimentação adequada para redução de composição corporal de gordura é uma ótima estratégia não-medicamentosa para quadros de apneia mais leves. A redução de peso com consequente melhora da composição corporal é benéfica para a melhora da apneia, bem como qualidade de sono.

3. A higiene do sono é muito importante:

a. o lugar adequado para dormir deve ser escuro e silencioso.
b. reduzir as luzes duas horas antes de dormir.
c. desligar dispositivos eletrônicos, como celulares, televisores, tablets e computadores.
d. evitar bebidas que contenham cafeína ou estimulantes antes de dormir.
e. ter um horário fixo para dormir e acordar.
f. praticar atividades físicas durante o dia.

4. Em caso de suspeita de SAOS ou roncos frequentes, procurar médico especialista em Medicina do Sono, Pediatra ou Otorrinolaringologista para avaliação do grau de obstrução da via aérea da criança e suas causas.

REFERÊNCIAS BIBLIOGRÁFICAS

Beebe, D.W. (2006). Neurobehavioral morbidity associated with disordered breathing during sleep in children: a comprehensive review. *Sleep*. 29(9):1115–34.

Blechner, M., & Williamson, A. A. (2016). Consequences of Obstructive Sleep Apnea in Children. *Curr Probl Pediatr Adolesc Health Care*. 46(1):19–26.

Cao, Y.; Wu, S.; Zhang, L.; Yang, Y.; Cao, S.; & Li, Q. (2018). Association of allergic rhinitis with obstructive sleep apnea: A meta-analysis. *Medicine* 2018, Dec; 97(51).

Dehlink, E. (2016). Update on paediatric obstructive sleep apnea. *J Thorac Dis*. 8(2):224–35.

Di Francesco, R.; & Alvarez, J. (2016). Allergic rhinitis affects the duration of rapid eye movement sleep in children with sleep-disordered breathing without sleep apnea. *Int. Forum Allergy Rhinol*. 6, 465–471.

Galland, B., Spruyt, K., Dawes, P., Philippa, S., McDowall, E. D., & Schaughency, E. (2015). Sleep Disordered Breathing and Academic Performance: A Meta-analysis. *PEDIATRICS* Volume 136, number 4.

Gatica, .D., Zenteno, D., Montesinos, J. J., & Manterola, C. (2017). Association between sleep-related breathing disorders and academic performance among children from Concepción, Chile. *Arch Argent Pediatr*. 115(5):497–501.

Gokdemir, Y., & Ersu, R. (2016). Sleep disordered breathing in childhood. *Eur Respir Ver*. 25(139):48–53.

Gulotta, G., Iannella, G., Vicini, C., Polimeni, A., Greco, A., de Vincentiis, M., et al. (2019). Risk factors for obstructive sleep apnea syndrome in children: State of the art. Int J *Environ Res Public Health*. 16(18).

Harding, R., Haszard, J. J., Schaughency, E., Drummond, B., Galland, B. (2020). Parent report of children's sleep disordered breathing symptoms and limited academic progress in reading, writing, and math. *Sleep Med*. 65:105-112.

Hunter, S. J., Gozal, D., Smith, D. L., Philby, M. F., Kaylegian, J., & Kheirandish-Gozal, L. (2016). Effect of sleep-disordered breathing severity on cognitive performance measures in a large community cohort of young school-aged children. *Am J Respir Crit Care Med.* 194(6):739–47.

Moreira, G., Haddad, F. B. L. (2013). Recomendações para o Diagnóstico e Tratamento da Síndrome da Apneia Obstrutiva do Sono na Criança e no Adolescente. 1a Ed. São Paulo: Estação Brasil.

Mukherjee, S., Patel, S. R., Kales, S. N., Ayas, N. T., Strohl, K. P., Gozal, D., et al. (2015). An official American Thoracic Society statement: The importance of healthy sleep: Recommendations and future priorities. *Am J Respir Crit Care Med.* 2015;191(12):1450–8.

Pires, P. J. S., Mattiello, R., Lumertz, M. S., Morsch, T. P., Fagondes, S. C., Nunes, M. L., et al. (2019). Validation of the Brazilian version of the Pediatric Obstructive Sleep Apnea Screening Tool questionnaire. *J Pediatr (Rio J)*. 2019;95(2):231–7.

Szily, M., Tarnoki, A. D., Tarnoki, D. L., Kovacs, D. T., Forgo, B., Lee J., et al. (2019). Genetic influences on the onset of obstructive sleep apnoea and daytime sleepiness: A twin study. *Respir Res.*20(1):4–9.

ANEXO I – FERRAMENTA DE TRIAGEM DE APNEIA OBSTRUTIVA DO SONO (FASP)

	Nunca	Raramente (1 vez por semana)	Ocasionalmente (2 vezes por semana)	Frequentemente (3–4 vezes por semana	Quase sempre (mais de 4 vezes por semana)
O seu filho(a) para de respirar durante o sono					
O seu filho(a) tem dificuldade para respirar durante o sono					
Você alguma vez teve que sacudir seu filho(a) para fazê-lo voltar a respirar durante o sono					
Com que frequência o seu filho(a) ronca?					
Você tem alguma preocupação sobre a respiração do seu filho(a) enquanto ele dorme?					
Quanto de alto é o ronco do seu filho(a)?	Baixo	Um pouco alto	Alto	Muito Alto	Exageradamente Alto

ALTERAÇÕES DO SONO E NEUROPSICOLÓGICAS EM CRIANÇAS COM AUTISMO[7-8]

Anaid Juanita Vera-Romero
Elisa Ester Ortiz-Cruz
Fructuoso Ayala-Guerrero
Jorge Bernal-Hernández
María del Rosario García-Juárez

INTRODUÇÃO

O transtorno do espectro do autismo (TEA) foi descrito pela primeira vez por Kanner em 1943 e estima-se que ocorra em 1% da população. É um distúrbio do neurodesenvolvimento, caracterizado por deficiências na comunicação e interação social, bem como pela presença de padrões de comportamento restritivos e repetitivos. Espera-se que os sintomas apareçam nos primeiros anos de vida, mas também podem se manifestar plenamente até que a demanda social ultrapasse as capacidades da pessoa. Apresentando uma deterioração clinicamente significativa no âmbito social, laboral, escolar, entre outros; o que não é melhor explicado pela presença de deficiência intelectual (APA, 2013).

A presença ou ausência de deficiência intelectual, distúrbios de linguagem, outras comorbidades psiquiátricas (por exemplo TDAH, ansiedade) e neurológicas (como epilepsia) são fatores prognósticos cruciais em crianças com TEA. Existem também fatores ambientais inespecíficos, como pais idosos, problemas no nascimento ou exposição fetal ao valproato, que podem aumentar o risco de desenvolver TEA. Em relação

7 Este capítulo fue financiado por la DGAPA UNAM, México, Proyecto PAPIIT IG200619..

8 Traduzido por Célia Regina da Silva Rocha.

aos fatores genéticos, estima-se que até 15% dos casos estão associados a uma mutação genética identificada como variantes de novo; porém, os demais casos são poligênicos, havendo a participação de vários loci genéticos (APA, 2013).

As primeiras manifestações do TEA podem ocorrer nos primeiros dois anos de vida. O diagnóstico precoce melhora o prognóstico da intervenção. 4:1 homens em relação às mulheres são diagnosticados. O TEA pode ocorrer em vários níveis de gravidade: leve, moderado ou grave. No grau leve, deficiências na comunicação social podem causar dificuldades para a interação social; bem como problemas de organização e planejamento que dificultam a autonomia, logo a necessidade de ajuda é evidente. Por outro lado, em grau moderado, deficiências marcantes são observadas na comunicação social, verbal e não verbal, que limitam notavelmente a interação social. Além disso, a inflexibilidade no comportamento é visível a olho nu, por meio de comportamentos restritos/repetitivos que podem ser acompanhados de ansiedade. Finalmente, no grau severo, são observadas deficiências graves em comunicação social, verbal e não verbal que limita a interação social ao mínimo; aliada à inflexibilidade em comportamentos restritos/repetitivos pode ser acompanhada por intensa ansiedade (APA, 2013).

ACHADOS NEUROANATÔMICOS

De acordo com a revisão da literatura de Ecker et al. (2015) a pesquisa acumulada nos últimos 20 anos tem mostrado que as características do comportamento que distinguem as pessoas com TEA daquelas que apresentam um comportamento considerado normal estão relacionadas a alterações no neurodesenvolvimento, anatomia e função cerebral. Observou-se que durante os primeiros anos de desenvolvimento (2-4 anos), crianças com TEA apresentam aumento do volume cerebral em comparação a crianças com desenvolvimento normotípico, mas essas diferenças desaparecem aos 6 anos. Essas desigualdades podem estar presentes de forma generalizada ou restringir-se principalmente aos córtices frontal e temporal, além de apresentar alterações nas conexões entre diferentes sistemas cerebrais. Aparentemente, o aumento relatado no volume do córtex cerebral é devido ao hipodesenvolvimento da superfície cortical e pode influenciar um desenvolvimento anormal das fibras que conectam diferentes áreas do cérebro. No entanto, a partir do início da adolescência, uma diminuição acelerada no volume do cérebro começa devido a uma diminuição na espessura e na superfície cortical.

Conforme a superfície cortical aumenta, as dobras no córtex cerebral aumentam, devido ao fato de o espaço no crânio que contém o cérebro ser limitado, apresentando também as seguintes alterações em diferentes regiões cerebrais: a) polimicrogiria, ou seja, um grande número de dobras muito pequenas b) esquizencefalia, que consiste na presença de fendas na substância cinzenta cortical e c) macrogiria, que se refere ao aumento do tamanho do giro. Todas essas alterações podem ser geneticamente condicionadas em alguma proporção.

Entre as áreas do cérebro que apresentam alterações estruturais e que têm participado das alterações comportamentais de pessoas com TEA estão as regiões frontotemporal, frontoparietal, sistema amígdala-hipocampo, cerebelo, gânglios da base; bem como as porções anterior e posterior do cíngulo. Embora essas alterações não sejam exclusivas do TEA, elas podem explicar os déficits observados na linguagem, na comunicação social, no processamento socioemocional e no comportamento repetitivo estereotipado. Outros dados que reforçam a ideia que acaba de ser exposta, são os fornecidos pelas investigações realizadas com ressonância magnética funcional, que mostram uma diminuição da ativação nas áreas cerebrais que acabamos de mencionar, durante tarefas que envolvem os comportamentos mencionados.

SONO

O sono é essencial para o funcionamento adequado tanto física quanto cognitivamente, portanto, a qualidade e a quantidade do sono podem influenciar essas funções. Do ponto de vista cognitivo, o sono está relacionado ao aprendizado e à memória em geral. Uma boa noite de sono melhora essas funções, incluindo a aprendizagem de habilidades motoras (Lafortune et al., 2014; Fogel et al., 2017). Quando você não dorme bem, os tempos de resposta aos estímulos ambientais são alterados, a atenção seletiva é afetada e o desempenho geral ao realizar uma determinada tarefa também é afetado (Bonnet, & Arand, 2003).

O sono é um fenômeno sensível que pode ser afetado por diversos fatores. Por ser regulado por vários conjuntos de neurônios, qualquer distúrbio neurológico como o que ocorre em pacientes com TEA altera as características quantitativas e qualitativas do sono. Pais de crianças e adolescentes relatam dados sobre insônia de início e manutenção, principalmente, e um maior número de despertares noturnos de crianças em comparação com adolescentes e adultos (Limoges et al., 2005).

Essas descobertas foram semelhantes às relatadas em um estudo anterior (Williams, Sears, & Allard, 2004). Neste estudo, foi realizada uma pesquisa com 216 pais de crianças de 2 a 16 anos, com diagnóstico de algum grau de TEA. Os autores relataram dificuldade em iniciar o sono, movimentos durante a noite, dificuldade em dormir na própria cama e despertares constantes durante a noite. Esses problemas podem estar relacionados, segundo os autores, a problemas dentro do ciclo circadiano sono-vigília. Também é mencionado que as doenças neurológicas do desenvolvimento podem causar este tipo de alterações devido à incapacidade de perceber e interpretar as pistas ambientais que sincronizam o relógio biológico com o ambiente. Essa incompatibilidade no relógio biológico pode ser acompanhada por secreções anormais de melatonina, que podem estar envolvidas nos padrões de sono de crianças com TEA. No entanto, não é relatada diminuição significativa no número de horas de sono, resultado consistente em relação a outros estudos semelhantes (Williams et al., 2004).

Estudos realizados com métodos mais objetivos, como a actigrafia, encontraram resultados semelhantes. A actigrafia é uma técnica que utiliza um acelerômetro em um dispositivo colocado no pulso do paciente, com o qual se mede a quantidade de atividade motora que ocorre durante o dia. Esta técnica tem se mostrado objetiva em termos de mensuração de alguns padrões gerais de sono, como início do sono, tempo total de sono e interrupções do sono (Ancoli-Israel et al., 2003).

Um estudo interessante buscou relacionar os relatos subjetivos dos padrões de sono em crianças com autismo com os resultados do registro da actigrafia. Neste trabalho, foram realizadas pesquisas com pais de 69 crianças com autismo, que realizaram um estudo de actigrafia.

Os resultados subjetivos indicaram que os pais das crianças perceberam problemas de sono em seus filhos em 83% dos casos, sendo os problemas mais comuns a dificuldade em iniciar o sono e a dificuldade em permanecer dormindo à noite. Já os resultados objetivos fornecidos pela actigrafia mostraram que uma característica comum dos pacientes com autismo é iniciar o sono e acordar em horários diferentes em relação aos parâmetros normais. Ou seja, crianças com TEA tendem a dormir e acordar muito cedo ou muito tarde. Além disso, neste estudo, foram detectadas latências aumentadas para o início do sono, maior número de despertares noturnos e, em geral, maior atividade na hora de dormir. Uma contribuição deste estudo foi que seus resultados podem ser mais bem relacionados aos relatos subjetivos dos pais, o que não acontecia em estudos semelhantes.

Os autores propuseram que crianças com TEA, em geral, também podem atender às características do distúrbio do ritmo circadiano da fase retardada do ciclo sono-vigília, que pode produzir latências anormalmente longas, características desses pacientes. Os mesmos autores levantaram a possibilidade de que padrões de sono compatíveis com transtorno de insônia possam ser reforçados devido à falta de estabelecimento de limites, uma vez que os pais dessas crianças tendem a ser superprotetores e não estabelecem limites adequados, e também a complicação na comunicação com seus filhos podem estimular esses tipos de problemas (Wiggs, & Stores, 2004).

Outra técnica objetiva que tem sido usada para estudar os distúrbios do sono em crianças com TEA é a polissonografia (PSG). Esses estudos mostraram que crianças com esse transtorno apresentam, em relação aos pacientes adultos, menor tempo na cama, diminuição do tempo total de sono, aumento da latência do sono REM, maior número de espasmos e maior percentual da primeira fase. Neste estudo, também foi feita uma correlação entre os padrões de sono e os parâmetros psicológicos característicos do autismo, utilizando a "Childhood Autism Rating Scale". Observou-se que as escalas de resposta visual e comunicação não verbal estão correlacionadas com o tempo total de sono e à WASO; quanto maior o tempo total de sono e menor o WASO, melhor será o desempenho nesses testes (Elia et al., 2000). O WASO (por sua sigla em inglês) refere-se à vigília que ocorre após o início do sono, o aumento da WASO pode ser um reflexo de distúrbios do sono e má qualidade do sono.

Outros estudos com PSG também mostram diferenças nos padrões gerais de sono em crianças com TEA em relação a crianças saudáveis. Malow et al. (2006), compararam o padrão de sono de 21 crianças com TEA (algumas sem relato de problemas de sono) com o de 10 crianças controle e observou que crianças com TEA apresentaram alterações significativas na eficiência do sono, latência do sono e na quantidade de sono REM, mas apenas aqueles com problemas de sono relatados pelos pais.

Além do exposto, distúrbios do sono REM também foram encontrados em crianças com TEA. Buckley et al. (2010) realizaram PSG em 60 crianças de 2 a 13 anos de idade com diferentes graus de TEA diagnosticados. Os resultados indicam que os pacientes com autismo apresentam uma diminuição significativa na quantidade de sono REM por noite e um aumento na latência para o sono REM. O envolvimento do sono REM nos processos cognitivos e emocionais pode nos dar uma ideia de que a falta do sono REM desempenha um papel importante nas características da doença. Além disso, o sono REM parece ser importante no neurodesenvolvimento e na plasticidade neuronal em crianças, um aspecto que também é anormal em pacientes com autismo. Os autores desta pesquisa propõem uma deficiência colinérgica no cérebro desses pacientes, que pode causar anormalidades na geração do sono REM, que podem contribuir para os sintomas e características do autismo.

Embora não haja uma explicação clara para os mecanismos neurofisiológicos envolvidos nos distúrbios do sono presentes em pacientes com TEA, foi proposto que indivíduos com TEA apresentam uma incompatibilidade entre os circuitos corticais excitatórios e inibitórios envolvidos nos processos de plasticidade (Oberman, Pascual-Leone, & Rotenberg, 2014). Essas características podem estar afetando os mecanismos das funções sensoriais, de memória, sociais e emocionais, que são características das manifestações clínicas do autismo e podem condicionar a presença de distúrbios do sono nesses pacientes, visto que há evidências de que o sono de ondas lento pode ser regulado localmente no córtex cerebral e está associado à plasticidade sináptica; portanto, esse tipo de sono pode ser afetado por mudanças na plasticidade nos circuitos corticais locais.

No momento, não há evidências para estabelecer se os distúrbios do sono e TEAs têm uma relação causal em qualquer sentido ou se ambos ocorrem em paralelo devido a um fator comum; porém, como ficou claro, crianças com TEA apresentam vários distúrbios do sono, portanto, sem dúvida, pode-se afirmar que os distúrbios do sono podem impactar os aspectos cognitivos em crianças com TEA, acentuando as deficiências cognitivas presentes em bebês com esse tipo de transtorno do desenvolvimento. A seguir, é exposto o perfil cognitivo de crianças com TEA.

ASPECTOS COGNITIVOS

Os distúrbios que afetam o desenvolvimento do cérebro, como o TEA, afetam diretamente os aspectos cognitivos e comportamentais. Uma vez que há uma falta de biomarcadores para o diagnóstico de TEA, ele é conceituado no nível de comportamentos observáveis, mas mesmo dentro dessa abordagem há uma grande heterogeneidade neste transtorno, o que torna difícil encontrar a entidade em comum, portanto o estudo em nível cognitivo, que avalia os processos mentais em que o conhecimento é adquirido por meio de pensamentos, experiências e sensações, oferece a oportunidade de unir sintomas comportamentais à neuroanatomia (Mandy et al., 2015).

Ao longo do tempo, a neuropsicologia encarregou-se de identificar e categorizar os processos cognitivos, estudando a forma como se relacionam e quais as regiões com eles relacionadas, o que permitiu gerar modelos que os explicassem, ao mesmo tempo em que destaca sua importância e descreve caminhos para sua melhoria ou recuperação em caso de ser afetado.

Existe uma abordagem inclusiva que leva em consideração uma ampla gama de habilidades e funções que são importantes para uma pessoa desenvolver comportamentos intencionais (Anderson, 2008), para os quais serão descritos alguns dos processos cognitivos mais relevantes para o ser humano, como unidades separadas, mas não independentes, sem seguir uma classificação específica.

INTELIGÊNCIA

As escalas de inteligência Wechsler têm sido amplamente utilizadas na avaliação de indivíduos com autismo, seja para fins vocacionais, educacionais ou diagnósticos, para distinguir o grau de gravidade entre alto e baixo funcionamento em TEAs. Historicamente, falava-se de um perfil prototípico na população autista com uma discrepância entre escores mais altos do quociente de inteligência perceptual (IQ-P) em comparação com o QI verbal (IQ-V); Porém, essas características podem ser decorrentes dos déficits de linguagem que especialmente as pessoas com alto grau de severidade apresentam. As primeiras abordagens à análise dos componentes do Coeficiente Intelectual (QI) evidenciam a existência da presença de forças e fraquezas individuais no perfil cognitivo. Vários estudos realizados em crianças mostraram uma proporção entre 25% e 80% de crianças e adolescentes com um coeficiente intelectual (QI) igual ou superior a 70 pontos na escala WISC, essa característica os coloca em grupos de autismo de alto funcionamento (Mandy et al., 2015; Siegel et al., 1996). Indivíduos com autismo podem apresentar uma ampla gama de níveis de habilidades intelectuais, sem nenhuma característica prototípica e, ao contrário, individualmente apresentam características cognitivas heterogêneas.

Com o objetivo de eliminar a influência das dificuldades de linguagem nos perfis intelectuais, os primeiros estudos de Siegel et al. (1996) realizaram a avaliação intelectual com o WISC-R em 81 crianças com diagnóstico de autismo de alto funcionamento. Os resultados mostraram discrepâncias entre o IC-V e o IC-P, não sendo possível estabelecer um perfil comum de TEA, pois 58% dos indivíduos obtiveram IC-V>IC-P,

40% CI-P>CI-V e 2% CI-V=CI-P. Por outro lado, a partir da análise independente que foi feita de cada uma das tarefas que compuseram o teste, observou-se que grande parte da amostra total obteve altos escores na tarefa de desenho de cubos e baixos escores nas tarefas de compreensão, o que foi interpretado como evidência de uma preservação do raciocínio visuoespacial e uma defasagem no raciocínio social e abstração verbal, respectivamente (Siegel et al., 1996).

Mais recentemente, uma investigação sobre os perfis cognitivos realizada com o WISC-IV obtido em uma amostra de 104 crianças entre 6 e 16 anos, encontraram pontos fortes nas tarefas conceituais de desenhos, matrizes e semelhanças, enquanto os pontos fracos estavam nas tarefas de compreensão e codificação, que exigem compreensão social com o uso convencional da linguagem e rápido processamento de adaptação de respostas (Mandy et al., 2015).

Baixo desempenho também foi encontrado em duas das tarefas que faziam parte do índice perceptivo WISC-III: organização de histórias e figuras incompletas, ambas as tarefas foram organizadas sob um fator estatístico e hipotético o qual Goldstein et al. (2008) denominaram "contexto social", uma vez que essas tarefas exigem habilidades de integração, raciocínio e compreensão das consequências dos eventos sociais.

Apesar do comprometimento das tarefas de compreensão da linguagem, raciocínio social e velocidade de processamento, essas tarefas fazem parte dos diversos índices que compõem o teste WISC, o que dificulta o estabelecimento de um padrão prototípico de inteligência em ASDs, portanto, sugere-se que as habilidades intelectuais não são estáticas, mas que se movem paralelamente ao longo do espectro desse mesmo transtorno do desenvolvimento, além de informar sobre a forma como a criança codifica, processa e organiza as informações que recebe do meio ambiente.

PROCESSAMENTO SENSORIAL

Cerca de 80% das crianças com autismo apresentam sintomas clínicos associados ao processamento sensorial atípico (Dellapiazza et al., 2018). O caso das crianças com hipossensibilidade pode ser observado no fato de serem crianças que não respondem quando faladas ou apresentam comportamentos autolesivos como mecanismo de estimulação das vias sensoriais ascendentes. Por outro lado, cuidadores de crianças que apresentam hipersensibilidade acentuada aos estímulos ambientais, frequentemente relatam uma perturbação do comportamento na presença de sons altos, luzes fortes ou uma baixa tolerância a texturas, esta última característica parece preocupante, especialmente ao tentar incorporar novos alimentos à dieta.

As características de hipersensibilidade foram propostas como um indicador de maturação cerebral retardada, um reflexo das alterações na regulação da inibição-excitação cortical descritas em crianças com TEA (Wang et al., 2013). A forma de avaliar o processamento sensorial se dá por meio do relatório que pais e professores preenchem em questionários padronizados. Um dos mais utilizados, o Perfil Sensorial Dunn, de 1999, busca avaliar os pradrões de processamento sensorial do indivíduo, a reação emocional, a sensibilidade sensorial, o registro deficiente, a desatenção, as habilidades motoras finas, tátil, a evitação sensorial e o estilo de vida sedentário nas diferentes modalidades sensoriais. Sob investigação está a "Medida de Processamento Sensorial" (SPM), desenvolvida por Parham et al. (2007). Os autores indagam sobre as características do processamento sensorial nas diferentes modalidades: visão, audição e tato, e também adicionam uma seção sobre as implicações em níveis superiores de integração, como interação social e práxis (ideação cognitiva e planejamento de movimento). Estudos descobriram que pontuações altas nos questionários de sensibilidade do relatório de pais e professores estão relacionadas a um nível mais alto de gravidade no autismo, além de ser um preditor de desatenção (Sanz-Cervera et al., 2015). As falhas no processamento auditivo estão particularmente associadas a problemas de atenção e de aprendizagem, daí a importância de levar essas observações em consideração em ambientes escolares, uma vez que a presença de ambientes ruidosos pode ter um impacto negativo na aquisição de as habilidades acadêmicas do aluno com autismo.

PERCEPÇÃO

A teoria da integração, a forma como as entradas sensoriais são organizadas, produz respostas na percepção, emoção e pensamentos também. O estudo da percepção leva em consideração os processos hierárquicos de organização e integração das informações sensoriais para a construção de significados, várias abordagens indicam que as pessoas com TEA apresentam um estilo de processamento orientado a detalhes que permitem, independentemente do nível de complexidade, a análise exaustiva das propriedades auditivas, visuais e de movimento (Manning et al., 2015; Mottron et al., 2006; Manning, 2015). Isso se traduz em uma predisposição para análise local versus integração de estímulo global. Frith & Happé (1994) chamaram esse estilo perceptivo de "coerência central fraca", que ajuda os indivíduos com TEA a resolver rapidamente as tarefas de design de cubos e reconhecimento de padrões. Anteriormente, presumia-se que indivíduos com autismo apresentavam distúrbios de alta ordem para perceber o estímulo como um todo integrado. Essa suposição foi agora descartada e há evidências de que pessoas com TEA de alto funcionamento podem realizar processamento global (Happé & Frith, 2006; Mottron et al., 2006), embora de forma mais lenta (Booth & Happé, 2016).

Desse modo, diante da resolução de tarefas de fechamento visual, com o uso de figuras incompletas que demandam forte coerência visual para combinar fragmentos descontínuos, crianças com TEA precisam de mais tentativas para identificar a figura (Booth & Happé, 2016). A preferência pela análise e organização, independente dos elementos, é mais sensível durante os primeiros anos de vida, podendo também refletir-se na execução de tarefas viso-construtivas da cópia da figura complexa, tarefa que exige processos de organização, integração perceptiva e planejamento motor (Figura 1).

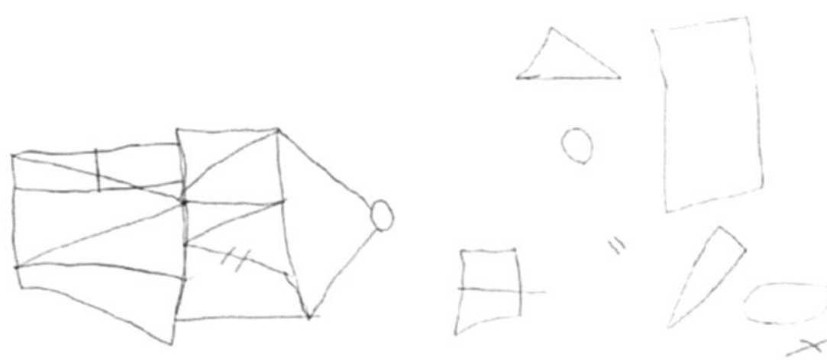

Figura 1 – Execução da tarefa: cópia de uma figura complexa de uma criança de 7 anos de idade.

O uso de ilusões de ótica também tem sido um indicador para avaliar este estilo de processamento. Observou-se que crianças com TEA são menos suscetíveis a efeitos óticos, por exemplo, na observação de figuras de Kanizsa (Figura 2), que implicam na integração do contexto espacial, ou nas figuras impossíveis (Figura 2), que requerem a integração global das partes locais para detectar o erro. Crianças com TEA requerem mais tempo para realizar uma busca serial exaustiva, em compensação por menos processamento global (Booth & Happé, 2016).

A suscetibilidade a tarefas perceptivas muda com a idade e está associada à maturação do cérebro, sendo interpretada como uma mudança gradual nas estratégias de processamento que vão de um sistema que prefere características locais a um para o processamento global (Utzerath et al., 2019).

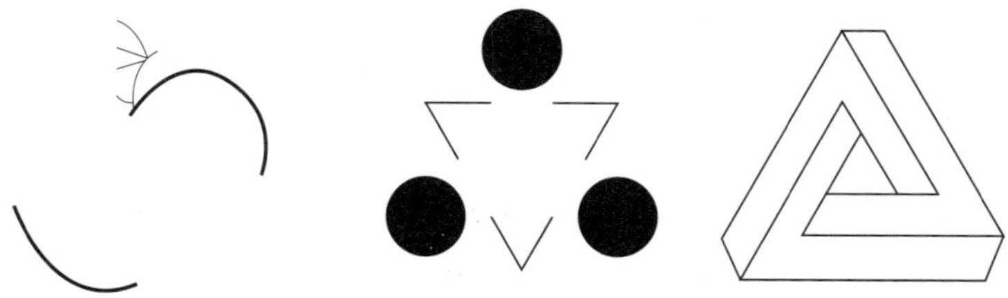

Figura 2 – Exemplo de estímulos em crianças com autismo que tendem a implementar mais tempo ao identificar os estímulos que implicam em processo de fechamento visual e continuidade, devido a uma predisposição do processamento local versus global.

Propõe-se que a tendência à análise local envolve regiões do cérebro que estão associadas aos estágios iniciais do processamento da informação. Estudos realizados com ressonância magnética funcional constataram que durante a observação de figuras humanas formadas por fragmentos geométricos, crianças com TEA tendem a identificar os elementos constituintes da figura com maior velocidade (processamento local), acompanhada por uma forte ativação das regiões occipitais em relação ao grupo de comparação normotípico, que, ao contrário do grupo com ASD, ativa principalmente as áreas pré-frontais durante o processamento da forma como um mecanismo de inibição para a informação emocional correspondente às figuras humanas (processamento global), de alguma forma, no autismo, essa saliência automática é reduzida a estímulos sociais (Herringshaw et al., 2018).

Outra das características de percepção que devem ser levadas em consideração são os processos de integração multimodal: os estímulos ambientais contêm diferentes fontes de informação que são processadas pelo sistema nervoso simultaneamente. Na população com TEA, tem sido observada uma falta de interação entre as modalidades sensoriais e que pode até afetar a interação social da pessoa. É comum ouvir que os indivíduos com autismo, muitas vezes, relatam dificuldades em compreender o seu interlocutor ao olhá-lo nos olhos, ou dificuldade em falar ao caminhar ou na presença de estímulos muito intensos (Sanz-Cervera et al., 2015).

ATENÇÃO

Uma relação entre aumento da capacidade perceptiva e processos atencionais foi observada em pessoas com TEA; ambos nos resultados de nas escalas de autorrelato ou durante o desempenho de tarefas cognitivas, como o WAIS ou o ANT (Attention Network Test), observa-se um hiperfoco da atenção, principalmente com informações neutras e não sociais (Dellapiazza et al., 2018). Essa característica cognitiva está associada à dificuldade de desviar a atenção de um estímulo central e reorientar para estímulos periféricos, principalmente quando estes não têm valor emocional para a pessoa. Quanto à velocidade de resposta, verificou-se que é uma variável que se correlaciona positivamente com o nível intelectual (Mo et al., 2019).

Os déficits precoces na atenção seletiva e nos mecanismos de filtragem de informações relevantes também foram destacados. No nível eletrofisiológico, processos atencionais eficientes têm sido associados a uma diminuição da atividade alfa (8-12 Hz) associada a estados precoces de facilitação para a entrada de informações e, subsequentemente, a um aumento da potência alfa como mecanismo de inibição do processamento do estímulo secundário. No caso de crianças com autismo, uma ausência de redução alfa precoce foi observada antes do aparecimento do alvo ou estímulo branco (Keehn et al., 2017). Estudos realizados com Potenciais Relacionados a Eventos constataram que, ao se depararem com tarefas de atenção focada em estímulos visuais, crianças com TEA apresentam forte modulação da onda P1 (associada à análise das dimensões visuais do estímulo) em regiões temporo-occipito-parietais, refletindo um alto grau de direcionamento. Ao contrário, quando estímulos distrativos são introduzidos, há uma supressão de amplitude menor da onda N2 (associada a processos seletivos de atenção), o que reflete ineficiência em inibir informações visuais periféricas que estão fora do foco de atenção. É sugerido que a fraca supressão em torno do foco de atenção pode ser uma modulação diminuída da rede fronto-parietal (Ronconi et al., 2018).

Outro dos processos implicados no autismo são os mecanismos de habituação a estímulos repetitivos: ao contrário de outros grupos clínicos, como a síndrome de Williams, crianças com autismo em idade pré-escolar habituam-se mais lentamente a estímulos não sociais aparentes. Embora ao longo do tempo seja observada uma diminuição gradual nas respostas, ela ocorre tanto com estímulos repetidos quanto com novos estímulos, estes são indicadores de atenção sustentada e problemas de concentração. A habituação reflete mecanismos de filtro adaptativo que facilitam a colocação de recursos cognitivos para novas informações e permitem que a criança incorpore novos conhecimentos em seu repertório comportamental, o que impacta a aprendizagem de experiências iniciais (Vivanti et al., 2018). Além disso, as dificuldades na reorientação atencional estão associadas ao grau dos sintomas. Os sintomas a nível social e a manifestação de comportamentos repetitivos podem desenvolver-se devido a déficits nos processos atencionais. Além disso, o fato de uma pessoa ser menos suscetível à mudança de atenção significa que ela pode ignorar quando alguém requer sua atenção ou quando é chamada pelo nome (Keehn et al., 2017).

Os problemas de atenção podem se manifestar nos estágios iniciais do desenvolvimento, por volta dos 18 meses de idade, e podem compartilhar características semelhantes às que ocorrem no Transtorno de Déficit de Atenção e Hiperatividade (TDAH), que comprometem processos de mudança atencional, distração e problemas na assistência social. A frequência de comorbidade é estimada entre 5% e 40% em crianças menores de 7 anos, sendo maior em pessoas com baixo QI (Visser, Rommelse, Greven & Buitelaar, 2016). Eletrofisiologicamente, uma falta de modulação também foi encontrada na banda alfa de crianças e adolescentes com TDAH, que apresentam uma assimetria cerebral acentuada no estado de repouso com aumento da baixa atividade alfa frontal (8-10 Hz) no hemisfério direito que compromete o processamento de informações recebidas (Ellis et al, 2017). Visser et al. (2016) sugerem que ambos os transtornos do desenvolvimento podem estar compartilhando mecanismos de atenção semelhantes, ao invés de ser uma comorbidade associada.

APRENDIZAGEM E MEMÓRIA

Em geral, o perfil encontrado em crianças com TEA não se caracteriza por falhas de memória que impeçam a formação de novas memórias, porém várias investigações indicam a presença de dificuldades na organização das informações e alterações disexecutivas (Margulis, 2009) que afetam secundariamente aprendizagem.

É importante mencionar que nesta seção nos referiremos ao processo de aprendizagem como um domínio avaliado a partir de tarefas de memória em testes neuropsicológicos e não ao processo de aprendizagem em sala de aula ou no cotidiano. Com isso, referimo-nos à capacidade de memorizar estímulos auditivos ou visuais a partir de sua repetição em diferentes tentativas sem que isso implique que seu armazenamento seja recuperado ou aplicado em longo prazo.

Na população com TEA, um padrão de processamento foi identificado durante a aprendizagem, definido como uma fraqueza na coerência central, que se caracteriza por ser um processamento que se concentra nos detalhes de cada estímulo separadamente, em vez de identificar padrões que permitem sua generalização para uma organização da informação em categorias (Margulis, 2009; Semino et al., 2019).

Esta tendência de memorizar os elementos como unidades separadas, deixando de lado a configuração global e prestando atenção aos detalhes, implica deficiências na integração, categorização e aprendizagem dos estímulos nas várias modalidades, uma vez que se baseia numa codificação menos eficiente, que exige uma maior demanda cognitiva para completar o conjunto de tarefas.

Embora existam algumas discrepâncias no desempenho, encontradas em tarefas de memória de curto prazo, em geral foram encontradas deficiências no desempenho de crianças com TEA em tarefas baseadas na repetição de dígitos, palavras, não palavras e frases (Arowolo, 2020), o que pode ser explicado a partir do padrão de processamento descrito anteriormente.

Por outro lado, deficiências consistentes na memória de longo prazo não foram identificadas, sugerindo a preservação dos sistemas de memória de representação processual, semântica e perceptiva em crianças com TEA (Margulis, 2009).

Por meio de uma meta-análise, Desaunay et al. (2020) concluem que há uma dissociação nos mecanismos de recuperação da memória, tanto em curto quanto em longo prazo, encontrando deficiências significativas na evocação livre e desempenho adequado a partir do reconhecimento de estímulos.

O estudo acima sugere que as falhas encontradas no desempenho das tarefas de memória não são devidas a deficiências no armazenamento e que poderiam ser atribuíveis, em primeiro lugar, a deficiências, para gerar estratégias que simplifiquem o processo de codificação dos elementos disponibilizados e, posteriormente, a dificuldades na recuperação dos elementos, que são beneficiadas por facilitadores que permitem o reconhecimento dos elementos

No que diz respeito ao processo de memória a partir de estímulos visuais, Semino et al. (2019) apontam baixo desempenho em tarefas de memória facial, mas com desempenho adequado em tarefas de associação e reconhecimento de forma, o que sugere que esse processo é afetado pela carga de reconhecimento de elementos sociais e emocionais nos estímulos.

Por fim, é importante considerar que foi constatado que o vocabulário expressivo pode ser um preditor de desempenho em tarefas de memória verbal e visual (Talli, 2020), o que sugere que o desempenho em tarefas de memória pode ser permeado pelo nível de habilidades de linguagem de crianças com ASD.

LINGUAGEM

O atraso nos marcos do desenvolvimento da linguagem é um dos primeiros sintomas que podem ser detectados em crianças com TEA (Simms, & Jin, 2015). A perda da linguagem adquirida anteriormente foi relatada como um padrão com regressão gradual ou rápida em 20-50% das crianças com diagnóstico de TEA (Simms, & Jin, 2015).

O papel da linguagem em crianças com TEA é relevante, pois contribui para a presença de dificuldades na comunicação social. Uma ampla gama de alterações pode ocorrer, incluindo: atraso de linguagem, fala monótona, ecolalia, inversão de pronomes, compreensão pobre, devido à falta de linguagem falada e deficiências na linguagem pragmática (Campisi et al., 2018).

Deficiências na linguagem pragmática são uma característica fundamental em crianças com TEA. Essas alterações podem aparecer na fase pré-linguística do desenvolvimento da linguagem. Isso tem impacto direto no aspecto social da linguagem, razão pela qual se observam deficiências na adaptação das respostas ao contexto, no cumprimento das regras convencionais e culturais para uma conversa, bem como compreender a linguagem ambígua (por exemplo, ditos, metáforas). Os aspectos comunicativos, sociais e emocionais da linguagem pragmática em crianças entre 5 e 11 anos de idade que podem ser afetados são os seguintes: 1) dificuldade em se apresentar e manter a responsabilidade social durante a comunicação com os outros; 2) dificuldade de comunicação não verbal por meio de gestos, expressões faciais, posturas corporais e proximidade com outras pessoas; 3) dificuldade em interpretar as reações emocionais e responder adequadamente; 4) dificuldade de interação e inflexibilidade no conteúdo comunicativo; 5) dificuldade de cooperar e negociar de maneira adequada com seus pares (Parsons et al., 2017; Simms, & Jin, 2015).

FUNCIONAMENTO EXECUTIVO

Uma das categorizações mais comuns dos processos mentais está dentro das funções executivas, que incluem os processos de controle inibitório, memória de trabalho, flexibilidade mental, planejamento e seleção de estratégias para resolver problemas de forma otimizada (Anderson, 2008). No entanto, há um debate sobre as características que definem um processo como executivo e quais competências devem ser consideradas como tal.

Por meio de uma meta-análise, Demetriou et al. (2018) identificaram que em uma população com TEA existem deficiências relativamente equivalentes em vários processos executivos, incluindo formação de conceito, flexibilidade cognitiva, fluência, planejamento, controle inibitório e memória de trabalho por meio de sua avaliação com testes neuropsicológicos.

Da mesma forma, deficiências generalizadas no funcionamento executivo foram identificadas por meio de sua avaliação com testes mais ecológicos, como o Inventário de Funcionamento Executivo (BRIEF), que são consistentes ao longo da infância e adolescência na população com TEA (Kouklari et al., 2018).

O exposto sugere que as deficiências observáveis no funcionamento executivo não são atribuíveis a um determinado processo e que podem-ser o resultado da interação entre eles,o que é sustentado pela interdependência existente nosprocessos descritos no funcionameno executivo. Um perfil caracterizado, principalmente, por deficiências na flexibilidade cognitiva, planejamento e memória de trabalho foi identificado em populações de baixo e alto funcionamento (Craig et al., 2016).

Os déficits de flexibilidade cognitiva parecem ser osdéficits mais observáveis no comportamento característico decrianças com TEA,oque as leva a apresentar comportamentos rígidos, repetitivos e desajustados (Ozonof, 1997), comodificuldades emmudar o foco de atenção sobre os estímulos (Ozonof et al, 2017).

Da mesma forma, foi proposto que os padrões de erros perseverativos observáveis nesta população podem ser secundários a dificuldades de planejamento e flexibilidade cognitiva (Craig et al., 2016), o que é observável por meio da avaliação obtida em tarefas como a Wisconsin Card Classification Test (WCST), um teste em que geralmente é encontrada uma alta porcentagem de perseverações.

No que diz respeito à memória de trabalho, tanto na sua modalidade verbal como visuoespacial, foram identificadas dificuldades que são mais evidentes ao aumentar as demandas de processamento (Kercood et al., 2014). Essa disfunção também é um fator que contribui para as deficiências encontradas no processo de memória (Desaunay et al., 2020) devido às altas demandas colocadas no sistema executivo.

ATIVIDADE MOTORA

Podem ser observadas alterações ou atrasos no desenvolvimento motor de crianças com TEA, entre elas, a diminuição da atividade, atraso no desenvolvimento das habilidades motoras finas ou grossas, bem como maneirismos motores atípicos (Simms, & Jin, 2015). Alterações na área motora são sinais fundamentais para o diagnóstico de TEA, por isso podem ocorrer comportamentos repetitivos como agitar as mãos, movimentos dos dedos, bem como o uso repetitivo de objetos, por exemplo, alinhar brinquedos (Campisi et al., 2018).

Uma proposta recente sugere que os movimentos atípicos (postura, equilíbrio, marcha, movimentos dos membros superiores, controle motor fino), observados em crianças com TEA, podem ser o produto de um condição neurológica que ainda não foi totalmente investigada; Podem estar relacionados a anormalidades em áreas do cérebro relacionadas ao movimento, como cerebelo, corpo estriado e tronco cerebral. Esta proposta também destaca a importância das representações atípicas do movimento (tanto visual quanto motoricamente) na percepção, previsão e interpretação dos movimentos dos outros. Portanto, o efeito das anormalidades no movimento em crianças com TEA também pode ter efeito no nível social, ou seja, pessoas com autismo têm dificuldade de perceber, prever e interpretar os movimentos de pessoas saudáveis e vice-versa, o que dificulta sua interação social (Cook, 2016).

COGNIÇÃO SOCIAL

Nos últimos anos, o estudo da cognição social (SC) ganhou importância. Foi definido como um conjunto de processos cognitivos que permitem ao indivíduo dar sentido ao comportamento dos outros para interação social (Arioli et al, 2018). Este conjunto de competências engloba aspectos que aumentam em complexidade, incluindo percepção social, compreensão social e tomada de decisão em contextos sociais; Essa organização hierárquica implica os níveis anteriores como pré-requisitos para que os mais complexos apareçam.

Dentre as estruturas cerebrais relacionadas ao SC estão o lobo temporal lateral, a junção temporoparietal, amígdala, córtex orbitofrontal, córtex pré-frontal ventromedial (PFC), PFC dorsal, córtex somatossensorial direito, cíngulo e gânglios basais, entre outros. Estes são ativados por diferentes tarefas que envolvem diferentes processos de SC (Adolphs, 2001; Kennedy, & Adolphs, 2012). Como visto em seção anterior, o funcionamento dessas áreas cerebrais é alterado em crianças com TEA.

No caso de crianças com autismo, alterações em aspectos de percepção social têm sido descritas, visto que apresentam dificuldades na interpretação das expressões faciais, prosódia da linguagem, uso comunicativo de gestos, atenção conjunta, reconhecimento de emoções e pouco contato visual (Kennedy, & Adolphs, 2012).

Por outro lado, um dos aspectos mais estudados da SC em crianças com TEA tem sido a teoria da mente (ToM, por sua sigla em inglês). Este conceito está relacionado à capacidade de compreender os estados afetivos e mentais de outras pessoas, de modo que os pensamentos, desejos ou sentimentos de outras pessoas possam ser inferidos e interpretados de forma a adaptar nossa resposta social (Arioli et al., 2018).

ToM tem sido uma das habilidades afetadas em crianças com ASD, razão pela qual elas têm dificuldades em compreender os estados mentais de outras pessoas pessoas de primeira e segunda ordem, também são observadas dificuldades para entender ironia, mentiras, gafes, este último relacionado a situações sociais onde você tem que usar a empatia para não machucar os outros (Tirapu-Ustárroz et al., 2007).

Em indivíduos com TEA de alto funcionamento, a disfunção social afeta seriamente sua vida diária; independentemente de terem um QI médio, então SC pode ser distinguido de cognição não social. Portanto, o TEA é considerado um distúrbio de conectividade do cérebro, uma vez que, por exemplo, foi descrito que há conectividade anormal entre a amígdala e o córtex temporal ao processar faces, o que reduz o longo alcance de conectividade com a amígdala. Dessa forma, uma conectividade anormal é observada entre as estruturas cerebrais relacionadas à SC e aquelas relacionadas a outras funções cognitivas (Kennedy, & Adolphs, 2012).

Por fim, é importante mencionar que as alterações na SC apresentadas em crianças com TEA são o resultado da interação de deficiências em outras áreas, incluindo desde aspectos básicos no nível perceptivo até funções cognitivas, como memória, flexibilidade mental, memória de trabalho, atenção, entre outras. O exposto acima nos dá uma ideia melhor de como surgem as deficiências na reciprocidade social, a menor probabilidade de iniciar uma conversa, o menor interesse na interação com os pares e as dificuldades em ajustar seu comportamento às diferentes situações sociais (Campisi et al., 2018).

AUTISMO NO AMBIENTE ESCOLAR

Sem dúvida, o perfil cognitivo e comportamental das crianças com TEA é complexo e permite explicar alguns dos efeitos em sua vida diária. No entanto, os efeitos não se limitam apenas à área social, profissional ou familiar, mas também à área escolar, afetando o desenvolvimento de competências e o rendimento escolar.

HABILIDADES ACADÊMICAS

Assim como a ampla gama de sintomas comportamentais e cognitivos em ASDs, as habilidades acadêmicas apresentam um padrão heterogêneo entre os indivíduos. Em geral, os perfis acadêmicos de crianças com autismo mostram que as habilidades de leitura, escrita e matemática são preservadas; no entanto, os procedimentos de cálculo da média estatística podem, frequentemente, mascarar problemas graves ao analisar casos específicos. Uma tentativa de distinguir entre diferentes perfis acadêmicos foi feita através da formação de grupos de classificação entre crianças com baixo desempenho acadêmico e aquelas com desempenho adequado; especialmente, foi observado que o desempenho em tarefas aritméticas é fortemente afetado no grupo de crianças com baixo desempenho escolar. No que diz respeito à área de leitura, pode-se afirmar que, independentemente do nível de desempenho escolar, uma grande proporção de crianças com TEA tem sido afetada na compreensão de leitura (Chen et al., 2019). Por outro lado, também foram identificados alguns casos de crianças com aproveitamento adequado que apresentam perfil superior para a idade na área de matemática e precisão de leitura (Chen et al., 2019).

Ainda existem várias incógnitas que nos permitem explicar a grande heterogeneidade nos processos de aprendizagem em crianças com TEA. Uma possível explicação está relacionada aos processos cognitivos que permitem à criança, na escola, selecionar e reter informações relevantes para integrar em sua aprendizagem. Nesse sentido, postulou-se que a atenção dividida e a memória de trabalho em suas modalidades verbal e visual podem ser preditores no desempenho da matemática (McDougal et al., 2020). Outra opção vem do modelo proposto por Minshew e Goldstein (1998) sobre "transtornos em sistemas complexos de processamento de informação" em indivíduos com TEA, no qual se sugere que o padrão de déficit em todos os domínios cognitivos reflete quando há altas demandas de processamento e integração de informações (Williams et al., 2006).

Os nossos estudos, realizados nesta linha de trabalho, apoiam o pressuposto anterior. A Figura 3 mostra o perfil acadêmico médio de nove crianças com diagnóstico de TEA. Pode-se observar que as áreas acadêmicas, que apresentam desempenho inferior em relação ao grupo normativo, são aquelas relacionadas à integração de informações, entre as quais destacam-se a compreensão de leitura, composição e velocidade de escrita, bem como raciocínio lógico-matemático. Além disso, esse mesmo grupo de crianças apresentou um perfil cognitivo em que as capacidades intactas foram aquelas encontradas em um nível perceptivo-associativo. Ou seja, as diferenças em relação às crianças com desenvolvimento típico foram apresentadas naqueles domínios em que era necessária a geração de estratégias, modulação e integração de informações (Ortiz et al., 2013).

Outro aspecto que deve ser levado em consideração é que os perfis acadêmico e cognitivo estão em constante mudança ao longo do desenvolvimento, reflexo das mudanças ocorridas durante a maturação cerebral. Finalmente, foi visto que crianças com TEA tendem a apresentar maiores déficits no processamento sensorial em comparação com adultos, enquanto o raciocínio abstrato é mais estático entre as diferentes faixas etárias (Williams et al., 2006).

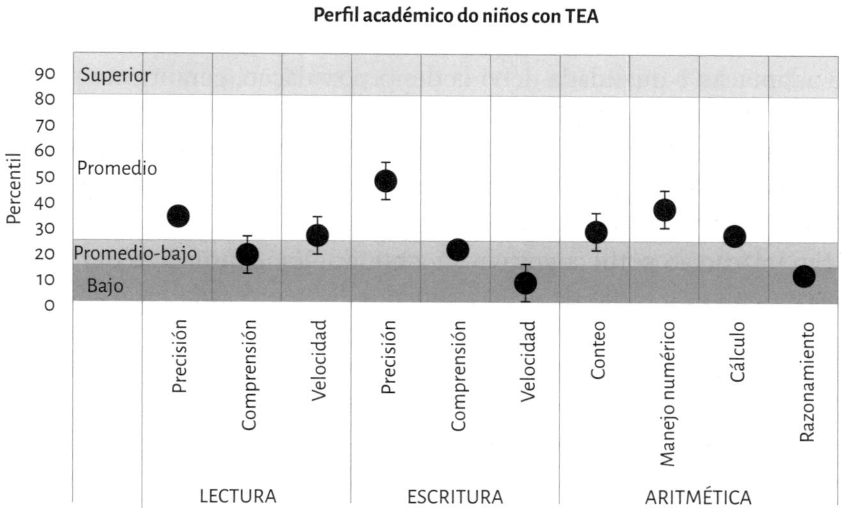

Figura 3. Perfil acadêmico da evolução com a bateria Neuropsicológica infantil (ENI). São apresentados os escores médios (com seus respectivos erros padrões) de nove crianças com diagnóstico de TEA na faixa etária de 6 a 15 anos.

CONCLUSÕES E RECOMENDAÇÕES

Nos últimos trinta anos, a conceituação do autismo mudou, uma vez que, em vez de ser considerado uma condição comportamental específica, atualmente é considerado como um amplo espectro de sintomas comportamentais, cognitivos e neuronais, cuja condição irá mudar dinamicamente ao longo das diferentes fases da vida do indivíduo. A adoção dessa conceituação também modificou as formas diagnósticas de classificação categórica para uma apreciação dimensional em que uma grande variedade na manifestação dos sintomas é considerada. As modificações realizadas nos manuais diagnósticos resultaram no aumento da prevalência dessa condição que atinge tanto homens quanto mulheres, embora neste último grupo mais estudos precisem ser realizados para corroborar as características centrais e individuais da população que atende o TEA (Happé, & Frith, 2020).

Como já foi descrito ao longo deste capítulo, existem diferentes níveis de gravidade na apresentação do TEA, que, por sua vez, estão relacionados ao nível de afetação encontrado nos aspectos cognitivos, comportamentais e do sono, bem como sua interação, não sendo possível falar de um perfil único nesta população.

Porém, na tentativa de identificar os pontos fortes e fracos mais consistentes para a escolha das estratégias mais adequadas de intervenção na adaptação e qualidade de vida dessa população, geralmente pode-se citar que crianças com TEA são caracterizadas por deficiências na comunicação social, verbal e não verbal, bem como por comportamentos restritivos e repetitivos que podem afetar sua funcionalidade e inserção em ambientes sociais.

Em relação ao perfil cognitivo encontrado, foi identificado um melhor desempenho no estilo de processamento de informação local associado à hiperfocalização da atenção. No entanto, essa característica dificulta os processos de redirecionamento da atenção para novos estímulos. Além disso, para a percepção, a integração em escala global é negligenciada.

Por outro lado, é comum encontrar deficiências em aspectos de manipulação visuoespacial, integração global de aspectos contidos nos estímulos, estratégias de codificação na aprendizagem e aspectos executivos como planejamento, flexibilidade cognitiva e memória de trabalho nessa população.

No que diz respeito à SC, foram relatadas dificuldades envolvendo aspectos perceptuais sociais para ToM, de modo que crianças com TEA apresentam dificuldades que vão desde olhar, reconhecer emoções, expressões faciais e gestos até dificuldades em inferir sobre pensamentos e emoções de outros, o que o impede de ajustar adequadamente suas respostas sociais.

Em relação ao ambiente escolar, crianças com autismo podem ter dificuldades para frequentar a escola, devido a alguns comportamentos agressivos ou autolesivos, bem como devido às habilidades sociais limitadas que afetam a comunicação e a participação das crianças nas atividades escolares (Fleury et al., 2015).

Dentre as recomendações da escola, sugere-se fazer adaptações curriculares, pois isso permite aumentar o tempo de participação do aluno com TEA em atividades acadêmicas das quais ele possa se beneficiar; para isso, é conveniente realizar uma avaliação psicopedagógica que permita identificar pontos fortes e fracos da criança.

Algumas recomendações gerais sugeridas por Research Autism (2020) para o trabalho do professor com a criança com TEA em sala de aula, são as seguintes:

- É importante manter uma comunicação próxima com os pais, para aprender mais sobre as características da criança, mantê-los informados sobre os comportamentos que ocorrem em sala de aula e cuidar da segurança da criança durante sua permanência na escola.

- Os recursos visuais geralmente têm sucesso em crianças com TEA, podem servir como lembretes de atividades, suporte para o aprendizado de novas rotinas ou instruções para realizar uma atividade. Portanto, podem ser utilizados para apresentação por escrito ou em imagens, por exemplo, para listas de materiais a serem utilizados, o horário escolar, o mapa escolar ou as atividades a serem realizadas em cada espaço da escola, entre outros.
- Crianças com TEA precisam de instruções explícitas, por isso é importante entender que algumas instruções que parecem óbvias devem ser explicadas o mais detalhadamente possível e até mesmo acompanhadas de um exemplo ou modelo do comportamento desejado.
- A psicoeducação para os colegas de alunos com TEA é fundamental, pois, desta forma, as crianças poderão entender porque seu colega tem dificuldade para realizar determinadas atividades, reduzindo a estigmatização, favorecendo a colaboração e o apoio dos outros na sala de aula.
- Sem dúvida, o professor deve estar preparado não só academicamente, mas também para o manejo comportamental de crianças com TEA. Por exemplo, você pode sentar seu filho o mais próximo possível de sua mesa, caso ele precise de apoio adicional e para mantê-lo longe de distrações, para fornecer tempo de descanso, se necessário, e para estar preparado para lidar com situações problemáticas em sala de aula.

Entre os sistemas pedagógicos que geralmente são implementados em crianças com TEA, estão (Baron-Cohen, 2010):

- Vida diária e terapia ocupacional: estimular a melhoria nas atividades da vida diária, regularmente, em situações sociais, através de atividades em grupo, de forma estruturada.
- Método TEACCH: tratamento e educação de crianças com autismo e outros problemas de comunicação (TEACCH, por sua sigla em inglês), ou método TEACCH, consiste na realização de programas pedagógicos que são concebidos individualmente, visando o aprimoramento de habilidades sociais, ensino estruturado e generalização.
- Ensine habilidades sociais e leitura de mentes: geralmente, comportamentos e regras sociais são ensinados didaticamente. No entanto, uma de suas críticas é que os comportamentos sociais podem parecer rígidos e não aparecer naturalmente.

Por outro lado, uma vez que as falhas de ToM são um aspecto crucial em crianças com TEA, métodos também foram propostos para desenvolver os princípios básicos que permitem a compreensão dos estados mentais. Dentre esses métodos, utiliza-se o uso de vinhetas, imagens e outros recursos, como a enciclopédia eletrônica de expressões humanas (Mind Reading).

Para concluir, é importante enfatizar que, embora padrões comportamentais e cognitivos característicos tenham sido descritos em crianças com TEA, é essencial considerar o contexto individual de cada caso para identificar as necessidades específicas e, com isso, implementar os ajustes escolar, social e/ou familiar que melhor se adaptem, considerando as generalidades apresentadas ao longo deste capítulo.

REFERÊNCIAS BIBLIOGRÁFICAS

Adolphs, R. (2001). The neurobiology of social cognition. *Curr Opin Neurobiol*, 11(2), 231-239.

Ancoli-Isrel, S., Cole, R., Alessi, C., Chambers, M., Moorcroft, W., Pollack, C. (2003). The Role of Actigraphy in the Study of Sleep and Circadian Rhythm. Sleep. 26. (3): 342-392.

Anderson, P. (2008). Towards a developmental model of executive function. In Anderson, V. Jacobs, R. & Anderson, P. (Ed.) *Executive functions and the frontal lobes* (pp. 3-21). USA: Taylor & Francis Group.

Arioli, M., Crespi, C., & Canessa, N. (2018). Social Cognition through the Lens of Cognitive and Clinical Neuroscience. *BioMed Research International*, 2018, 4283427. https://doi.org/10.1155/2018/4283427.

Arowolo, R. A. (2020). *Moderation of Effects of Anxiety on Verbal and Visuospatial Short-Term Memory in Young Children with Autism Spectrum Disorder*. Tesis Doctoral, Seattle Pacific University).

Bonnet, M., Arand, D. (2003). Clinical effects of sleep fragmentation versus sleep deprivation. *Sleep Medicine Reviews*, 7(4), 297-310.

Booth, R. D., & Happé, F. G. (2018). Evidence of reduced global processing in autism spectrum disorder. *Journal of Autism and Developmental Disorders*, 48(4), 1397-1408.

Buckley, A., Rodriguez, A., Jennison, K., Buckley, J., Thurm, A., Sato, S., Swedo, S. (2010). Rapid Eye Movement Sleep Percentage in Children With Autism Compared With Children With Developmental Delay and Typical Development. *Archive of Pediatric and Adolescence Medicine*, 164 (11): 1032-1037.

Campisi, L., Imran, N., Nazeer, A., Skokauskas, N., & Azeem, M. W. (2018). Autism spectrum disorder. *British Medical Bulletin*, 127(1), 91-100. https://doi.org/10.1093/bmb/ldy026 %J British Medical Bulletin.

Chen, L., Abrams, D. A., Rosenberg-Lee, M., Iuculano, T., Wakeman, H. N., Prathap, S., & Menon, V. (2019). Quantitative analysis of heterogeneity in academic achievement of children with autism. *Clinical Psychological Science*, 7(2), 362-380.

Cook, J. (2016). From movement kinematics to social cognition: the case of autism. *Philosophical Transactions of the Royal Society B*: Biological Sciences, 371(1693), 20150372. https://doi.org/doi:10.1098/rstb.2015.0372.

Craig, F., Margari, F., Legrottaglie, A. R., Palumbi, R., de Giambattista, C., & Margari, L. (2016). A review of executive function deficits in autism spectrum disorder and attention-deficit/hyperactivity disorder. *Neuropsychiatric Disease and Treatment*, 12, 1191–1202.

Dellapiazza, F., Vernhet, C., Blanc, N., Miot, S., Schmidt, R., & Baghdadli, A. (2018). Links between sensory processing, adaptive behaviours, and attention in children with autism spectrum disorder: A systematic review. *Psychiatry research*, 270, 78-88.

Demetriou, E. A., Lampit, A., Quintana, D. S., Naismith, S. L., Song, Y. J. C., Pye, J. E., Hickie, I., & Guastella, A. J. (2018). Autism spectrum disorders: A meta-analysis of executive function. *Molecular Psychiatry*, 23(5), 1198–1204.

Desaunay, P., Briant, A. R., Bowler, D. M., Ring, M., Gérardin, P., Baleyte, J. M., Guénolé, F., Eustache, F., Parienti, J. J., & Guillery-Girard, B. (2020). Memory in autism spectrum disorder: A meta-analysis of experimental studies. *Psychological Bulletin*, 146(5), 377–410.

Elia, M., Ferri, R., Musumeci, S., Gracco, S., Bottitta, M., Scuderi, C., Miano, G., Panerai, S., Bertrand, T., Grubar, J. (2000). Sleep in subjets with autistic disorder: A Neurophysiological and Psychological Study. Brain and Development, 22 (2); 88-92.

Ellis, A. J., Kinzel, C., Salgari, G. C., & Loo, S. K. (2017). Frontal alpha asymmetry predicts inhibitory processing in youth with attention deficit/hyperactivity disorder. *Neuropsychologia*, 102, 45-51.

Fogel, S., Vien, C., Karni, A., Benali, H., Carrier, J., Doyon, J. (2017). Sleep spindles: a physiological marker of age-related changes in grey matter in brain regions supporting motor skill memory consolidation. *Neurobiology of aging*, 49, 154-164.

Frith, U., & Happé, F. (1994). Autism: Beyond "theory of mind". *Cognition*, 50(1-3), 115-132.

Godbout, R., Cybele, B., Limoges, E., Emmanuel, S., Laurent, M. (1998). A laboratory Study of Sleep in Asperger's Syndrome. *Neuroreport*, 11 (1): 127-130.

Goldstein, G., Allen, D. N., Minshew, N. J., Williams, D. L., Volkmar, F., Klin, A., & Schultz, R. T. (2008). The structure of intelligence in children and adults with high functioning autism. *Neuropsychology*, 22(3), 301.

Happé, F., & Frith, U. (2006). The weak coherence account: Detail-focused cognitive style in autism spectrum disorders. *Journal of Autism and Developmental Disorders*, 36, 5–25.

Happé, F., & Frith, U. (2020). Annual Research Review: Looking back to look forward–changes in the concept of autism and implications for future research. *Journal of Child Psychology and Psychiatry*, 61(3), 218-232.

Herringshaw, A. J., Kumar, S. L., Rody, K. N., & Kana, R. K. (2018). Neural correlates of social perception in children with autism: local versus global preferences. *Neuroscience*, 395, 49-59.

Iber, C., Ancoli-Israel, S., Chesson, A., Quan, S. (2007). *The AASM Manual for the Scoring of Sleep and Associates Events: rules, Terminology and Technical Specifications*. American Academy of Sleep Medicine: U.S.A.

Keehn, B., Westerfield, M., Müller, R. A., & Townsend, J. (2017). Autism, attention, and alpha oscillations: An electrophysiological study of attentional capture. *Biological Psychiatry*: Cognitive Neuroscience and Neuroimaging, 2(6), 528-536.

Kennedy, D. P., & Adolphs, R. (2012). The social brain in psychiatric and neurological disorders. Trends Cogn Sci, 16(11), 559-572. https://doi.org/10.1016/j.tics.2012.09.006.

Kercood, S., Grskovic, J. A., Banda, D., & Begeske, J. (2014). Working memory and autism: A review of literature. *Research in Autism Spectrum Disorders*, 8(10), 1316-1332.

Kouklari, E.-C., Tsermentseli, S., & Monks, C. P. (2018). Everyday executive function and adaptive skills in children and adolescents with autism spectrum disorder: Cross-sectional developmental trajectories. *Autism & Developmental Language Impairments*. https://doi.org/10.1177/2396941518800775.

Kryger, M., Roth, T., Dement, W. (2011). *Principles and Practice of Sleep Medicine*. Canada: Elsevier Inc.

Lafortune, M., Gagnon, J., Martin, N., Latreille, V., Dubé, J., Bouchard, M., Bastien C., Carrier, J. (2014). Sleep spindles and rapid eye movement sleep as predictors of next morning cognitive performance in healthy middle-aged and older participants. *Journal of Sleep Research*, 23,159-167.

Limoges, E., Mottron, L., Boldue, C., Berthiaume, C., Godbout, R. (2005). Atypical sleep architecture and the autism phenotype. *Brain*, 128: 1049-1061.

Malow, B., Marzec, M., McGrew, S., Wang, L., Henderson, L., Stone, W. (2006). Characterizing Sleep in Children with Autism Spectrum Disorders: A Multidimensional Approach. *Sleep*, 29: 1563-1571.

Mandy, W., Murin, M., & Skuse, D. (2015). The cognitive profile in autism spectrum disorders. *Autism spectrum disorders*, 180, 34-45.

Manning, C., Tibber, M. S., Charman, T., Dakin, S. C., & Pellicano, E. (2015). Enhanced integration of motion information in children with autism. *Journal of Neuroscience*, 35(18), 6979-6986.

Margulis, L. (2009). Funcionamiento de los sistemas de memoria en niños con Trastorno Autista y Trastorno de Asperger. *Revista Argentina de Neuropsicología*, 13, 29–48.

McDougal, E., Riby, D. M., & Hanley, M. (2020). Profiles of academic achievement and attention in children with and without Autism Spectrum Disorder. *Research in Developmental Disabilities*, 106, 103749.

Minshew, N. J. & Goldstein, G. (1998). Autism as a disorder of complex information processing. *Mental retardation and developmental disabilities*, 4, 129–136.

Mo, S., Liang, L., Bardikoff, N., & Sabbagh, M. A. (2019). Shifting visual attention to social and non-social stimuli in Autism Spectrum Disorders. *Research in Autism Spectrum Disorders*, 65, 56-64.

Mottron, L., Dawson, M., Soulieres, I., Hubert, B., & Burack, J. (2006). Enhanced perceptual functioning in autism: an update, and eight principles of autistic perception. *Journal of autism and developmental disorders*, 36(1), 27-43.

Oberman, L. M., Pascual-Leone, A., & Rotenberg, A. (2014). Modulation of corticospinal excitability by transcranial magnetic stimulation in children and adolescents with autism spectrum disorder. *Frontiers in Human Neuroscience*, 8, 627. http://doi.org/10.3389/fnhum.2014.00627.

Ortiz, C. E. E., Ayala, G. F., Reyes, A. A., López, G. R. & Mexicano, M. G. (2013). Evaluación de las funciones cognoscitivas en niños con trastornos del espectro autista. *Revista Neuropsicología Latinoamericana*, 5(4), 53-60.

Ozonof, S. (1997). Components of executive function in autism and other disorders. In J. Russell (Ed.). *Autism as an executive disorder*. Oxford University Press.

Ozonof, S., South, M., & Provencal, S. (2007). Executive functions in autism: Theory and practice. In Pérez, J. M., Gonzalez, P. M., Comi, M. L., Nieto, C. (Eds). *New developments in Autism; the future is today*. Jessica Kingsley.

Parham, L. D., Ecker, C., Kuhaneck, H., Henry, D. A., & Glennon, T. J. (2007). Sensory Processing Measure (SPM): Manual. Los Angeles: Western Psychological Services.

Research Autism, O. (2020). *Transition back to school: 5 tips for teachers*.

Ronconi, L., Gori, S., Federici, A., Devita, M., Carna, S., Sali, M. E., & Facoetti, A. (2018). Weak surround suppression of the attentional focus characterizes visual selection in the ventral stream in autism. *NeuroImage: Clinical*, 18, 912-922.

Sanz-Cervera, P., Pastor-Cerezuela, G., Fernández-Andrés, M. I., & Tárraga-Mínguez, R. (2015). Sensory processing in children with autism spectrum disorder: relationship with non-verbal IQ, autism severity and attention deficit/hyperactivity disorder symptomatology. *Research in Developmental Disabilities*, 45, 188-201.

Semino, S., Zanobini, M., & Usai, M. C. (2019). Visual memory profile in children with high functioning autism. *Applied Neuropsychology: Child*.

Siegel, D. J., Minshew, N. J., & Goldstein, G. (1996). Wechsler IQ profiles in diagnosis of high-functioning autism. *Journal of autism and developmental disorders*, 26(4), 389-406.

Talli, I. (2020). Verbal Short-Term Memory as Language Predictor in Children with Autism Spectrum Disorder. *Journal of Behavioral and Brain Science*, 10(05), 200–219.

Tani, P., Linberg, N., Wendt, T., Wendt, L., Alanko, L., Appelberg, B., Porkka-Heiskanen, T. (2003). Insomnia is a Frequent Finding in Adults with Asperger Syndrome. *BMC Psychiatry*, 3 (12): 1-10.

Tani, P., Lindeberg, L., Wendt, N., Wendt, T., Virkkala, J., Appelberg, B., Porkka-Heiskanen, T. (2004). Sleep in Young Adults with Asperger Syndrome. *Neuropsychobiology*, 50: 147-152.

Tani, P., Lindeberg, N., Wendt, T., Wendt, L., Alanko, L., Appelberg, B., Porkka-Heiskanenm T. (2005). Actigraphic assessment of sleep in young adults with Asperger syndrome. *Psichiatry and Clinical Neurosciences*, 59, 206-208.

Tirapu-Ustárroz, J., Pérez-Sayes, G., Erekatxo-Bilbao, M., & Pelegrín-Valero, C. (2007). ¿Qué es la teoría de la mente? *RevNeurol*, 44(08), 0479-0489. http://www.neurologia.com.

Utzerath, C., Schmits, I. C., Kok, P., Buitelaar, J., & de Lange, F. P. (2019). No evidence for altered up-and downregulation of brain activity in visual cortex during illusory shape perception in autism. *Cortex*, 117, 247-256.

Visser, J. C., Rommelse, N. N., Greven, C. U., & Buitelaar, J. K. (2016). Autism spectrum disorder and attention-deficit/hyperactivity disorder in early childhood: a review of unique and shared characteristics and developmental antecedents. *Neuroscience & Biobehavioral Reviews*, 65, 229-263.

Vivanti, G., Hocking, D. R., Fanning, P. A., Uljarevic, M., Postorino, V., Mazzone, L., & Dissanayake, C. (2018). Attention to novelty versus repetition: Contrasting habituation profiles in Autism and Williams syndrome. *Developmental cognitive neuroscience*, 29, 54-60.

Wang, J., Barstein, J., Ethridge, L. E., Mosconi, M. W., Takarae, Y., & Sweeney, J. A. (2013). Resting state EEG abnormalities in autism spectrum disorders. *Journal of neurodevelopmental disorders*, 5(1), 24.

Wiggs, L., Stores, G. (2004). Sleep patterns and sleep disorders in children with autistic spectrum disorders: insights using parent report and actigraphy. *Developmental Medicine & Child neurology*, 46: 372-380.

Williams, D. L., Goldstein, G. & Minshew, N. J. (2006). Neuropsychologic functioning in children with autism: further evidence for disordered complex information--processing. *Child Neuropsychol*, 12(4-5), 279–298.

Williams, G., Sears, L., Allard, A. (2004). Sleep problems in children with autism. *Journal of Sleep Research*, 13, 265-268.

SONO E AUTISMO: COMO ATUAR NA ESCOLA E EM CASA

Luiza Elena L. Ribeiro do Valle
Cátia M. Evangelista Ribeiro do Valle
Ângela Mathylde Soares
Eduardo Leite Ribeiro do Valle

INTRODUÇÃO E JUSTIFICATIVA

O sono satisfatório é um requisito fundamental para o bom desempenho no trabalho, bom humor e funcionamento cognitivo saudável. Durante o sono ocorre a consolidação da memória e o equilíbrio das funções do organismo e, assim, o sono inadequado interfere na saúde. As alterações do sono podem estar associadas com a própria fisiopatologia do Autismo e podem influenciar o comportamento diário desses indivíduos.

O Transtorno do Espectro do Autismo (TEA), definido como desordem crônica do neurodesenvolvimento e assim denominado pelo DSM-V, compreende os diagnósticos de Autismo, Síndrome de Asperger, Transtorno Desintegrativo da infância e Transtorno Global do Desenvolvimento Sem Outra Especificação (Herold; & Connors, 2012; Woods et al., 2013; APA, 2013).

O TEA engloba prejuízos significativos na comunicação e interação social, que se manifestam em contextos variados como dificuldades para iniciar e manter uma conversa, e quando esta ocorre, a troca de informação é reduzida e restrita em interesses. Estão presentes dificuldades para integrar o contato visual com o uso de gestos e expressões corporais, tanto na comunicação verbal como não verbal. Ocorrem dificuldades em adequar o comportamento a diversos contextos sociais, além de prejuízos na capacidade simbólica, como nos jogos imaginativos e em grupos padrões de comportamentos, interesses e atividades restritos ou repetitivos, podendo ser demonstrados em forma de estereotipias motoras, da fala ou no uso inadequado de objetos. Observa-se inflexibilidade na mudança de rotina, ritualizações de comportamentos e interesses excessivos por determinado assunto e/ou objeto. Na última edição do manual apresenta-se o critério referente à hiper ou hipossensibilidade a estímulos sensoriais (APA, 2013).

Sua prevalência varia de aproximadamente 1 a 5 casos em cada 10000 crianças (Assumpção, 2010). É uma doença que afeta 4 vezes mais meninos do que meninas (Doyen et al., 2011). Existem evidências que os Transtornos de sono nos Autistas estão relacionados à dificuldade no controle emocional e aumento da agressividade, impulsividade e hiperatividade (May et al., 2015).

PROBLEMAS E OBJETIVOS

Entre os problemas encontrados, podemos ressaltar a sua incidência. Estudos indicam que até 50 a 80% dos Autistas apresentam Transtornos do Sono, entre eles a Insônia, os Distúrbios respiratórios do sono, incluindo um maior risco de Apneia do Sono, de Síndrome das pernas inquietas, do Despertar Confusional, de Dormidor Curto, e de Distúrbio do Ritmo Circadiano (Gail, Williams, Sears, & Allard, 2004). O aumento da prevalência dos distúrbios de Sono no Autismo é complexo e envolve a interação entre mecanismos biológicos, sociais, psicológicos, ambiente e aspectos familiares. Devemos lembrar, também, que uma das características do Autismo é apresentar um processamento sensitivo alterado, que pode incluir uma redução de limiar sensitivo a dor, hipersensibilidade a barulho e outros estímulos que normalmente não seriam tão impactantes para uma criança de desenvolvimento típico, tornando o grupo de Autistas mais carentes de cuidados preventivos de Higiene do Sono do que os que já se percebe faltando na população comum.

Vários instrumentos (questionários ou escalas), por meio da observação direta ou de perguntas direcionadas, colaboram para estabelecer parâmetros mensuráveis e para orientar o diagnóstico clínico, uma vez que não existem exames laboratoriais comprobatórios que orientem o diagnóstico (Valle, L., Valle, E., & Assumpção, 2020) que possam orientar pais e professores sobre a importância do ritmo sono-vigília. Os cuidados devem ocorrer desde o início, para prevenir o agravamento dos aspectos cognitivos e fisiológicos que se envolvem no desenvolvimento de transtornos paralelos. Dentre as possíveis influências ambientais que aumentariam o risco do TEA estão injúrias pré ou perinatais, toxicidade ao mercúrio e infecções virais persistentes, que poderiam se iniciar in útero e, em consequência, contribuir para alterações no sistema nervoso central (SNC) e em outros sistemas em desenvolvimento (Wing, & Potter, 2002).

Outro problema que nos mostra a importância de tratar do Sono em TEA, refere-se uma característica peculiar. De acordo com o DSM-5 (APA, 2013), o TEA classifica-se por níveis de severidade, do mais leve ao mais grave, sendo eles nível 1, 2 e 3, respectivamente. No nível 1, nota-se dificuldades para iniciar uma conversa e inflexibilidade de comportamento, dificultando o funcionamento em diferentes contextos. No nível 2 há déficits graves na comunicação social, dificuldades para lidar com mudanças, deixando mais aparente os comportamentos repetitivos. Já no nível 3 há déficits graves na comunicação social, causando prejuízos severos no funcionamento adaptativo, extrema dificuldade para lidar com a mudança de rotina e maior evidência de comportamentos restritos. A severidade dos sintomas acarreta variabilidade no funcionamento adaptativo destes indivíduos (Mecca, Almeida, Gonçalves e Macedo, 2016). O funcionamento adaptativo é passível de mudanças conforme a possibilidade de oferecer conhecimentos para pais, professores e cuidadores, de forma a iniciarem desde cedo uma interferência significativa e bem orientada.

Entende-se por funcionamento adaptativo o uso de habilidades que são adquiridas pelo indivíduo ao longo do desenvolvimento e que são necessárias para atender às demandas da vida diária, referindo-se à maneira que os indivíduos satisfazem suas necessidades pessoais e lidam com as exigências sociais do meio em que vivem, ou seja, no seu cotidiano, em casa, na escola, no trabalho e na comunidade (Mecca, Almeida, Gonçalves, & Macedo, 2016).

Há, ainda, o problema da comunicação, que é básica na aprendizagem e contribui para prejuízos no funcionamento adaptativo (Mecca, Almeida, Gonçalves, & Macedo, 2016). Há, também, maior prejuízo quando o TEA vem acompanhado de outras condições, como epilepsia, Distúrbios do sono, TDAH, ansiedade, entre outros, na comunicação (Mecca, Orsati, & Macedo, 2014).

Na discussão sobre as questões de sono e aprendizagem, as funções executivas e a linguagem precisam receber destaque. As funções executivas referem-se aos processos cognitivos complexos, mediados no lobo frontal, mais especificamente no córtex pré-frontal, que recebe informações de todas as áreas de associação unimodais. Segundo Zucolo (2016), este termo abrangente contempla a organização de recursos cognitivos e comportamentais de adaptação frente a novas situações e estímulos como: planejamento, organização, inibição, flexibilidade mental, fluência verbal e memória de trabalho, que são afetados nos Autistas. As funções executivas são consideradas de suma importância para a aprendizagem, para o bom desempenho em tarefas do dia-a-dia, interações sociais, sendo norteadoras na tomada de decisões, resolução de problemas através da auto-organização, inibição de respostas irrelevantes e criação de metas com manutenção das mesmas e motivação. Não há um consenso na literatura sobre quais seriam as funções executivas mais comprometidas no TEA, mas a maioria das funções executivas está afetada nessa população.

Em relação aos Distúrbios de Sono, já se sabe que provocam, na população em geral, sonolência diurna, alterações de humor e comportamento, déficit de memória, diminuem a concentração e a motivação, assim como queda na imunidade. Problemas emocionais, comportamentais e de relacionamento social podem contribuir para piorar alguns Distúrbios de Sono, sendo essa uma relação proporcional, e os hábitos, como horário de dormir, se alimentar e as atividades sociais, interferem no ritmo sono-vigília.

Iniciar e manter o sono são as queixas mais encontradas nas crianças com Autismo. A sensibilidade exacerbada aos estímulos externos que algumas crianças do espectro apresentam, somada a um ambiente estressante, podem resultar em crianças vigilantes, hiperativas e resistentes à hora de dormir, o que cursa com as altas taxas de insônia encontrada nessa população (Aman, Farmer, Hollway, & Arnold, 2008). A insônia crônica pode levar à depressão, dificultar a aprendizagem e comprometer o desempenho escolar. É importante também ressaltar que o uso de alguns medicamentos, frequentemente usados para o tratamento do Autismo, pode influenciar e interferir no sono destes indivíduos e devem ser considerados.

O objetivo desta pesquisa é investigar parâmetros de ritmo sono-vigília, em portadores de Transtorno do Espectro do Autismo (TEA) e seu impacto em suas vidas diárias, visando fornecer dados para a melhora da qualidade de vida destes indivíduos, de forma a orientar pais e professores sobre o sono, prevenção destes transtornos e promoção da aprendizagem e comunicação melhorada. Como objetivos específicos, a pesquisa procurou avaliar os índices de adaptação aos sete componentes previstos no IPQS e o grau de sonolência diurna avaliada pelo EPWORTH.

PROCEDIMENTOS

Os procedimentos de coleta de dados pautaram-se na assinatura do Termo de Consentimento Esclarecido, o que ocorreu no próprio formulário enviado online, para inscrição voluntária na pesquisa teórico-metodológicos que sustentaram a construção da pesquisa de campo, realizada com questionários respondidos pelos pais de alunos da Escola Municipal Especial Professora Mariza Azevedo Catarino, no município de São João de Meriti, na região da Baixada Fluminense/RJ e agradecemos ao Gestor, Professor José Salomão Dantas, que, gentilmente, colaborou com a pesquisa convidando os pais das crianças a participarem.

São João de Meriti possui uma população de cerca de 472.406 habitantes (IBGE, 2019), ocupando uma área de 35,216 km² (IBGE, 2019). No ano de 2018, a Escola Municipal Professora Mariza Azevedo Catarino passou a ser reconhecida pela SEME como uma instituição de ensino de referência no AEE para pessoas com TEA. A escola Mariza, hoje, oferece AEE à aproximadamente 220 alunos com características do TEA agrupados em classes regulares e outras especiais em diferentes etapas e modalidades de ensino. Esse agrupamento é realizado considerando aspectos do desenvolvimento pedagógico de cada aluno, apontados em fichas-resumo feitas por profissionais no início de cada ano letivo após observação dos mesmos no período de adaptação escolar. Em reuniões de estudo de caso, os profissionais que atuam com os alunos com a equipe diretiva (orientação pedagógica e educacional, gestão escolar e secretaria) fazem a organização dos grupos de alunos em níveis de desenvolvimento que variam numa escala de 1 até 8. Os critérios para esse nivelamento foram criados pela equipe diretiva da escola por base nos apontamentos das fichas de observação pedagógica, considerando, sobretudo, a necessidade de apoio do aluno para a realização das atividades.

Foram avaliados 17 alunos da escola, que contam com idades de 9 a 36 anos, sendo apenas três do sexo feminino. Os instrumentos de pesquisa foram o Índice de Qualidade do Sono de Pittsburgh (PSQI) e a Escala de Sonolência Epworth.

O PSQI é uma ferramenta usada para avaliação da qualidade do sono e foi aplicada neste estudo a versão brasileira, que foi traduzida e validada por Bertolazi et al. (2011). O questionário foi desenvolvido por Buysse et al. (1989), com 19 questões referentes a qualidade e distúrbios de sono relacionados ao comportamento experimentado no último mês. O questionário avalia sete componentes do sono: qualidade subjetiva, latência, duração, eficiência e distúrbios do sono, além do uso de medicamentos e disfunção diária. Para cada componente, o escore pode variar de 0 a 3, chega-se a um escore de no máximo 21 pontos. As pontuações acima de 5 pontos indicam má qualidade do sono do indivíduo.

A Escala de Sonolência Epworth é uma escala destinada a medir a sonolência diurna, medida pelo uso de um questionário muito curto. Isso pode ser útil no diagnóstico de distúrbios do sono. Foi introduzido em 1991, pelo Dr. Murray Johns, do Epworth Hospital em Melbourne, Austrália. A pontuação de 0 a 9 é normal. Acima de 10 pontos pode indicar distúrbio do sono.

Os questionários foram enviados on-line, através da diretoria da escola, diretamente aos pais que concordaram em participar, e devolvidos para análise dos dados. Sendo uma pesquisa de desdobramento sobre questões do sono, a aprovação do comitê de ética já se encontrava disponível.

RESULTADOS E DISCUSSÃO

Para elaboração desse estudo foram avaliados pacientes com Autismo relativamente ao comportamento do sono, avaliado com uso de dois questionários, Pittsburgh e Epworth, além da avaliadas as características dos pacientes.

As características qualitativas avaliadas foram descritas com uso de frequências absolutas e relativas, e as características quantitativas foram descritas com uso de medidas resumo (média, desvio padrão, mediana, mínimo e máximo) (Kirkwood, & Sterne, 2006).

Foram descritas as idades dos pacientes e idade do diagnóstico de autismo, segundo o resultado das escalas de avaliação do sono com uso de medidas resumo e comparadas às idades segundo as categorias das escalas com uso de testes t-Student não pareado (Kirkwood, & Sterne, 2006). As características de qualidade do sono e duração do sono foram descritas segundo as categorias das escalas com uso de frequências absolutas e relativas e verificada a existência de associação com uso de testes da razão de verossimilhanças (Kirkwood e Sterne, 2006).

As análises foram realizadas com uso do *software* IBM-SPSS *for Windows*, versão 22.0, e tabulados com uso do *software* Microsoft-Excel 2010, e os testes foram realizados com nível de significância de 5%.

Variável	Descrição (N = 17)
Idade (anos)	
média ± DP	20,4 ± 7,4
mediana (mín.; máx.)	20 (9; 36)
Sexo, n (%)	
Feminino	3 (17,6)
Masculino	14 (82,4)
Idade diagnóstico (anos)[9*]	
média ± DP	4,5 ± 2,9
mediana (mín.; máx.)	4 (1; 10)
Casos na família, n (%)	
Não	6 (35,3)
Sim	11 (64,7)
Estado civil, n (%)	
Solteiro(a)	16 (94,1)
Viúvo(a)	1 (5,9)
Vive com os pais, n (%)	
Não	1 (5,9)
Sim	16 (94,1)
Número de irmãos	
média ± DP	1,29 ± 0,99
mediana (mín.; máx.)	1 (0; 4)
Café, n (%)	
Não	17 (100)

Tabela 1 – Descrição das características sociodemográficas dos pacientes avaliados

A Tabela 1 mostra que os pacientes avaliados obtiveram diagnóstico do autismo variando de 1 a 10 anos, apenas um deles não vive com os pais e nenhum deles relatou consumo de café durante a noite. A pesquisa nos mostra uma variação grande em relação à idade em que ocorre o diagnóstico dos sujeitos. Neste período, pais e professores não recebem orientação adequada para que possam atender às necessidades do grupo adequadamente; todos eles demonstram uma dependência à família. Outro dado interessante foi que sujeitos do grupo foram orientados sobre os efeitos do café e não o ingeriram em horário próximo ao sono, demonstrando que as orientações recebidas são seguidas pelos pais (em 100%, neste caso). A tendência apontada nas pesquisas de que a presença do TEA ocorre com maior frequência em indivíduos do sexo masculino, permanece neste estudo. Também se observa uma incidência de familiares com as mesmas características.

9 Um paciente não respondeu.

Variável	Descrição (N = 17)
Prazer em dormir, n (%)	
Não	14 (82,4)
Sim	3 (17,6)
Qualidade subjetiva, n (%)	
Muito boa	8 (47,1)
Boa	6 (35,3)
Ruim	3 (17,6)
Latência, n (%)[10]	
0	3 (18,8)
1 a 2	8 (50)
3 a 4	3 (18,8)
5 a 6	2 (12,5)
Duração, n (%)[11]	
> 7 horas	14 (87,5)
6 a 7 horas	1 (6,3)
5 a 6 horas	1 (6,3)
Eficiência, n (%)[12]	
> 85%	8 (50)
75 a 84%	7 (43,8)
65 a 74%	1 (6,3)
Distúrbio Sono, n (%)[13]	
0	3 (18,8)
1 a 9	9 (56,3)
10 a 18	4 (25)
Medicamento, n (%)[14]	
Nenhuma vez	9 (56,3)
Menos de 1 vez/sem	2 (12,5)
1 a 2 vezes/semana	2 (12,5)
3 vezes/sem ou mais	3 (18,8)
Disfunção, n (%)	
0	8 (47,1)
1 a 2	5 (29,4)
3 a 4	2 (11,8)
5 a 6	2 (11,8)

10 Um paciente não respondeu.

11 Um paciente não respondeu.

12 Um paciente não respondeu.

13 Um paciente não respondeu.

14 Um paciente não respondeu.

Variável	Descrição (N = 17)
Pittsburgh, n (%)	
Boa	6 (35,3)
Ruim	11 (64,7)
média ± DP	5,6 ± 3,7
mediana (mín.; máx.)	5 (0; 15)
Epworth, n (%)	
Sem sonolência	14 (82,4)
Sonolência diurna	3 (17,6)
média ± DP	3,5 ± 6,2
mediana (mín.; máx.)	1 (0; 24)

Tabela 2 – Descrição das características do sono dos pacientes avaliados

Pela Tabela 2, tem-se que mais de 60% dos pacientes avaliados apresentaram qualidade de sono ruim pela escala de Pittsburgh e 17,6% apresentaram sonolência diurna pela escala de Epworth. Em relação aos componentes do sono, obteve-se que:

- Componente 1: Análise subjetiva do sono — é a percepção que o sujeito tem do próprio sono, ainda que tenham respondido com auxílio dos pais. A maioria pensa que está tudo bem, não relaciona o sono com prejuízos no comportamento, na vida social, na aprendizagem. Apenas 3 sujeitos perceberam o sono como prazer, o que é curioso porque o sono reparador tem a função de dar satisfação.
- Componente 2: Latência do sono — é o tempo que o indivíduo demora para iniciar o sono ou voltar a dormir, depois de um despertar noturno. É um dos maiores problemas do sono, observados em todas as populações. A ansiedade interfere no sono e é uma característica do autismo que, diante de frustrações, se refugia no mundo dele ou fica agressivo, agitado.
- Componente 3: Duração do sono — frequentemente é confundida com o tempo permanecido na cama, mas o exame diferencia "estar deitado" e "dormir".
- Componente 4: Eficiência do Sono — compara as horas dormidas, com as horas em que o sujeito permanece na cama. A pessoa pode ter a impressão de que dormiu 12 horas, mas dormir um sono reparador não significa passar muitas horas deitado. O sono tem várias etapas e ciclos que são importantes para que ele cumpra seu papel de equilibrar o organismo.
- Componente 5: Distúrbio do sono — se o indivíduo acorda à noite, se respira bem, se tossiu ou roncou, se sentiu frio ou calor, se tem sonhos ruins, se tem dor. Estes componentes não são sempre

percebidos pelo sujeito, enquanto dorme, mas interferem na eficiência do sono.

- Componente 6: Disfunção durante o dia — uso de medicação para dormir. Frequentemente o uso de medicamento dá a impressão de um sono bom, mas o seu uso indica um resultado artificial, que não substitui o sono normal, sem medicação.
- Componente 7: Disfunção durante o dia — implica em sonolência diurna ou falta de ânimo, prejudicando os comportamentos saudáveis de motivação, atenção, bom humor, sociabilidade.

A população com TEA apresenta menor conteúdo plasmático e ritmicidade circadiana anormal de melatonina (Zuculo, 2016). Por ser importante modulador de ritmos circadianos como atividade-repouso (sono-vigília), atividades neuroendócrinas e temperatura corporal, a melatonina permite uma melhor adaptação interna e externa a mudanças do ambiente. O sono, cujos distúrbios têm estimativas endêmicas nas crianças com TEA, têm relação direta com problemas comportamentais e cognitivos (Zuculo, 2006). Assim, a falta da ritmicidade no conteúdo deste hormônio pode estar relacionada diretamente com os distúrbios de sono, e indiretamente com problemas comportamentais, respostas hipersensíveis à estímulos externos e comprometimentos de linguagem como a dificuldade na comunicação social no TEA. As características mais comuns vistas no quadro de TEA (dificuldade na comunicação e interação social e comportamentos restritos e repetitivos) podem limitar a funcionalidade da criança ou adolescente nas situações do dia-a-dia e na escola. O tratamento dos distúrbios de sono por meio da sincronização dos ritmos circadianos, usando a melatonina exógena, pode melhorar aspectos comportamentais favorecendo o aprendizado e o bom desempenho escolar.

MEDIAÇÃO NAS ATIVIDADES PSICOMOTORAS

As estratégias de mediação nas atividades psicomotoras e sensoriais são possibilidades de inserção de uma criança com Transtorno do Espectro Autista (TEA) na transição da classe especial para a regular no Município de São João de Meriti, de acordo com trabalhos realizados por Carvalho et. al. (2018, 2020). A proposta consiste em realizar um repertório de atividades articulando psicomotricidade e vivências sensoriais em classe regular e analisar as respostas das intervenções à luz da perspectiva histórico-cultural. Para tanto, é utilizada a metodologia qualitativa com observações diretas registradas em relatórios descritivos e recursos diversificados. As principais estratégias de mediação utilizadas são de comando verbal, pistas visuais, experiências e imitação. Foi observado interesse e envolvimento dos alunos nas atividades propostas aumentando as possibilidades do engajamento pedagógico necessário para uma aprendizagem significativa na escola.

Os dados foram construídos na Escola Municipal Especial Professora Mariza Azevedo Catarino (Carvalho et al., 2018, 2020) e partiram da observação e registros realizados em caderno de anotações diárias durante a realização de cada atividade. Para o desenvolvimento da pesquisa, é necessária a realização de entrevistas com responsáveis e outros profissionais da escola, registrados em áudios e transcritos no mesmo caderno. Também devem ser analisados documentos, tais como: fichas de anamnese, Planejamento Educacional Individualizado (PEI) e de relatórios descritivos bimestrais.

As atividades com os alunos podem ser desenvolvidas duas vezes por semana, durante um ano letivo, sendo cada encontro com duração média de duas horas. A cada encontro, de forma colaborativa pelas professoras das turmas, reúnem-se uma agente educativa e um profissional da equipe técnica, responsável pelas estratégias pedagógicas. As atividades ficam registradas em uma ficha que contém: nome da atividade, conceitos a serem provocados, descrição, materiais necessários, modo de fazer, onde fazer e sugestões de estratégias de mediação.

Durante a realização das atividades psicomotoras e sensoriais, associadas aos conteúdos previstos para a faixa etária dos alunos, são utilizados materiais como giz, malhas, cones, aros, cordas, bolas, baldes, jogos, músicas entre outros para potencialização da aprendizagem.

Para cada atividade desenvolvida, com base no conhecimento sobre as habilidades dos alunos, são elaboradas uma ou duas estratégias de mediação. Entre essas estratégias prioritárias estão a utilização de comandos verbais de direcionamento, pistas visuais, vivências com experimentação de materiais diversificados, negociação por meio do diálogo e o recurso da imitação e antecipação de atividades com material de rotina.

As estratégias de mediação pedagógica podem ser articuladas com os conteúdos do currículo regular e funcional, apostando no "eixo de interesse" dos alunos, a fim de contemplar os objetivos propostos para cada situação de ensino. O que vai diferenciar processo de ensino e aprendizagem é a forma que você consegue afetar o aluno para que a aprendizagem tenha sentido no contexto que ele está inserido. A mediação, aqui compreendida como o próprio processo de aprendizagem, tendo o professor como personagem principal nesse cenário vai além de qualquer outro recurso que seja utilizado sem a interlocução da mesma. O desenvolvimento e processo de ensino e aprendizagem são pensados como uma relação de construção processual, no qual estão presentes a maturação do organismo, o contato com a cultura produzida pela humanidade e as relações sociais que permitem o aprendizado (Vygotsky, 2018).

Para exemplo das atividades, apresentaremos exercícios com jornal. Explorando o JORNAL:

Atividades realizadas com jornal, fita durex, e fichas de identificação da chamada, com alunos da turma da Educação de Jovens e Adultos com alunos de "baixa" e "alta" funcionalidade (caracterizados assim pela Orientação Pedagógica) com Transtorno do Espectro do Autismo, aproximadamente dez alunos, a minoria com comunicação verbal.

É oferecido "jornal" como material de base para ser explorado pelos alunos direcionados por dicas verbais do professor. É conversado em roda sobre as várias utilidades do jornal. Jornal como meio de comunicação que nos mantêm informados, jornal como uma forma de produção de texto, jornal como papel de embrulho, jornal como sucata para construção de objetos no seu reaproveitamento.

São realizadas leituras de textos dos jornais com os alunos "pilotos", selecionados e compreendidos, assim, por apresentarem maior autonomia que os demais alunos da turma. É compartilhada uma folha de jornal para cada aluno, para delimitação do espaço de cada um na área externa da escola. Neste momento, é observada a capacidade de cada um manipular o jornal, a compreensão do que significa uma folha e a possibilidade clara da mediação por meio da imitação dos pares de alunos. Colocando cada folha no chão, é possível explorar conceitos de espaço (dentro, fora do jornal, lado direito e lado esquerdo, em cima, embaixo do jornal. Através da técnica de antecipação com cartões da rotina (pistas visuais) de atividades vão surgindo novas etapas, sendo a imitação um fator de relevância nesse grupo.

Cada aluno dobra o seu jornal ao meio (metade) para facilidade da manipulação do mesmo através do comando verbal e imitação dos movimentos do professor, utilizando apenas meia folha. Os alunos devem, ainda, levar o jornal até cada parte do corpo verbalizada por nós. Num segundo momento, é dado o mesmo comando sem o recurso da imitação e com o apoio dos alunos "piloto" auxiliando os que, dessa forma, tivessem dificuldade. Assim, é possível identificar e nomear as partes do corpo por meio da movimentação do jornal. Depois de todos os alunos conseguirem realizar a tarefa, é apresentada uma nova proposta para a retomada da calma: de pé e de forma coletiva é feita a contagem até 10, com o jornal na mão levantando e abaixando os braços respeitando a expiração e inspiração. A partir desta atividade de regulação do comportamento, em roda, é conversado sobre o comportamento inadequado de algum aluno que possa estar inquieto até negociar o retorno para as atividades com o mesmo e com o grupo. É retomado o exercício com a respiração, associada ao movimento dos braços com jornal e desta vez, explorando o barulho produzido pela ação do vento: muito barulho, pouco barulho, trabalhando a questão da intensidade.

Outro exercício explora os aspectos sensoriais com o jornal (seu cheiro, sua textura, o tipo de papel que solta tinta entre outras propriedades). Sentados em roda, o jornal é cortado em pedaços com as mãos, no treino da coordenação motora preparando para a escrita.

A primeira parte é utilizada para, em 10 minutos, procurarmos letras que aparecem em cada ficha de identificação (pistas visuais). Após 10 minutos, toca o apito e descobre-se quem conseguiu o maior número de letras do seu nome, recortando com as mãos, numa espécie de BINGO diferenciado. Nesse momento, é possível explorar conceitos como mais e menos, muito ou pouco, de forma natural na comparação dos resultados, assim como a identificação e nomeação das letras encontradas e o pareamento destas com a ficha de identificação (apoio visual). Terminada essa parte, é feita uma colagem coletiva das letras encontradas pontuando quais aparecem mais nessa atividade.

A outra parte do jornal é utilizada para o trabalho de coordenação. Cada aluno amassa bem o jornal até formar uma bola, abrimos novamente o jornal amassado e pedimos que os alunos coloquem dentro daquela folha os recortes que haviam feito antes, explorando o equilíbrio e concentração. A regra é clara: evitar deixar o jornal cair para manter a escola limpa. Inevitavelmente alguns recortes caem e os alunos "pilotos" prontamente recolhem os mesmos e distribuem no grupo. Finalizando esta fase com a mediação dos docentes e dos alunos "pilotos", são construídas bolas com o jornal colando-as com fita durex. Após a negociação com o grupo, com foco nas habilidades motoras, há atividades de lançamento de bolas no cesto e arremesso de bola para o colega, promovendo a integração até o passar a bola em roda, parando com o toque do apito (Alerta da Identidade). A pessoa que estiver com a bola tem seu nome falado pelo grupo, que verbaliza e os que não falam podem pegar como recurso a ficha de identificação e apresentar quando a bola estiver nas suas mãos.

Finalizando as atividades, cada aluno pega o número de bolas correspondentes às letras que formam seu nome, provocando a contagem das letras associadas à identidade. A mediação **é utilizada** por pares de discentes, como fator privilegiado nas atividades anteriormente descritas, com o propósito de promover o engajamento pedagógico com maior autonomia dentro da perspectiva de integração. Invariavelmente, é utilizado o recurso do modelo docente como base de intervenção, apoiado no diálogo, negociação constante com a turma e direcionamento da atividade.

O desafio da modulação do comportamento diferenciado para alguns alunos, por vezes, muda a dinâmica processual da turma inteira. No trabalho em grupo, todas as dificuldades e possibilidades são responsabilidade de todos, trazendo mudanças no planejamento, que deve ser flexível. A mediação entre os alunos é uma possibilidade de troca significativa entre eles, tendo maior expressão que a mediação realizada somente pelo docente. A interação com o outro, de características semelhantes, parece encorajar os alunos mais limitados a tentar novas experiências com o apoio de seus colegas de turma.

HIGIENE DO SONO E A FAMÍLIA DA CRIANÇA COM AUTISMO

Como ajudar a criança a dormir melhor, sozinha, no quarto dela, na própria cama?

Mais do que as outras crianças, a criança com um quadro do Espectro do Autismo precisa de uma rotina bem planejada. Na verdade, cuidar do sono, não é algo que se inicie à noite. De fato, à noite, se a criança não conseguiu ter um dia satisfatório e os pais estão caindo de cansados na hora de colocar a criança para dormir, tudo se complica. A criança precisa ter um ritual planejado, que ela conhece e aceita, de forma que se sinta segura sobre os acontecimentos da casa. Desta forma, tudo transcorre sempre dentro das expectativas, facilitando para todos. Vamos começar com o que não se deve fazer:

- Evite as sonecas sem horário programado, para regular o horário de dormir. Durante o dia, organize os horários para que seu filho gaste energias, faça atividades físicas para poder relaxar no fim do dia
- Antes de dormir, a alimentação **não deve sobrecarregar o organismo, deve ser leve e não deve conter produtos estimulantes** (café, coca cola etc.) ou que provoquem alguma reação alérgica na criança.
- Evite brigas e discussões. Fale com calma, sem repetir, fazendo-se entender.

- Não deixe a criança dormir em qualquer lugar ou junto com os pais. É mais difícil desacostumar, do que preparar bem o sono desde o início.

E o que fazer por uma boa noite de sono?

- Cerca de meia hora antes de dormir, o ritual do sono deve começar, tranquilamente, a ser preparado, começando por desligar os eletrônicos e preparar um momento relaxante.
- Diminua a claridade, porque ao escurecer o cérebro produz a melatonina (hormônio do sono). Combine um apoio visual que fará a criança entender a regra, colocando limites sempre iguais, que ficam fáceis de aceitar. A criança se regula melhor se toda a rotina for bem organizada, para que ela **não tenha que interromper de repente, alguma coisa que ela estava fazendo. Ao contrário, ela pode se acostumar a um banho quentinho, escovar os dentes, vestir o pijama, para começar o ritual gostoso que a levará a dormir bem, com segurança.** Tudo isto deve ser acompanhado com estímulos de aprovação e carinho. Quanto mais cedo ela for acostumada, mais fácil será. Então, não deite com ela, mas **a faça** se sentir segurança, reconduzindo-a para a cama, sempre que precisar, especialmente se ela acordar à noite. Evite falar, para não dar atenção, despertando-a mais.
- Crie um ambiente agradável, relaxante, com música suave, com história, algo que se repita, para condicioná-la na rotina de gostar de ir dormir, de acordo com as próprias preferências da criança. Sua presença deve dar segurança no início e, aos poucos, você pode ir se afastando um pouquinho e voltando para ela se acostumar com a ausência. Algum objeto que a criança gosta pode ser associado a este momento para que ela se sinta bem.
- Mantenha a calma, o horário relaxante em toda a casa, até que ela se acostume com a rotina agradável e com o ritual que precede este momento. Durante o dia, não chame atenção para os aspectos negativos: valorize os progressos.

CONCLUSÃO

A inclusão social pode ser conceituada como sendo o processo através do qual a sociedade se adapta para poder incluir, em seus sistemas sociais, as pessoas com necessidades especiais e prepará-las para assumir seus papéis na sociedade (Valle, & Assumpção, 2008).

Existem pontos fundamentais para a inclusão de uma criança autista na escola, com todos os envolvidos, família, amigos e escola, para que sejam tratados com compreensão em sua forma de ser, promovendo seu desenvolvimento em todas as áreas que precisem.

As famílias de crianças diagnosticadas com o autismo encontram diante de si o desafio de se adaptar à condição do filho, para se dedicarem à prestação de cuidados em suas necessidades específicas. O impacto das dificuldades próprias da síndrome sobre os pais vai depender de uma complexa interação entre a severidade das características próprias da criança e a personalidade dos pais, bem como da disponibilidade de recursos comunitários e o professor, que atende diretamente a criança, será um agente essencial nessa situação.

Os familiares de indivíduos autistas são de grande importância para promover o desenvolvimento da comunicação, da interação social e do afeto, pois é o núcleo familiar que pode, juntamente aos profissionais capacitados, promover a adaptação de maneira adequada, tanto em casa quanto na escola, para que o indivíduo tenha bons resultados no seu desenvolvimento. Sendo assim, a família deve trabalhar junto ao filho autista, em parceria com os educadores, que irá fortalecê-la, como núcleo básico das ações inclusivas e de cidadania. Na relação professor-aluno, ao incluir o estudante, também a sua família deverá ser alvo de atenção e orientação na atuação psicopedagógica (Valle, 2016, 2019).

Para Campbell (2008), a ideia básica de aprendizagem acontece como um processo de construção que se dá na interação constante e permanente do indivíduo com o meio familiar e escolar. A pessoa com autismo deve adquirir competências para levar uma vida funcional e autônoma. Porém, para que ocorra um bom desenvolvimento, que permita a interação do sujeito ao seu meio ambiente social, é preciso que se realize uma intervenção pedagógica que abranja não apenas as necessidades básicas de convivência, mas que explore os limites do indivíduo, a fim de ampliá-los.

A principal medida efetiva para o tratamento dos Transtorno do Sono no Autismo envolve a melhora da higiene do sono. Devemos orientar ativamente para que seja mantida uma boa rotina antes de dormir, no intuito de ajudar a pessoa a permanecer mais calma, relaxada, facilitando a iniciação do sono. Orientamos, também, a manter um ritual na hora de dormir que facilite e estimule a criança a dormir. Essa conduta deve ser iniciada precocemente, facilitando a adaptação da criança. O ambiente de dormir deve ser calmo e aconchegante. Sugere-se retirar estímulos visuais desnecessários do quarto, reduzindo barulhos, cheiros, assim como adequar o controle da temperatura do quarto e o uso de pijamas adequados e confortáveis. O uso de uma luz noturna pode ajudar o autista a sentir mais confiante.

O autista deve aprender a adormecer sozinho. Para isso podemos usar desenhos para agendar as atividades, incluindo a hora de dormir, e incentivar o uso da agenda adequadamente.

Devemos atentar para problemas de saúde que possam estar interferindo na qualidade do sono, como distúrbios gastrointestinais, convulsões e amigdalite, por exemplo. Uma atenção especial deve ser dada à alimentação e possíveis alergias alimentares.

É importante também investigar a presença de Transtornos do Sono que possam estar prejudicando o sono, como Apneia do Sono, Insônia, Síndrome das pernas inquietas. A presença de roncos e alterações respiratórias podem sugerir a presença de Apneia do Sono. A ansiedade exacerbada pode agravar a Insônia. É importante consultar um especialista em caso de dúvidas.

Em conclusão, apesar de muitas vezes não serem diagnosticados, existe um aumento de problemas de sono no Autismo, que pode interferir diretamente na vida diária desses indivíduos, com maior prejuízo social e na aprendizagem. O tratamento destes distúrbios, ao melhorar o sono, se refletirá no comportamento e no melhor aprendizado.

Novos trabalhos precisam ser realizados para maior compreensão do assunto, cada vez mais necessário para diagnóstico e atendimento precoces, importantes na qualidade de vida.

REFERÊNCIAS BIBLIOGRÁFICAS

Aman, M. G., Farmer, C. A., Hollway, J., & Arnold, L. E. (2008). Treatment of inattention, overactivity, and impulsiveness in autism spectrum disorders. *Child and adolescent psychiatric clinics of North America*, *17*(4), 713–vii. https://doi.org/10.1016/j.chc.2008.06.009.

American Psychiatric Association — APA. (2013). *Diagnostic and Statistical Manual of Mental Disorders*. 5a Ed. Washington, D. C.

Assumpção, Jr. F. B. (2010). Autismo. In Valle, L. E. L. R., Assumpção Jr. F. B., Wajnsztejn, R., & Malloy-Diniz, L. F. (Orgs.). *Aprendizagem na atualidade: Neuropsicologia e Desenvolvimento na Inclusão*. 2a Ed. Ribeirão Preto, SP: Novo Conceito.

Bertolazi, Alessandra Naimaier, Fagondes, Simone Chaves, Hoff, Leonardo Santos, Pedro, Vinícius Dallagasperina, Menna Barreto, Sérgio Saldanha, & Johns, Murray W. (2009). Validação da escala de sonolência de Epworth em português para uso no Brasil. *Jornal Brasileiro de Pneumologia, 35*(9), 877-883. https://doi.org/10.1590/S1806-37132009000900009.

Campbell, S. L. (2009). *Múltiplas faces da inclusão.* Rio de Janeiro: Wak.

Carvalho, M. F.; Dantas, J. S.; Silva, L. S., & Nunes, S. C. (2018). Intervenções Pedagógicas por meio da implementação das habilidades motoras: possibilidades de aprendizagem nos alunos com Transtorno do Espectro do Autismo. *CEFEIP* (Congresso de Educação Física Escolar na Perspectiva Inclusiva). Rio de Janeiro.

Carvalho, M. F.; Ferreira, G. C.; Oliveira, A. O. (2020) Estratégias de mediação: análise de atividades psicomotoras e sensoriais junto a alunos com transtorno do espectro do autismo (TEA). *XX ENDIPE* (Encontro Nacional de Didática e Prática de Ensino). Rio de Janeiro.

Gail Williams, P., Sears, L. L., & Allard, A. (2004). Sleep problems in children with autism. *Journal of sleep research, 13*(3), 265–268. https://doi.org/10.1111/j.1365-2869.2004.00405.x.

Herold, E.; Connors, E. (2012). *DSM-5 Proposed Criteria for Autism Spectrum Disorder Designed to Provide More Accurate Diagnosis and Treatment.* American Psychiatric Association, Arlington, 12(03). www.psych.org.psychiatryonline.org.

Kirkwood, B. R.; & Sterne, J. A. C. (2006). *Essential medical statistics.* 2a Ed. Blackwell Science: Massachusetts, USA. p.502.

Klein, A. (2009). Subtyping the Autism Spectrum Disorders: Theoretical, Research and Clinical Considerations. In Goldstein, S.; Naglieri, J. A.; & Ozonoff, S. *Assessment of Autism Spectrum Disorders.* New York, NY: Guilford Press. pp.91-116.

Manual de Diagnóstico e Estatística dos Transtornos Mentais. (2014). 5a Edição. DSM-5. London, England; Washington, D. C.: American Psychiatric Association.

May, T., Cornish, K., Conduit, R., Rajaratnam, S. M., & Rinehart, N. J. (2015). Sleep in high-functioning children with autism: longitudinal developmental change and associations with behavior problems. *Behavioral sleep medicine, 13*(1), 2-18.

Mecca, T. P.; Almeida, R.; Gonçalves, B.; & Macedo, E. C. (2016). Funcionamento adaptativo no Transtorno do Espectro do Autismo. In Valle, L. E. L. R. *A Aprendizagem na Educação de Crianças e Adolescentes.* ISBN 978-85-7854-339-6. Rio de Janeiro: WAK Editora.

Mecca, T. P.; Orsati, F. T.; & Macedo, E. C. (2014). Inteligência e Transtornos do Desenvolvimento. In Seabra, A. G.; Laros, J. A.; Macedo, E. C.; & Abreu, N. *Inteligência e funções executivas: avanços e desafios para a avaliação neuropsicológica.* Pp.112-134.

Valle, L. E. L. R. (2016; 2019). Distúrbios e tratamentos das alterações do sono: interferências na aprendizagem. In Metring, R; & Sampaio, S. (Orgs). *Neuropsicopedagogia e Aprendizagem.* 2a Ed. Rio de Janeiro: WAK Editora. pp. 151-160.

Valle, L. E. L. R.; & Assumpção Jr, F. B. (Orgs.). (2008). *Aprendizagem, linguagem e pensamento.* Rio de Janeiro: WAK.

Vygotsky, L. S. A. (2018). *A construção do pensamento e da linguagem.* 3a Ed. São Paulo: Martins Fontes.

Wing, L., & Potter, D. (2002). The epidemiology of autistic spectrum disorders: is the prevalence rising?. *Mental retardation and developmental disabilities research reviews*, 8(3), 151–161. https://doi.org/10.1002/mrdd.10029.

Woods, A. G., Mahdavi, E., & Ryan, J. P. (2013). Treating clients with Asperger's syndrome and autism. *Child and adolescent psychiatry and mental health*, 7(1), 1-8.

Zuculo, G. M. (2016). *Comportamento, fluência verbal e ritmos circadianos em indivíduos com o Transtorno do Espectro do Autismo (TEA) antes e após o uso de melatonina*. Tese de Doutorado. Marília: UNESP. https://www.marilia.unesp.br/home/pos-graduacao/fonoaudiologia/dissertacoes/zuculo_gm_me.pdf.

SONO E TECNOLOGIAS: OS LADRÕES DO SONO NA ADOLESCÊNCIA

Carmen Alcântara
Eduardo Leite Ribeiro do Valle
Luiza Elena L. Ribeiro do Valle

Sabemos que o sono é um dos responsáveis pela estabilidade psíquica, entre outras funções fisiológicas importantes, e que a adolescência é um período de transição turbulento emocionalmente, devido às rápidas e intensas mudanças físicas e psicológicas, novos interesses e novas expectativas, além de maiores responsabilidades acadêmicas. Privados de sono, estes adolescentes encontram condições mais favoráveis para a desestabilização emocional, o que provavelmente faz aumentar as chances de comportamentos de risco.

Com certeza, não podemos explicar estes comportamentos só pela privação do sono, sabemos que a adolescência é uma fase de maior impulsividade, autoafirmação e necessidade de identificação no grupo a que pertencem, contudo, a privação do sono é mais um gatilho (importante) para a desestabilização psíquica e desencadeamentos de algumas patologias mentais como a depressão, por exemplo.

Sabemos que na adolescência, o sono costuma ter padrões diferentes de outras etapas da vida. Há aumento da necessidade de sono, diminuição do sono NREM (*No Rapid Eyes Moviment*), aparecimento de picos de secreção de gonadotrofinas e hormônio do crescimento em cada ciclo completo do sono e, consequentemente, o aumento do crescimento somático. Outra característica fisiológica que se observa na adolescência é a tendência ao atraso da fase do sono, dormindo mais tarde e acordando também mais tarde, e quando o acordar tarde não é possível, devido ao horário escolar, o adolescente sofre privações de sono importantes. É comum o jovem compensar essa privação durante o dia e nos finais de semana, quando praticamente dormem o dia inteiro, atrasando cada vez mais a fase do sono e dando continuidade a um ciclo vicioso, que afeta seu ritmo circadiano, sem, no entanto, realmente conseguir compensar fisiologicamente a privação do sono.

O padrão de sono é composto por ciclos de sono NREM (*No Rapid Eyes Moviment*) e REM (*Rapid Eyes Moviment*), que se alternam ao longo da noite. Este último é a fase do sono onde ocorrem os sonhos. A fase REM ocupa apenas 20% do tempo total do sono (TTS) de um adulto, e o restante, chamada de fase NREM, ocupa o restante do tempo. O sono se inicia na fase NREM, seguindo ciclos de aproximadamente 90 minutos. Inicia-se no estágio N1, segue-se ao estágio N2, que já é um pouco mais profundo. No primeiro ciclo da noite, o sono da fase N2 dura entre 10 e 25 minutos e a atividade cerebral vai ficando cada vez mais lenta, passando para a fase N3 do sono, que tende a durar entre 20 a 40 minutos neste primeiro ciclo da noite. Depois desse primeiro ciclo, outros 4 ciclos se seguem, sendo que nos dois últimos as fases NREM se tornam mais curtas e as fases REM mais prolongadas.

Entre 12 e 18 anos, a quantidade de sono noturno necessária passa a ser, em média, de 9 horas, diferentemente da criança, que varia entre 10 a 15 horas. Contudo, na prática, o sono do adolescente sofre uma privação de pelo menos duas horas, devido ao contexto escolar, e, na maioria das vezes, o efeito dessa privação se reflete em um pior desempenho escolar, sensação de não se sentir bem, doenças mais frequentes e irritabilidade.

O sono é uma das funções biológicas e psíquicas essenciais ao ser humano e uma das mais frágeis, pois eventos internos ou externos ao organismo facilmente o perturbam. A privação de sono traz consequências para vários sistemas do indivíduo, como o metabólico, elevando a produção do hormônio da fome, a grelina, e diminuindo a leptina, relacionada à saciedade. Aumento do cortisol, relacionado ao estresse; inibição ou diminuição da produção de melatonina, hormônio produzido pela glândula pineal do cérebro e responsável por induzir o sono; afeta o hormônio do crescimento, além de outras funções reparatórias no organismo.

O sistema imunológico também é afetado, diminuindo a capacidade do organismo de se defender contra doenças, assim também como diminui a capacidade de memorização e aprendizagem. A regulação do humor é perturbada, pois podemos dizer que o sono é um dos maiores estabilizadores do humor.

Nosso sistema nervoso utiliza o ciclo claro/escuro como sinalização do ambiente para sincronizar seus ritmos. A luz artificial tem efeitos semelhantes ao da luz natural sobre o nosso sistema circadiano, que regula o ritmo de dormir e acordar. Uma das maneiras pela qual a luz altera a expressão dos ritmos biológicos é por meio da inibição da secreção de melatonina pela glândula pineal. Falamos na existência de uma "noite biológica" que é caracterizada por altos níveis de melatonina, que modificam o funcionamento do organismo como um todo.

A exposição à luz artificial reduz a produção de melatonina, o que implica em alterar a arquitetura do sono e seus ritmos biológicos, causando impacto na qualidade de vida das pessoas. Os sintomas mais aparentes são: sonolência diurna, dificuldade de concentração, irritabilidade, depressão, aumento do apetite pela produção anormal do hormônio da fome.

Diante da demanda de acordar cedo, o adolescente deveria dormir mais cedo e isso poderia passar por uma questão simples de disciplina, limites e mudanças de hábitos, contudo, sabemos que o adolescente passa por um atraso fisiológico da fase do sono e, portanto, dormir mais cedo e acordar cedo passam a ser um desafio ao seu sistema de temporização.

A sugestão de alguns neurocientistas para que as escolas com alunos na puberdade e adolescência começassem um pouco mais tarde no período da manhã, facilitaria a questão destes alunos, que conseguiriam, assim, dormir um pouco mais tarde e acordar também com mais tempo e mais descansados. Contudo, sabemos que é uma questão polêmica que envolve outras questões da organização escolar, nem sempre fáceis de se resolver, e da própria disciplina do adolescente, que não poderia ultrapassar certo horário para ir dormir.

Através de algumas pesquisas realizadas no Brasil e no exterior com adolescentes que são obrigados a acordar muito cedo, por volta das 6 da manhã, ou antes, para iniciar as aulas por volta das 7 da manhã, é que, em sua maioria, acordam em privação do sono, com consequências perigosas para seu equilíbrio emocional, fisiológico, acadêmico e interpessoal, chegando a pôr em risco sua integridade física.

Em um artigo de 2015, na Revista *Sleep Science*, a pesquisadora portuguesa Teresa Paiva investigou a influência dos "sleep stealers" na duração do sono dos adolescentes. Os autores investigaram, também, como comportamentos de risco entre os adolescentes poderiam estar associados ao tempo de sono dessa população. O estudo comparou também os dados obtidos com os jovens portugueses com outras pesquisas semelhantes com adolescentes de outros países da Europa, Canadá e EUA, com resultados semelhantes.

O estudo teve a participação de 3.476 estudantes portugueses, com idade média de 14 anos e meio. Os adolescentes com débito de sono igual ou maior que 3 horas foram classificados como privados de sono (débito de sono foi igual a diferença de horas de sono entre o final de semana e dias da semana). Um questionário foi utilizado para avaliar os *sleep stealers*: tempo utilizando o computador; uso do aparelho celular e tempo assistindo TV. Da mesma forma, um questionário foi utilizado para investigar comportamentos de riscos: comportamento sexual precoce; comportamentos violentos; uso de álcool, tabaco, drogas e sedentarismo.

Os principais achados do estudo demonstram que os adolescentes privados de sono apresentaram maior tempo de uso de computador e internet, bem como maior prevalência de comportamentos de risco. A privação de sono tem um efeito preditor nos comportamentos de risco como o uso de tabaco, álcool e outras drogas, além de sedentarismo e obesidade.

Esses comportamentos de risco acontecem tanto em meninas, quanto em meninos, com maior prevalência entre os meninos, possivelmente pela maior liberação de testosterona e fatores socioculturais, além de possível imaturidade das funções executivas.

Em uma outra pesquisa feita com adolescentes americanos, ficou demonstrado que a privação de sono está mais associada com depressão e ideação suicida, além de aumento de resistência à insulina e obesidade.

Em pesquisa feita com adolescentes na cidade mineira de Poços de Caldas, 126 jovens, entre 10 e 17 anos, foram avaliados em relação à qualidade do sono, uso de tecnologia e presença de estresse. O objetivo da pesquisa foi analisar as relações existentes entre estas variáveis e a possível interferência na aprendizagem destes jovens. O resultado demonstrou correlação estatística entre os sintomas de sono e estresse, com interferência no desempenho escolar.

Sabemos o quão difícil é estabelecer limites ao adolescente que clama por maior autonomia e independência, contudo, limites ainda são importantes nessa fase de muita impulsividade e certo atraso maturacional nas funções executivas. Além dos limites, a conscientização do que ocorre com os animais e seres humanos quando privados de sono, podem criar maior atenção destes adolescentes em relação à importância das horas de sono e de como os aparelhos eletrônicos acabam por prejudicar o repouso, causando maior irritabilidade, prejuízo nas tarefas acadêmicas e maior frequência em comportamentos de risco. Apesar do atraso fisiológico da fase do sono nesta etapa da vida, pais e responsáveis ainda podem conseguir minimizar a privação de sono e suas consequências deletérias para a saúde física e mental desses jovens.

Dessa forma, indicamos alguns cuidados e dicas para os pais e professores em relação aos seus filhos e alunos adolescentes para que estes possam dormir melhor:

- Explicar a importância do sono para um bom equilíbrio físico, cognitivo e emocional e o quanto a luz artificial, principalmente a azul, à noite, dificulta a indução do sono.
- Certificar-se que seu filho não fica na cama usando o celular e, se for preciso, confiscar o celular à noite. Quanto mais cedo o hábito de não permitir que a criança e o adolescente não levem o celular para o quarto, melhor.
- Lembrar que a melhor forma de ensinar é dando o exemplo!
- Relacionar para os filhos a maior irritabilidade, crises emocionais, falta de concentração e dificuldade de aprendizagem, aumento de apetite — principalmente para doces — com a privação de sono, quando for o caso.
- Ensinar bons hábitos de higiene do sono, **evitando:** café, chocolates e bebidas coladas à noite, exercícios físicos intensos muito tarde da noite. Regular o tempo de uso de celulares, computadores e TV. A temperatura do quarto deve ser agradável, assim como a ausência de barulhos Alimentação mais leve à noite, usar técnicas de relaxamento/meditação, música suave, quando há dificuldade para iniciar o sono, deixando qualquer preocupação para o dia seguinte.
- Lembrar que o uso de remédios indutores do sono (com exceção dos fitoterápicos, como passiflora e valeriana), só com orientação médica. Que a melatonina, vendida nos EUA como natural e suplemento alimentar, é, na verdade, um hormônio produzido pelo cérebro e que não pode ser tomado sem acompanhamento de um especialista. Atenção especial, neste caso, para o uso em crianças e adolescentes.
- Explicar que o álcool e drogas como a maconha propiciam um relaxamento, mas que ao mesmo tempo, produzem um sono de pior qualidade, mais leve e com vários micros despertares, além dos outros malefícios.
- Explicar que medicações estimulantes sem indicação médica e drogas ilícitas estimulantes são altamente excitatórias do sistema nervoso central e impedem o início do sono (provocando o "fritar na cama"), além de outras tantas consequências de risco físico e psicológico.
- Lembrar que quem dorme pouco sonha pouco, quem sonha pouco, ri menos, aproveita menos, aprende menos... vive menos!

REFERÊNCIAS BIBLIOGRÁFICAS

American Sleep Disorders Association. (2005). *International Classification of Sleep Disorders: Diagnostic and coding manual*. Diagnostic Classification Steering Commitee. Thorpy, M. J., Chairman. Rochester, Minnisota.

Lopes M. C., Eckeli A. L., Hasan R. e colaboradores. (2019). *Sono e Comportamento*. (1a ed.). Rio de Janeiro: Atheneu.

Louzada, F., Mena-Barreto, L. (2007). *O Sono na Sala de Aula: Tempo Escolar e Tempo Biológico*. Rio de Janeiro: Vieira e Lent.

Paiva, T., Gaspar, T., & Matos, M. G. (2015). Sleep deprivation, sleep stealers and risk behaviors in portuguese adolescents-a cross-cultural comparison. *MOJ Public Health*, *3*(1), 00049.

Pessoa, J. H. L. P., Pereira Jr., J. C., Alves, R. S. C. (2015). *Distúrbios do Sono na criança e no adolescente: uma abordagem para pediatras* (2a ed.). São Paulo: Atheneu.

Reimão, R., Ribeiro do Valle, L., Ribeiro do Valle, E., Rossini, S. (Org.). (2010). *Sono e Saúde: Interface com a psicologia e a neurologia*. Ribeirão Preto, SP: Editora Novo Conceito.

Valle, L. E. L. R. (2015). Fatores de risco e prevenção na fase da adolescência. In Aprendizagem de crianças e adolescentes. Rio de Janeiro: Walk.

DISTÚRBIOS DO SONO E SINTOMATOLOGIA DEPRESSIVA EM ESTUDANTES DO TERCEIRO ANO DO ENSINO MÉDIO E DE CURSOS PRÉ-VESTIBULARES

Célia Regina da Silva Rocha

Antes de chegar ao ensino superior, o adolescente, obrigatoriamente, tem de vencer as etapas de sua escolarização: primeiramente o ensino fundamental, o médio, geralmente um curso pré-vestibular e o ensino superior. O difícil acesso ao ensino superior se dá após a conclusão do ensino médio oferecido pela rede pública e privada. Este é um dos assuntos que continua sendo mais discutidos dentro da política educacional brasileira. Uma vez que seu objetivo não se restringe apenas à preparação para o concurso vestibular, mas sim o desenvolvimento global do educando e, consequentemente, a sua preparação básica para o trabalho e o exercício da cidadania (Braga, Peixoto, & Bogutchi, 2000).

A legislação prevê que todos os candidatos a uma vaga na universidade pública desfrutem do mesmo princípio da igualdade de oportunidades, no entanto, observa-se que não existe, efetivamente, o acesso democrático no processo de seleção dos candidatos, pois nem todos preenchem as condições exigidas por esse nível de ensino.

Assim sendo, o ensino médio, por apresentar uma formação geral, não propicia ao estudante a possibilidade de ele competir por uma vaga, em condições de igualdade, principalmente, nas melhores universidades públicas. Rocha (2010), afirma que ao longo dos últimos anos, tem observado o aumento de estudantes oriundos das camadas sociais mais favorecidas, frequentando as universidades públicas, enquanto os estudantes menos privilegiados socialmente, oriundos das escolas públicas do ensino fundamental e médio, tendem a frequentar e a se formar em universidades particulares (Franco, & Novaes, 2001). Para muitos jovens, a entrada na Universidade implica ter acesso e ascensão profissional, mas para aqueles que são membros do grupo dos menos favorecidos, significa também o desejo de ascender socialmente. Neste sentido, a entrada na Universidade é vista como um processo natural, de continuidade, a ser assumida por todos aqueles que concluem o ensino médio, sendo, portanto, segundo Franco e Novaes (2001) a única possibilidade de inserção no mundo do trabalho e de ascensão social.

O final da adolescência e a tomada de decisões tão importantes são fatores que terão repercussões significativas na esfera emocional por gerarem ansiedade, tensão, estresse e depressão. Rocha et al. (2006) colocam que a fase dos exames vestibulares é um evento estressante dependente, ou seja, aqueles eventos que estão "intrinsecamente relacionados à forma como o indivíduo irá agir diante de determinada situação" (p. 96).

Tanto os alunos do ensino médio das escolas públicas, quanto das particulares, com frequência escolhem prestar o exame vestibular. Essa escolha está entre as atividades possíveis a serem assumidas pelos jovens após o término do ensino médio, denotando a importância atribuída ao ingresso na educação superior para os jovens (Franco, & Novaes, 2001). Os autores afirmam que apesar disso, tanto os alunos do ensino médio das escolas públicas quanto das privadas, com frequência, escolhem prestar o vestibular após concluir o ensino médio.

A possibilidade de enfrentar o processo seletivo ou exame vestibular é um fator gerador de conflitos, dúvidas, medo e ansiedade, acreditamos que para o adolescente, estes aspectos podem tornar-se ainda mais intensos. Para Soares (2002), o terror psicológico, originado por essa prova, aumenta na medida em que se aproxima a data do exame, Rocha & Fujita (1999) e Avila & Soares (2003) afirmam que o ano que antecede o vestibular, o jovem pode sofrer de vários distúrbios psicofisiológicos, dentre eles os distúrbios do sono. Para as autoras, o medo de reprovação no vestibular é o principal fator gerador de estresse, ansiedade e depressão. Nas situações em que se veem pressionados, verifica-se que a prevalência de depressão, nesta faixa etária, é alta e configura-se como um problema grave, que deve ser encarado como tal pelas autoridades e profissionais de saúde.

A depressão é um dos transtornos psiquiátricos mais comuns, é conhecida em todas as culturas, aflige uma parcela considerável da população, independentemente de gênero, idade ou etnia e tem se constituído o fator de maior prejuízo pessoal (Souza, Fontana, & Pinto, 2005), funcional e social da atualidade, tendo um alto impacto na qualidade de vida das pessoas por ela afetadas. Além dos prejuízos econômicos e financeiros com o seu tratamento (Halfin, 2007).

Cunha et al. (2005), Germain & Mascotte (2016) e Benevides et al. (2015) afirmam que a depressão pode se expressar de forma variada entre os escolares, com a presença de queixas somáticas e humor depressivo, sentimento de inferioridade e de inutilidade, além de queda no desempenho escolar.

Vários sintomas somáticos acompanham os quadros depressivos, esses sintomas incluem alterações do apetite e do sono (Del Porto, 1999). O sono exerce a função de recuperação ou reposição de energia, restaurando tanto as funções físicas quanto as psíquicas. O deprimido, constantemente, sofre alterações e dificuldades para conciliar o sono (Bootzin, & Stevens, 2005), interrupções frequentes do sono, acordar e despertar muito antes do horário previsto sem conseguir voltar a dormir. Em artigo de revisão (Del Porto, 1999) com a população geral, referem-se às mudanças consistentes na arquitetura do sono em paralelo à depressão.

O sono, como outros comportamentos humanos, deixa de ser simplesmente uma função orgânica para tornar-se, também, uma função psíquica e social. Está ligado a representações como: saciedade, exaustão (precocemente), conforto, solidão, abandono, aconchego, amor, sexo, exclusão, morte (sono eterno), elaboração, reparação e recuperação, escuro, separação, perda da pessoa querida (Ivanenko, Crabtree, & Gozal, 2005). Essas representações, na medida em que se estabelecem e ganham significado para as pessoas, tornam-se capazes de interferir no sono e em seus distúrbios.

O sono, visto nos seus vários aspectos, sofre modificações ao longo da vida do indivíduo. Essas modificações são mais acentuadas nos primeiros anos de vida. De cerca de 16 a 20 horas por dia, logo após o nascimento, por volta dos 12 anos, a criança já consegue dormir aproximadamente nove horas por noite, com ritmo circadiano que se assemelha ao do adulto, tendo como características preponderantes o sono de ondas lentas no primeiro terço da noite, vigília associada a 5% da noite, estágio 1 do sono NREM, abrangendo 2% a 5%, estágio 2 de 45%, estágio 3 em 8% e estágio 4 em 15% do sono, e sono REM em torno de 20% a 25% do sono (Rocha, 2010).

Outros fatores que contribuem para as alterações do sono e podem acontecer de forma concomitante são as mudanças corporais e hormonais, as pressões familiares e sociais, as dificuldades escolares e as preocupações e expectativas com relação ao futuro.

A privação do sono começa a ser percebida quando o adolescente já não consegue acordar pela manhã para ir à escola e apresenta sonolência diurna.

"A sonolência é a consequência mais direta da privação de sono. Na criança e no adolescente, manifesta-se na dificuldade em levantar no horário para a escola e no sono durante as aulas. Em muitas situações, contribui para a geração de conflitos com pais e professores e para a diminuição da autoestima" (Louzada, & Menna-Barreto, 2007).

O adolescente sente-se cansado e com pouca motivação para realizar outras atividades cotidianas, sendo que o tempo de permanência na cama, à noite, é determinado pelo tempo necessário de sono, mas é fortemente modulado por fatores socioculturais.

A insônia primária de início, na infância ou na puberdade, impede que o indivíduo tenha um sono suficiente e reparador e é causada, provavelmente, por uma alteração dos sistemas envolvidos no controle neural, do ciclo sono e vigília, podendo persistir durante a vida adulta (Ivanenko, Crabtree, & Gozal, 2005).

Atualmente, muitos fatores externos podem alterar o padrão do sono dos pré-adolescentes e adolescentes, como assistir televisão e navegar na internet até tarde da noite ou durante a noite toda; horários de aula; saídas noturnas com os amigos (Roscoe, 1993; Reimão, 1999; Millman, 2005). Como consequência da privação do sono, o jovem não consegue acordar para ir à escola, sente-se cansado e indisposto para realizar as atividades e tem sonolência diurna.

Diante do exposto, este estudo propõe-se a contribuir para a discussão sobre a ocorrência de sintomas de depressão e distúrbios do sono em estudantes do ensino médio e de cursos pré-vestibulares, na faixa de 16 aos 19 anos.

A pesquisa foi realizada junto a estudantes do terceiro ano do ensino médio, de escolas públicas e particulares e cursos pré-vestibulares, localizados na cidade de São Paulo. A coleta de dados foi feita pela pesquisadora e o delineamento do estudo transversal, com análise descritiva dos dados complementado pela pesquisa bibliográfica. Utilizou-se uma amostra de 529 estudantes de sete escolas de ensino médio, sendo três da rede pública, quatro da rede privada e dois cursos pré-vestibulares, localizadas na cidade de São Paulo, Brasil. A população engloba adolescentes de ambos os sexos, na faixa etária entre 16 e 19 anos.

Para a coleta de dados foram utilizados:

a. Inventário Beck de Depressão (Cunha, 2001) — Utilizado amplamente, tanto na área clínica como na de pesquisa e população geral. Neste estudo está sendo utilizada a versão em português das Escalas Beck, especificamente o BDI, adaptado e normatizado à população brasileira. O objetivo deste inventário é avaliar a intensidade de sintomas depressivos, sendo constituído de 21 itens, cada um com quatro alternativas, com escores de mínimo (0-11), leve (12-19), moderado (20-35) e grave (30-63).

b. O Índice de Qualidade do Sono de Pittsburgh (Buysse et al., 1989) — Este índice é utilizado para verificar o padrão e a qualidade do sono. É um instrumento de uso retrospectivo e padronizado, fidedigno e utilizado internacionalmente. Nesse instrumento a escala é de escores de 0 a 20 pontos, sendo que os maiores do que cinco implicam em baixa qualidade de sono.

A aplicação dos instrumentos deu-se de forma coletiva, nas salas de aula das escolas e cursinhos pesquisados. O tempo de aplicação foi, em média, de quarenta e dois minutos para cada estudante. Informa-se que não houve nenhuma recusa em participar, explicitaram-se os objetivos, sendo-lhes garantido o anonimato e confidencialidade das suas respostas.

Para descrever o perfil da amostra, segundo as variáveis em estudo, foram feitas tabelas de frequência das variáveis categóricas, com valores de frequência absoluta (n) e percentual (%), e estatísticas descritivas das variáveis numéricas, tais como: idade, escores dos instrumentos, dentre outras, com valores de média, desvio padrão (dp), valores mínimo e máximo, mediana e quartis.

Para comparação das principais variáveis categóricas foram utilizados os testes Qui-Quadrado ou exato de Fisher (para valores esperados menores que 5). Para comparar as variáveis numéricas entre dois grupos, foi utilizado o teste de Mann-Whitney; entre três ou mais grupos, foi utilizado o teste de Kruskal-Wallis, devido à ausência de distribuição normal das variáveis.

Para analisar a relação entre as variáveis numéricas, foi utilizado o coeficiente de correlação de Spearman, devido à ausência de distribuição normal das variáveis. O nível de significância adotado para os testes estatísticos foi de 5% ($p < 0,05$).

RESULTADOS E DISCUSSÃO

A adolescência configura-se em um período conturbado, é uma fase de transição para muitos adolescentes brasileiros, principalmente para aqueles que pretendem o ingresso em uma universidade pública. A análise dos dados indica a ocorrência de sintomatologia depressiva e distúrbios do sono. Houve associação entre o padrão e qualidade do sono e sintomas de depressão. Há latência do sono de 16-30 minutos; os participantes dormem em média de 6 a 7 horas por noite; utilizam de medicamentos para conciliar o sono; mostram indisposição e falta de entusiasmo para a realização de atividades diárias.

Os participantes do estudo compõem-se na maioria de mulheres (54,4%), faixa etária de 17 anos (41,4%), com a cor da pele branca (72,9%), não trabalham (73,1%), estudam no período da manhã (77,6%) em escola da rede pública (66,6%). Apenas 13,8% fazem cursinho, 92,8% pretendem cursar a universidade. Quanto à situação de trabalho, maior frequência no gênero masculino (73%), entre os estudantes oriundos das escolas da rede pública. Chamou-nos a atenção observar diferença estatisticamente significativa ($p < 0,001$): estudantes participantes que pretendem cursar a universidade são alunos que estudam no período matutino.

Em relação aos distúrbios do sono, verificou-se que 52,6% dos estudantes auto referem boa qualidade do sono. Para 52,7% dos participantes a latência do sono foi de 16 a 30 minutos; 36,9% apresentam dificuldades para conciliar o sono ao menos uma vez por semana; 54,2% dormem entre seis e sete horas por noite e a eficiência do sono está entre 75% e 84%; 49,9% dos estudantes relatam tomar medicamentos para dormir e 45,9% relatam ter sonolência moderada durante o dia.

Quanto às intercorrências durante o período de sono, podemos verificar que os estudantes, apresentaram as seguintes condições, mais de uma vez na semana: acordam no meio da noite ou de manhã muito cedo; levantam-se para ir ao banheiro; têm dificuldades para respirar; tossem ou roncam muito alto; sentem muito frio ou muito calor; têm sonhos ruins ou pesadelos; sentem dores.

Quanto à relação tipo de escola e os estudantes classificados como bons e maus dormidores, aplicado o Teste Qui-Quadrado verificou-se que estatisticamente há diferença ($p = 0,002$), sendo que os estudantes das escolas públicas referem ser maus dormidores (88,9%), das particulares (94,9%) e dos cursinhos pré-vestibulares (78,2%) apresentam as maiores frequências. Também verificamos que há diferença significativa ($p = 0,011$) quanto ao período de estudo e ser bom ou mau dormidores. Observamos que os estudantes do período noturno apresentaram maior frequência de maus dormidores (91%). Aplicados os dados estatísticos Teste de Fisher, conclui-se que não há diferença estatisticamente significativa, entre os estudantes classificados como maus dormidores e a presença de sintomatologia depressiva ($p = 0,928$).

Por outro lado, houve diferença significativa nas intercorrências: sentir muito frio (p = 0,020) ou muito calor (p = 0,002), como os estudantes classificam a qualidade de seu sono (p = 0,006), apresentaram problemas para ficar acordado (p = 0,013) e ter indisposição durante o dia (p = 0,006).

Quanto à sintomatologia depressiva, a maior frequência está presente entre estudantes dos cursinhos pré-vestibulares. Corroborando com os achados de Palermo et al (2007) que estudaram um grupo de 40 adolescentes, na faixa etária de 12 a 17 anos, que apresentava menor qualidade do sono e aumento da insônia, menor eficiência do sono e sintomas de depressão. Em outro estudo realizado em 2008, por Palermo et al., demonstraram relações significativas em que a qualidade subjetiva do sono mais pobre está associada a prejuízo na qualidade de vida.

No presente estudo, foram encontradas diferenças nos escores médios de sintomatologia depressiva e entre os tipos de escola (p = 0,032). Estudantes dos cursinhos apresentaram sintomatologia depressiva nos níveis moderada (10,2%) e grave (3,8%), enquanto os estudantes das escolas públicas, nível mínima (76,7%) e das escolas particulares, nível mínima (74,4%) e grave (4,1%). Estes resultados diferem dos encontrados por Rocha & Reimão (2006) com percentuais de 59,4% entre os estudantes de cursos pré-vestibulares e 51,4% entre os estudantes do ensino médio público e particular.

Corroborando os achados de Ehrenberg, Cox, & Koopnan (1990), que encontrou prevalência de 10,9% entre estudantes do ensino médio, um estudo sueco de Olsson & von Knorring (1997) encontrou taxas de 12,3% e Serfaty et al. (1998; 1997) encontrou taxas de 44% e 49% respectivamente, em estudo com jovens argentinos do gênero masculino. E nos estudos brasileiros realizados por Benevides (2015), que referem níveis elevados de depressão associados a baixo desempenho acadêmico e ansiedade e depressão mais acentuada entre as meninas que nos meninos.

Os participantes apesar de serem classificados como maus dormidores, classificam seu sono como sendo muito bom (25,4%), bom (52,4%), ruim (19,7%) e muito ruim (2,6%).

O sono sofre várias modificações ao longo da vida. Na adolescência, a eficiência média é elevada, por volta de 95% (Mesquita, & Reimão, 2007). No presente estudo verificou-se que 69,3% da amostra tem eficiência habitual do sono de 75-84%; 16,8% tem eficiência habitual do sono menor que 65-74% e 2,8% abaixo de 65%. Resultados que diferem dos encontrados por Furlani & Ceolim (2005) e de Louzada & Menna-Barreto (2003), com eficiências de 85% e 93% respectivamente.

Em relação à duração média do sono, Paraskakis et al. (2008) indicam que a duração é de 8h33m para adolescentes de 17 anos. Quanto à duração do sono, na presente pesquisa, 54,2% dos participantes dormem entre 6h e 7h por noite, o que corrobora com o estudo de Ramalho (2015) que apresenta sonolência diurna e dormem cerca de 7h, e Martins (2018) com a duração média de 7h20; em Lima et al. (2018), apesar de dormirem cerca de 5 a 7 horas de sono classificam seu sono como sendo de boa qualidade, embora considerem que com o uso das tecnologias baixa sua qualidade do sono.16,2% dormem de 5h as 6h e 7,1% dormem menos de 5h por noite, bem abaixo dos resultados encontrados por Mello (1993) em estudantes de 14-18 anos do ensino médio, oriundos das zonas rurais e semirrural, com a média de 7h50 e 8h50 respectivamente. Congruentes com os estudos de Rosinha (2005) e Chung & Cheung (2008). Em estudo realizado por Ramalho (2015), com 1.629 adolescentes de Hong-Kong, na faixa etária de 12 a 19 anos, detectaram que 5,6% deles apresentam dificuldade para adormecer, 7,2% acordam durante a noite, 10,4% acordam mais cedo pela manhã, prevalência de sintomas de distúrbios do sono em 19,1%, uma ou mais vezes por semana.

Os distúrbios de início e manutenção do sono e a sonolência diurna excessiva são fenômenos físicos ou comportamentais que, geralmente, ocorrem quando o adolescente inicia o adormecer e resiste em conciliar o sono. Nesse contexto, Beebe et al. (2008) estudaram 20 adolescentes, entre 13 e 19 anos que apresentaram menor tempo na cama (6h50), já Moseley & Gradisar (2009) afirmam que os adolescentes têm tempo total de sono em torno de 7h30. No estudo brasileiro de Santos, Cunha & Martino (2012) os estudantes dormem em média 5 a 6 horas, assim como no estudo de Pereira (2011) com menos de 8h de sono, associado ao turno de horário de estudo. Pesquisando estudantes australianos, com a média de 15,6 anos, Lima et al. (2018) indicam a presença de distúrbios do sono em 53,1% dos participantes que dormem menos de 8h por noite; 36% dos jovens têm sono atrasado. Martins (2018) sinaliza a presença de sonolência diurna acentuada, má qualidade e distúrbios do sono. Esses estudos revelam que os adolescentes dormem menos tempo do que necessitam.

Relata Guilleminault (1986) que 10% a 15% dos adolescentes têm dificuldades em iniciar o sono, e cerca de 20% a 38% têm dificuldades ocasionais relacionadas ao sono. Em estudo com 31 participantes de 10 a 17 anos, Capaldi et al. (2005) encontraram associações significativas entre os participantes que relataram problemas de comportamento do sono-vigília. Neste estudo, em relação a problemas para ficar acordado, 91,4% referem não ter esse tipo de problema, 2,6% ao menos uma vez na semana, 4,7% referem ter tido uma a duas vezes na semana, 1,1% ter três vezes na semana e 9,2% mais de três vezes na semana. Assim como os presentes nos estudos de Bulgari (2005), que apontam que os distúrbios do sono ocorrem três ou mais vezes na semana, dificuldades para adormecer (5,6%), acordar durante a noite (7,2%), acordar muito mais cedo (10,4%), prevalência desses sintomas foi de 19,1%. E de Furlani & Ceolim (2005) acordar durante a noite (11,2%), dificuldades para adormecer (17,2%), acordar muito mais cedo (17,4%).

Na latência do sono, verificou-se que 52,7% adormecem entre 16-30 minutos, 12,4% levam 31-60 minutos, congruentes com o estudo de Santos, Cunha & Martino (2012), no qual os estudantes têm latência de sono superior a 30 minutos; e 7,3% levam mais de 60 minutos para adormecer, ou seja, apresentam dificuldades para dormir. Resultados similares aos encontrados por Valentim (2006) e Meltzer, Logan & Mindell (2005). Cabe salientar que estes resultados são diferentes dos encontrados por Woodley & Smith (2006), cujo registro de latência média do sono foi de 10 minutos.

Quanto ao uso de medicamentos, 22,3% usam medicação ao menos uma vez na semana; 49,9% uma a duas vezes na semana e 3,2% usa mais de três vezes na semana. Embora a maioria dos participantes refira não se lembrar do nome da medicação utilizada, 41,5% referem o uso de medicamentos caseiros, homeopáticos sem orientação médica, bem como antidepressivos e anticonvulsivantes com prescrição e orientação médica. Estes resultados são bastante incongruentes com os de Ong et al. (2006), no qual 93,75% não usam medicamentos, 1,25% usam ao menos uma vez na semana, 1,88% mais de duas vezes na semana e 3,13% usam três ou mais vezes na semana.

Quanto à sonolência diurna e distúrbios do sono: 45,9% sonolência moderada e 30,4% referem sentir muita sonolência. Com alta prevalência de indisposição e falta de entusiasmo para desempenhar as atividades do cotidiano ao menos uma ou duas vezes na semana (43%). Estes dados corroboram os resultados de Johnson, Roth & Breslau (2006), que encontrou como prevalência de sonolência 26,3% nos adolescentes, que são inferiores aos encontrados por Chung & Cheung (2008) e Beebe et al. (2008) ao estudarem adolescentes de uma província mexicana, onde 31,6% apresentavam sonolência diurna e com os estudos realizados por Santos, Cunha, & Martino (2012), Louzada & Menna-Barreto (2007), Ramalho (2015), Pereira (2011) e Alves (2018).

Ainda em relação ao tipo de escola, contrariando uma das nossas hipóteses, há um maior percentual de alunos dos cursinhos no grupo de bons dormidores (27,9%) do que no grupo dos maus dormidores (13,1%), sendo que os estudantes das escolas particulares (94,9%) e públicas (88,9%) apresentaram pior qualidade do sono (p = 0,002).

Valentim (2006), mostra em seu estudo que níveis elevados de estresse, ansiedade e privação do sono, desempenham um papel importante na depressão dos adolescentes. Os pesquisadores Santos, Cunha, & Martino (2012) encontraram associação (27%) entre depressão, ansiedade e sonolência diurna entre adolescentes do gênero feminino. Neste estudo, há um maior percentual de estudantes que acordam durante a noite, por sentirem muito frio, no grupo com sintomatologia depressiva nos níveis moderado/grave do que no grupo com sintomatologia leve de depressão. Woodley e Smith (2006) vêm os sintomas de depressão leve como uma disfunção resultante do prejuízo do sono que afeta o rendimento do indivíduo, provocando cansaço e irritabilidade. Outros estudos também afirmam a presença de sintomatologia depressiva e ansiedade entre os estudantes do ensino médio (Germain & Mascotte, 2016; Benevides, 2015; Grolli, Wagner & Dalbosco, 2017).

Dentre aqueles considerados maus dormidores, verificou-se maior percentual de participantes com sintomatologia depressiva nos níveis mínima (75,2%); resultados compatíveis com os encontrados na literatura. Ong et al (2006) afirmam a influência da falta ou pobreza do sono na saúde dos adolescentes, Wolfson & Carskadon (2003) encontraram associação entre insônia, ansiedade e depressão nos adolescentes estudados. Estes resultados diferem dos encontrados por Pereira (2011), Cunha et al. (2005) e Lima et al. (2018) relatam o desenvolvimento de diferentes influências no sono, os sintomas de depressão no nível leve seria um deles.

Há um maior percentual de estudantes que apresentam sonolência mais de três vezes na semana no grupo com sintomas de depressão leve. Estes resultados corroboram com os encontrados por Souza, Fontana & Pinto (2005), Halfin (2007) e Cunha et al. (2005), que relatam a associação entre sonolência e sintomas de depressão em 57% dos pacientes de diferentes faixas etárias. E também com o estudo de Cunha (2001), que relatam menor qualidade do sono e aumento da insônia, menor eficiência do sono e sintomas de depressão.

Entre os participantes com sintomatologia depressiva, há um maior percentual entre aqueles que têm duração das horas de sono menor que cinco horas.

Fatores psicológicos também podem interferir significativamente no início e manutenção do sono-insônia psicofisiológica, caracterizada pela dificuldade de iniciar o sono, pela sua má qualidade e pela diminuição do tempo total do sono. Outros fatores como as pressões, sobrecarga e exigências escolares, familiares ou no trabalho, assim como os problemas de saúde e uso de determinadas drogas, são potenciais agentes geradores de estresse.

Estudos populacionais têm demonstrado a importância dos fatores sociais como condicionadores potentes dos horários de dormir do adolescente, durante a semana e nos finais de semana (Mesquita & Reimão, 2005; Alves, 2018). A maior privação do sono foi mais acentuada em estudantes do período matutino. Wolfson e Carskadon (1998; 2003) relatam que estudantes com quantidade de sono insuficiente apresentam pior desempenho acadêmico, sonolência excessiva e transtornos de humor (Louzada & Menna-Barreto, 2007). Como afirmam Braga, Peixoto, & Bogutchi (2013) e Alves (2018) a curta duração do sono e a sonolência diurna, constituem-se dois fatores que influenciam e provocam estresse acadêmico elevado e impactam negativamente na qualidade do sono, principalmente no final do período letivo com a preparação para as provas dos grandes vestibulares.

CONSIDERAÇÕES FINAIS

A adolescência é um período de transição permeado por sentimentos e preocupações vivenciados pelo jovem frente às pressões dos pais e familiares para o cumprimento das suas obrigações, quanto às dificuldades escolares e ao futuro, que geralmente, vêm acompanhadas pelas mudanças corporais, hormonais e emocionais, configurando-se em uma fonte geradora de ansiedade e tensão emocional, culminando com sintomas de depressão e distúrbios do sono. O momento atual, em que vemos que a diminuição das horas de sono, os distúrbios dela decorrentes é um problema que vem se acentuando nas diferentes classes sociais e faixas etárias e requer que nós, profissionais das áreas da saúde e da educação, assim como os pais, estejamos atentos para a presença destes problemas, principalmente na população adolescente, com ações educativas que visem conscientizar e, consequentemente, proporcionar a qualidade e higiene adequada do sono, assim como a qualidade da vida.

REFERÊNCIAS BIBLIOGRÁFICAS

Alves, F. R. (2018). *Duração do sono e sonolência diurna em adolescentes do ensino médio da cidade de Fortaleza*. Programa de Pós-graduação em Ciências Médicas. Dissertação de Mestrado em Ciências Médicas.

Avila, D., & Tavares, G. (2003). Vestibular: fatores geradores de ansiedade na cena da prova. *Revista Brasileira de Orientação Profissional*, 4(1-2), 105-116.

Beebe, D. W., Fallone, G., Godiwala, N., Flanigan, M., Martin, D., Schaffner, L., & Amin, R. (2008). Feasibility and behavioral effects of an at-home multi-night sleep restriction protocol for adolescents. *Journal of Child Psychology and Psychiatry*, 49(9), 915-923.

Benevides, J., Sousa, M., Barreto Carvalho, C., & Nunes Caldeira, S. (2015). Sintomatologia depressiva e (in) satisfação escolar. Revista de Estudios e Investigación en Psicología y Educación. *Revista de estudios e investigación en psicología y educación*, (5), A5-013.

Bootzin, R. R., & Stevens, S. J. (2005). Adolescents, substance abuse, and the treatment of insomnia and daytime sleepiness.*Clinical psychology review*, 25(5), 629-644.

Braga, M. M., Peixoto, M. C., & Bogutchi, T. F. (2000) A demanda por vagas no ensino superior: análise dos vestibulares da UFMG na década de 90. *Reunião Anual da ANPED*, 23ª. Disponível em <http://www.anped.org.br/23/textos/1110T.pdf>. Aceso em 24 ago 2013.

Bulgari, M. L. (2005). O impacto da internet no cotidiano e no padrão do sono do adolescente. In Reimão, R. *Avanço em sono e seus distúrbios*. São Paulo: Associação Paulista de Medicina. Pp. 102-4.

Buysse, D. J., Reynolds III, C. F., Monk, T. H., Berman, S. R., & Kupfer, D. J. (1989). The Pittsburgh Sleep Quality Index: a new instrument for psychiatric practice and research. *Psychiatry research*, 28(2), 193-213.

Capaldi, l. V. F., Handwerger, K., Richardson, E., & Stroud, L. R. (2005). Associations between sleep and cortisol responses to stress in children and adolescents: a pilot study. *Behav Sleep Med*. 3(40): 177-92.

Chung, K. F., & Cheung, M. M. (2008). Padrões de sono-vigília e distúrbios do sono entre adolescentes chineses de Hong Kong. *Sleep*. 2008: 31(2):185-94.

Cunha, J. A. (2001). *Manual da versão em português das Escalas Beck*. São Paulo: Casa do Psicólogo.

Cunha, B. F. V., Buzaid, A., Watanabe, C. E., & Romano, B. W. (2005). Depression in childhood and adolescence: a review. *Rev. Soc. Cardiol. Estado de São Paulo*. 15(3supl A): 1-8.5.

Del Porto, J. A. (1999). Conceito e diagnóstico. *Rev Bras Psiquitr.* 21: 6-11.

Ehrenberg, M. F., Cox, D. N., & Koopnan, R. F. (1990). The prevalence of depression in high school students. *Adolescence*. 25(100); 905-12.

Franco, M. L. P. B., & Novaes, G. T. F. (2001). Os jovens do ensino médio e suas representações sociais. *Cadernos de pesquisa*, (112), 167-183.

Furlani, R., & Ceolim, M. F. (2005). Padrões de sono de estudantes ingressantes na Graduação em Enfermagem. *Revista Brasileira de Enfermagem*, *58*(3), 320-324.

Germain, F., & Marcotte, D. (2016). Sintomas de depressão e ansiedade na transição do ensino secundário ao ensino médio: evolução e fatores influentes. *Adolescência e Saúde*, *13*(1), 19-28.

Grolli, V., Wagner, M. F., & Dalbosco, S. N. P. (2017). Sintomas depressivos e de ansiedade em adolescentes do ensino médio. *Revista de Psicologia da IMED*, *9*(1), 87-103.

Guilleminault, C. (1986). Narcolepsy. *Sleep*. 9(1pt 2): 99-101.

Halfin, A. (2007). Depression: the benefits of early and appropriate treatment. *American Journal of Managed Care*, *13*(4), S92.

Ivanenko, A., Crabtree, V. M., & Gozal, D. (2005). Sleep and depression in children and adolescents. *Sleep medicine reviews*, *9*(2), 115-129.

Johnson, E. O., Roth, T., & Breslau, N. (2006). The association of insomnia with anxiety disorders and depression: exploration of the direction of risk. *Journal of psychiatric research*, *40*(8), 700-708.

Lima, A. C. S., dos Santos, I. R. D. D., Guimaraes, L. A., & de Queiroz, B. M. (2018). Qualidade do sono, atividade física e uso de tecnologias portáteis entre alunos do ensino médio. *Adolescência e Saúde*, *15*(4), 44-52.

Louzada, F., & Menna-Barreto, L. (2003). Sleep-wake cycle expression in adolescence: influences of social context. *Biological Rhythm Research*, *34*(2), 129-136.

Louzada, F. M., & Menna-Barreto, L. (2007). O sono na sala de aula: tempo escolar e tempo biológico. Rio de Janeiro: Vieira & Lent.

Martins, R. (2018). *Análise do padrão de sono em estudantes do ensino médio em São Luís/ MA*. Dissertação de Mestrado- Programa de Pós-graduação em Ensino de Ciências e Matemática/CCET, 2018.

Mello, A. (1993). Sono normal. *Neurobiol*. 56(3): 87-90.

Meltzer, L. J., Logan, D. E., & Mindell, J. A. (2005). Sleep patterns in female adolescents with chronic musculoskeletal pain. *Behavioral Sleep Medicine*, *3*(4), 193-208.

Mesquita, G., Reimão, R. (2005). Alteração do sono pelo abuso da Internet. In Reimão, R. (Ed). *Sono: avanços em sono e seus distúrbios*. São Paulo: Associação Paulista de Medicina.

Mesquita, G., & Reimão, R. (2007). Nightly use of computer by adolescents: its effect on quality of sleep. *Arquivos de neuro-psiquiatria*, *65*(2B), 428-432.

Millman, R. P. (2005). Excessive sleepiness in adolescents and young adults: causes, consequences, and treatment strategies.*Pediatrics*, *115*(6), 1774-1786.

Moo-Estrella, J., Pérez-Benítez, H., Solís-Rodríguez, F., & Arankowsky-Sandoval, G. (2005). Evaluation of depressive symptoms and sleep alterations in college students. *Archives of medical research*, *36*(4), 393-398.

Moseley, L., & Gradisar, M. (2009). Evaluation of a school-based intervention for adolescent sleep problems. *Sleep*, *32*(3), 334-341.

Olsson, G., & von Knorring, A. L. (1997). Beck's Depression Inventory as a screening instrument for adolescent depression in Sweden: gender differences. *Acta Psychiatrica Scandinavica*, *95*(4), 277-282.

Ong, S. H., Wickramaratne, P., Tang, M., & Weissman, M. M. (2006). Early childhood sleep and eating problems as predictors of adolescent and adult mood and anxiety disorders. *Journal of affective disorders*, *96*(1-2), 1-8.

Palermo, T. M., Toliver-Sokol, M., Fonareva, I., & Koh, J. L. (2007). Objective and subjective assessment of sleep in adolescents with chronic pain compared to healthy adolescents. *The Clinical journal of pain*, *23*(9), 812.

Paraskakis, E., Ntouros, T., Ntokos, M., Siavana, O., Bitsori, M., & Galanakis, E. (2008). Siesta and sleep patterns in a sample of adolescents in Greece. *Pediatrics International*, *50*(5), 690-693.

Pereira, E. F. (2011). *Sono e sonolência diurna em adolescentes do ensino médio*. Tese de Doutorado em Educação Física. Departamento de Educação Física — Setor de Ciências Biológicas da Universidade Federal da Paraíba.

Ramalho, M. C. (2015). *Características de sono em estudantes: relação com fatores de risco componentes do score Pathobiological Determinants of Artherosclerosis in Youth*. Dissertação de Mestrado em Saúde Pública, Universidade Estadual da Paraíba. Centro de Ciências Biológicas e da Saúde.

Reimão, R. (1998). Sono do adolescente: padrões normais e sonolência diurna. *Neurobiologia*, 85-91.

Reimão, R. (1999). Insônia na classificação internacional dos distúrbios do sono. In Reimão, R. (Ed): *Sono, sonho e seus distúrbios*. São Paulo: Frôntis Editorial.

Rocha, A. C., & Fujita, I. Q. A. (1999). Orientação profissional contribuindo para um bom desempenho durante o vestibular. In *Associação Brasileira de Orientadores Profissionais, Anais. IV Simpósio Brasileira de Orientação Vocacional e Ocupacional; I Encontro de Orientação Profissional do Mercosul*. Florianópolis: ABOP. São Paulo: Vetor, 1999. Pp. 83-92.

Rocha, C. R. S., & Reimão, R. (2006). Orientações para controlar a insônia. In Reimão, R. (Ed). *Sono: atualidades*. São Paulo: Associação Paulista de Medicina, 2006.

Rocha, C. R. S. (2010). *Depressão, compulsão alimentar e distúrbios do sono em estudantes do terceiro ano do ensino médio e de cursos pré-vestibulares*. Tese de Doutorado. Curso de Pós-Graduação Programa Saúde da Criança e do Adolescente da Faculdade de Ciências Médicas da Universidade Estadual de Campinas.

Roert, J. J., Hoffmann, R. F., Emslie, G. J., Hughes, C., Rintelmann, J., Moore, J., & Ermitage, R. (2006). Sex and differences in sleep macroarchitecture in childhood and adolescent depression. *Sleep*. 29(4): 418-20.

Roscoe, M. H. D. A. (1993). Distúrbios do sono na criança e relações familiares. *Neurobiologia*, 91-4.

Rosinha, M. U. (2005). Influências da produção hormonal na determinação do padrão de sono normal do adolescente. In Reimão, R. *Avanços em sono e seus distúrbios*. São Paulo: Associação Paulista de Medicina.

Santos, T. C. M. M., Cunha, F. V., & Martino, M. M. F. (2012). Qualidade do sono, o uso de estimulantes e o desempenho acadêmico. In *XVI Encontro Latino Americano de Iniciação Científica e XII Encontro de Latino Americano de Pós-graduação.* Universidade do Vale da Paraíba.

Serfaty, E. M., Andrade, J. H., Boffi-Boggero, H. J., Masaútis, A. E., & Foglia, V. L. (1997). Prevalencia de síndrome depresivo en varones de 18 años residentes en la provincia del Neuquén, Argentina 1994. *Bol. Acad. Nac. Med. B. Aires*, 563-79.

Serfaty, E. M., Andrade, J. H., Boffi-Boggero, H. J., Masaútis, A. E., & Foglia, V. L. (1998). Prevalencia de depresión en varones de 18 años de la provincia de Santa Fe. *Bol. Acad. Nac. Med. B. Aires*, 337-46.

Soares, D. H. P. (2002). Como trabalhar a ansiedade e o estresse frente ao vestibular. In Levenfus, R. S., & Soares, D. H. P. (Orgs.). *Orientação vocacional ocupacional: novos achados teóricos, técnicos e instrumentos para a clínica, a escola e a empresa*. Porto Alegre: ArtMed.Souza, J. A., Fontana, J. L., & Pinto, M. A. (2005). Depressão: uma doença, várias apresentações. In Horimoto, C. H., Ayache, D. C. G., & Souza, J. A. (Orgs.). *Depressão: diagnóstico e tratamento pelo clínico*. São Paulo: Roca.

Valentim, M. G. (2006). *Preguiça: um problema da adolescência negligenciado pela pesquisa?* Tese de Doutorado. Universidade Estadual de Botucatu. Faculdade de Medicina de Botucatu.

Wolfson, A. R., & Carskadon, M. A. (1998). Sleep schedules and daytime functioning in adolescents. *Child development*, *69*(4), 875-887.

Wolfson, A. R., & Carskadon, M. A. (2003). Understanding adolescent's sleep patterns and school performance: a critical appraisal. *Sleep medicine reviews*, *7*(6), 491-506.

Woodley, J., & Smith, S. (2006). Safety behaviors and dysfunctional beliefs about sleep: Testing a cognitive model of the maintenance of insomnia. *Journal of Psychosomatic Research*, *60*(6), 551-557.

TRANSTORNOS NEUROLÓGICOS E PSIQUIÁTRICOS DO SONO[15]

Fructuoso Ayala Guerrero
Célia Regina da Silva Rocha

ORGANIZAÇÃO DO SONO

A arquitetura do sono refere-se à organização estrutural básica do sono normal. Do ponto de vista eletrofisiológico, dois tipos de sono são descritos: o sono lento, ou sem movimentos oculares rápidos (NREM) e o sono com movimentos oculares rápidos (REM), que se repetem ao longo da noite, na forma de de ciclos com duração aproximada de 90 minutos. O sono NREM é dividido em estágios N1, N2 e N3, que representam um *continuum* de sono progressivamente mais profundo (Figura 1). Cada estágio possui características únicas, incluindo variações nos padrões de ondas cerebrais. Os ciclos e estágios do sono foram evidenciados pelo uso de registros eletroencefalográficos (EEG) (Loomis et al., 1937; Dement e Kleitman, 1957), uma vez que a atividade cerebral é essencial para identificar cada uma das fases. Antes da aplicação dessas técnicas, o sono era considerado um processo unitário.

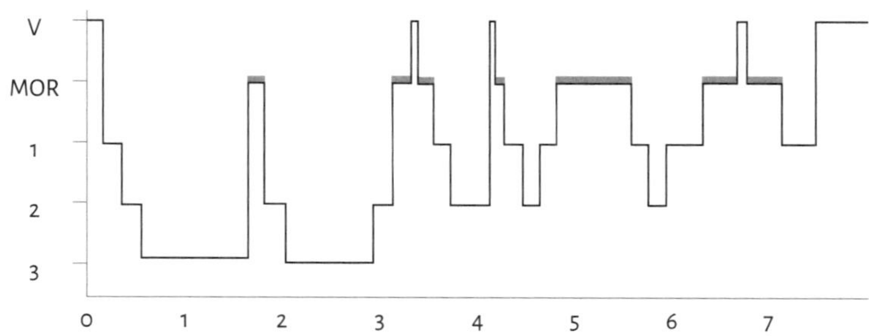

Figura 1 – Hipnograma do registro de oito horas de um sujeito

15 Este trabalho foi financiado pela bolsa IG200619 da DGAPA-PAPIIT, UNAM, México e traduzido por Célia Regina da Silva Rocha.

TIPOS DE SONO

Durante o curso de um período de sono, os sonos REM e NREM alternam, ciclicamente, o papel das alternâncias entre esses dois tipos de sono, o que ainda não é compreendido, mas quando a organização e/ou ausência de qualquer uma das etapas é alterada, está associada a distúrbios do sono que afetam a saúde (Zepelin et al., 2005). Por exemplo, o sono normalmente começa no estágio NREM, mas em certos distúrbios, como em indivíduos com narcolepsia, a pessoa entra diretamente da vigília para a fase de sono REM (Carskadon, & Rechtschaffen, 2005).

CICLOS DE SONO

Um episódio de sono começa com um curto período do estágio N1 do sono NREM, cuja atividade cerebral aumenta progressivamente em amplitude e diminui em frequência, passando para o estágio N2, seguido pelo sono no estágio delta ou N3 e, finalmente, para o estágio REM, para completar o ciclo. No entanto, os indivíduos não permanecem no sono REM pelo resto da noite, pois alternam ciclicamente entre os estágios do sono NREM e REM ao longo da noite. O sono NREM constitui cerca de 75 a 80 por cento do tempo total de sono, enquanto o sono REM constitui os 20 a 25 por cento restantes. A duração média do primeiro ciclo de sono NREM-REM é de 70 a 100 minutos. Enquanto o segundo ciclo e os subsequentes são mais duráveis, atingindo aproximadamente 90 a 120 minutos (Carskadon, & Dement, 2005). Em indivíduos adultos saudáveis, o sono REM aumenta à medida que a noite avança, sendo mais longo no último terço da noite. Conforme o sono progride, a duração do estágio 2 aumenta para ocupar a maior parte do sono NREM, enquanto o estágio 3 diminui, desaparecendo completamente no último terço da noite.

Os estágios do sono NREM se diferenciam entre si por apresentarem uma atividade elétrica cerebral específica (Figura 2), além de estarem associados a diversos processos fisiológicos ainda não bem identificados.

ESTÁGIO N1 SONO

O estágio N1 do sono NREM é considerado uma transição da vigília relaxada para o início do sono. Com exceção de recém-nascidos e pacientes com narcolepsia ou outros distúrbios do sono, esta fase representa o início do processo de sono. Essa fase, geralmente com duração de 1 a 7 minutos no ciclo inicial, constitui 2 a 5 por cento do sono total, sendo facilmente interrompida por diversos fatores, pois o limiar para o despertar é baixo. A atividade elétrica cerebral passa gradativamente de ondas alfa rítmicas para ondas de frequência mista de baixa amplitude, além de apresentar ondas de vértice agudas. As ondas alfa estão associadas a um estado de vigília passiva e são caracterizadas por uma frequência de 8 a 13 ciclos por segundo, que são mais evidentes na região occipital (Carskadon, & Dement, 2005).

ESTÁGIO N2

Esse estágio do sono dura aproximadamente 10 a 25 minutos no ciclo inicial e aumenta em duração a cada ciclo sucessivo, constituindo entre 45 e 55 por cento do tempo total de sono. O limiar para o despertar, nesta fase, é maior do que na fase anterior, uma vez que estímulos de maior intensidade são necessários para provocar uma resposta. A atividade elétrica cerebral, que consiste em ondas de frequência mista e amplitude relativamente baixa, é caracterizada pela presença de fusos do sono e complexos K (Figura 2). Considera-se que os fusos do sono participam da consolidação da memória, uma vez que foi descrito que os indivíduos que aprendem novas informações têm um número significativamente maior de fusos do sono do que os do grupo controle (Gais et al., 2002).

ESTÁGIO N3

Essa fase do sono, também conhecida como sono delta, devido à abundância de ondas lentas de alta amplitude, é mais abundante no primeiro terço da noite e tende a desaparecer no último terço. Constitui cerca de 20% do sono total e o limiar para o despertar é o mais alto de todos os estágios do sono NREM (Carskadon, & Dement, 2005).

O SONO REM

O sono REM é caracterizado pela presença de atividade elétrica cerebral, composta por ondas de baixa amplitude e frequência mista, além de apresentar atonia muscular e surtos de movimentos oculares rápidos (Carskadon, & Dement, 2005). Da mesma forma, ondas em forma de "dente de serra" são observadas, também chamadas de ondas heráldicas, porque precedem explosões de movimentos oculares rápidos. A duração da primeira fase do sono REM, no início do sono, é de cerca de 1 a 5 minutos; entretanto, aumenta progressivamente durante a noite, atingindo 45 minutos e uma média de aproximadamente 15 minutos (Carskadon, & Dement, 2005).

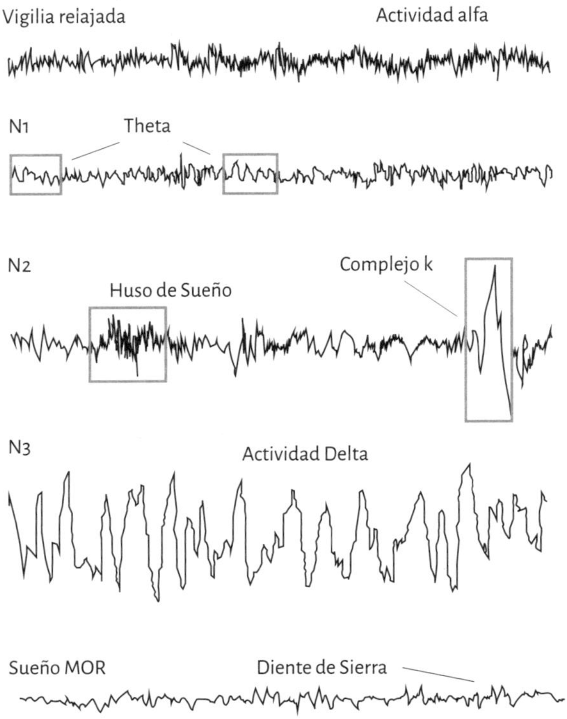

Figura 2 – Atividade cerebral observada a partir da vigilia relaxada, as três fases de sono lento (N1, N2, N3) e a fase do sono REM que completam um ciclo

O processo de sonhar é mais frequentemente associado à fase de sono REM, uma vez que aproximadamente 80% dos sonhos são descritos após o despertar desse estágio de sono (Dement, & Kleitman, 1957b). O sono REM também foi funcionalmente relacionado à consolidação da memória (Crick, & Mitchison, 1983; Smith, & Lapp, 1991).

BASES NEUROANATÔMICAS DA REGULAÇÃO DO SONO

O processo de dormir envolve mudanças na atividade de todo o organismo, principalmente do cérebro, porém este é regulado por circuitos neurais específicos. Dentre os componentes que captam e conduzem sinais externos, os neurônios sensíveis que se projetam em direção ao tálamo participam para induzir a vigília (Brown et al., 2012). Ao contrário, os componentes dos sinais internos podem induzir vigília ou sono, dependendo da origem do sinal. Esses dois processos, originados internamente, desempenham um papel importante na regulação do sono: um processo diretamente dependente das características do sono (processo S) e um processo circadiano independente (processo C) modulado por fatores externos (Borbély, 1982).

O processo S, representa o componente homeostático, que regula a necessidade de sono, aumenta com o tempo gasto em vigília e diminui com o tempo gasto em sono (Daan et al., 1984). Como as necessidades que o sono satisfaz não são conhecidas com precisão, o processo S é um tópico que desperta grande interesse; além disso, continuam as pesquisas sobre os mecanismos neuroanatômicos, neurofisiológicos e moleculares envolvidos em sua regulação.

Por outro lado, o processo C representa a participação do relógio circadiano, que promove a vigília e/ou sono. A regulação circadiana do ciclo vigília-sono tem origem no núcleo supraquiasmático (NSQ) do hipotálamo (Rosenwasser & Turek, 2015). Esse núcleo recebe informações de luz que são capturadas pela retina e conduzidas pelo trato retino-hipotalâmico (TRH).O NSQ regula algumas regiões do cérebro diretamente, por meio de conexões monossinápticas e ativa outras áreas indiretamente. O processo cerebral, que participa da integração de sinais externos, que são conduzidos por neurônios sensoriais, com sinais internos do homeostato e do relógio biológico, para determinar o nível de ativação que deve prevalecer, não é bem conhecido. No entanto, outras áreas importantes do cérebro, que participam da regulação dos estados de sono e vigília, já foram identificadas. Essas áreas, localizadas no tronco encefálico correspondem ao sistema reticular ativador ascendente (RAAS), que inclui o núcleo da rafe dorsal, a área tegmental ventral, o núcleo do *locus coeuleus* e os núcleos tegmentais e peduncunpontina latero dorsal, que liberam os neurotransmissores serotonina, dopamina, norapinefrina e acetilcolina,respectivamente (Joiner, 2016; Saper et al, 2005) (Figura 3); além disso, esse sistema é complementado pela área cinzenta periaquedutal que libera dopamina e uma área hipotalâmica que contém orexina,também conhecida como hipocretina.

Esses núcleos neuromoduladores projetam-se através de duas vias principais para locais regulatórios de excitação adicionais no prosencéfalo.

A via dorsal modula a atividade do tálamo, que recebe uma grande quantidade de informações sensoriais, antes de passar para o córtex cerebral, para processamento posterior. A via ventral projeta-se em direção ao prosencéfalo basal, que também se projeta em direção ao córtex. A via ventral, através do prosencéfalo basal, também inclui áreas do hipotálamo lateral e do núcleo tuberomamilar que liberam orexina e histamina, respectivamente. Neurônios orexinérgicos estimulam a atividade de vários núcleos para induzir a vigília (Lecea, & Huerta, 2014; Saper et al., 2010).

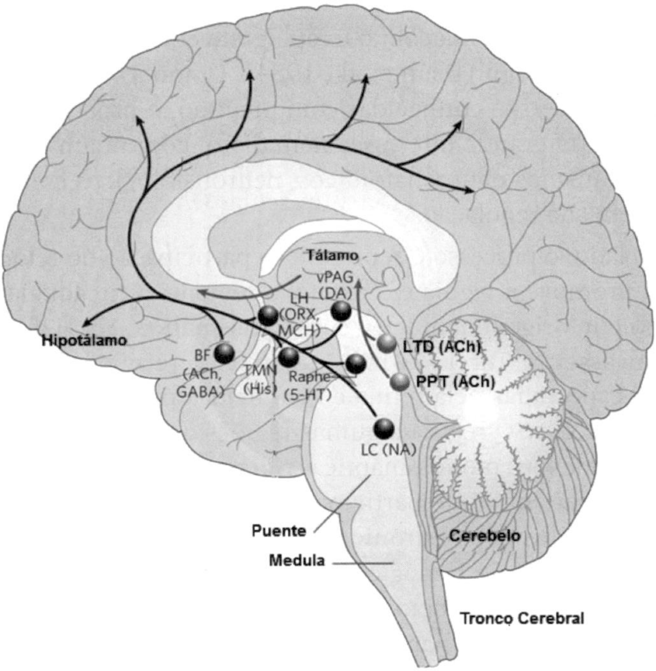

Figura 3 – Sistema da vigília. Os neurônios que contêm a orexina (ORX), situadas no hipotálamo ativando outros núcleos que participam da vigília: Substância cinza periacueductual (vPAG), Tuberomamilar (TMN), Rafe, ***Locus coeruleus*** (LC), Tegmental Latero Dorsal (LTD) e Pedúnculo Pontino (PPT). Além dos neurônios colinérgicos da região basal do cérebro anterior (BF).

Em condições normais, a atividade dos sistemas neuromoduladores específicos do tronco encefálico determina os tipos de vias que serão ativadas para induzir e/ou manter qualquer um dos estados de vigilância (vigília, sono NREM ou sono REM). Assim, durante a vigília, os núcleos colinérgicos e monoaminérgicos do tronco cerebral ativam as vias dorsal e ventral. Isso resulta na ativação do córtex cerebral para que o indivíduo adquira um significado do meio que o cerca, uma vez que a via dorsal mantém os neurônios talâmicos ativados, o que facilita a passagem de informações em direção ao córtex cerebral para a percepção sensorial (Joiner, 2016).

Durante o sono REM, a ativação colinérgica continua a ser estimulada para a via ventral e, portanto, ativa o córtex cerebral que se manifesta por atividade elétrica composta por ondas rápidas de baixa amplitude. No entanto, a ativação monoaminérgica é simultaneamente reduzida, causando uma diminuição na ativação dos neurônios talâmicos que filtram a condução sensorial para o córtex cerebral (Joiner, 2016). A ativação colinérgica durante o sono REM também estimula uma via descendente através do núcleo *subcoeruleus*, que induz a inibição dos neurônios motores da medula espinhal, que regularmente causam atonia muscular, aa qual ocorre durante a fase do sono REM (Fraigne et al., 2015), com exceção de pacientes com distúrbio do comportamento do sono REM, que podem realizar seus sonhos ao reter a atividade muscular, devido à inibição das vias que causam atonia muscular (Figura 4).

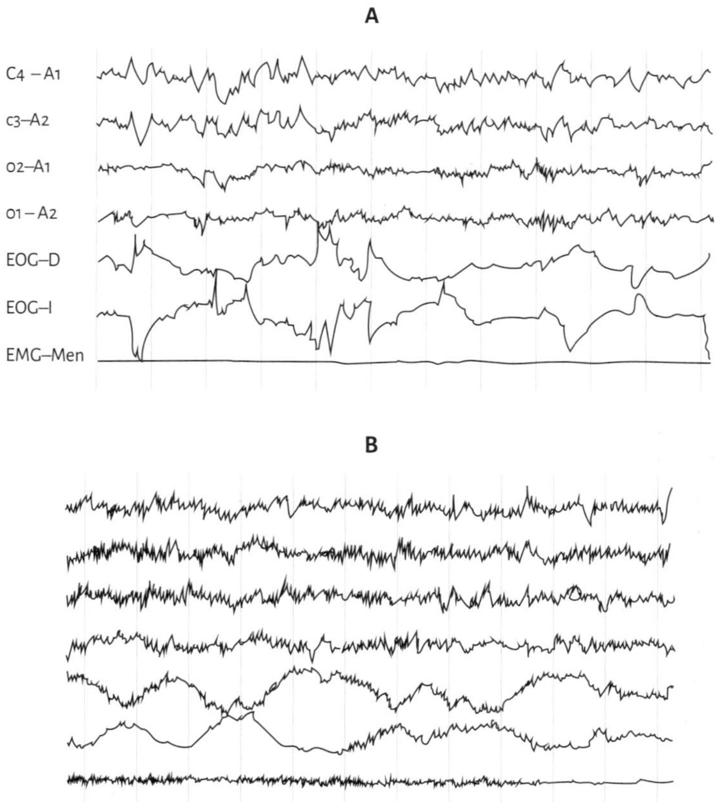

Figura 4 – Fase de sono REM. A) Observamos a atonia muscular (EMG-Men) que normalmente se apresenta durante a fase de sono REM. B) Há a ausência de atonia muscular em paciente com Transtorno Comportamental do Sono REM. Tanto em A como em B, os quatro primeiros registros correspondem à atividade cerebral, os dois seguintes, à atividade ocular e, por último, à atividade muscular.

Em contraste, durante o sono NREM, as vías colinérgicas e monoaminérgicas reduzem sua atividade, diminuindo a excitação cortical devido ao aumento do bloqueio da informação sensorial a nível do tálamo. O RAAS, como as vías dorsal e ventral, induz a excitação do córtex cerebral durante a vigilia. Em contraste, foi sugerido que outras áreas do cerebro estão envolvidas na inibição da excitação. Entre esas áreas estão grupos de neurônios gabaérgicos dentro do córtex cerebral (Morairty et al., 2013), o tronco cerebral (Weber et al.,2015), o núcleo pré-óptico ventrolateral (Alam et al.,2014) e outras partes do hipotálamo lateral (Vetrivelan et al.,2016), além do prosencéfalo basal (Xu et al.,2015) e o subtálamo. Quando esses varios grupos neuronais são ativados, ocorre o sono NREM ou sono REM; da mesma forma a transição entre os estágios do sono é determinada por um circuito oscilatório do tronco cerebral (Cox et al., 2016); Weber et al., 2018). É importante observar que varias áreas que promovem o sono participam de conexões mutuamente inibitórias com outras áreas que promovem a excitação (Saper et al, 2005).

BASES MOLECULARES DA REGULAÇÃO DO SONO

As funções dos circuitos de excitação que regulam o sono são determinadas por moléculas específicas, que participam da ativação desses circuitos. Algumas dessas moléculas são necessárias para iniciar e/ou manter os estados de sono ou vigília. A identificação dessas moléculas tem sido o objetivo de diversos grupos de pesquisadores em todo o mundo, interessados em compreender os mecanismos que intervêm na regulação do sono, bem como no tratamento de seus distúrbios. Infelizmente, os tipos de moléculas identificados até agora não conseguiram resolver o grande número de questões que ainda permanecem. No entanto, novas moléculas continuam a ser descobertas, por meio de várias estratégias experimentais.

Vários medicamentos foram identificados, os quais têm efeitos moduladores sobre mecanismos reguladores do sono bem determinados. Informações sobre essa classe de drogas têm contribuído com informações sobre o efeito exercido por diferentes tipos de moléculas que afetam o sono e a vigília. No entanto, deve-se ter cuidado suficiente na confirmação de tais efeitos, já que a maioria dos medicamentos exerce um efeito amplo, em vez de ser específico. Consequentemente, os efeitos de um determinado medicamento podem ser mediados por moléculas diferentes das originalmente consideradas.

INTERAÇÕES ENTRE SONO E DOENÇAS NEUROLÓGICAS

O papel fundamental desempnhado pelo cérebro na regulação do ciclo vigília-sono foi evidenciado, durante muitos anos, através de diferentes canais de informação, depois de achados clínicos e experimentais, como no caso da encefalite letárgica, que causou epidemia entre 1917 e 1928, com milhões de mortes em todo o mundo, que permitiu a identificação de várias regiões cerebrais que participam da referida regulamentação, graças às pesquisas do neurologista Constantin von Economo (Figura 5).

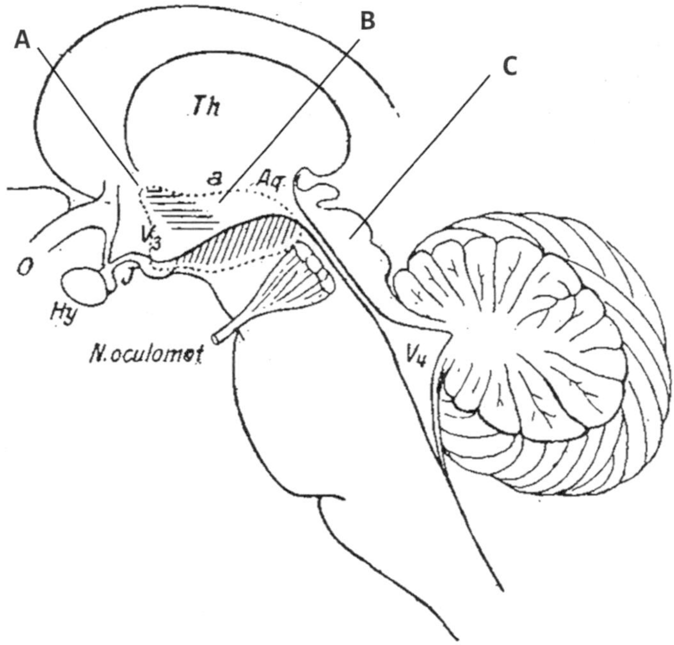

Figura 5. Esquema da publicação. A: Lesões que produzem insônia; B: Lesões que produzem Narcolepsia; C: Lesões que produzem sonolência.

Fonte: Ecónomo,C. von.*Die. (1918). Encephalitis lethargica*. Wien, Deuticke.

Da mesma forma, vários distúrbios de saúde, incluindo distúrbios psiquiátricos, neurodegenerativos e metabólicos, foram associados a distúrbios circadianos e do sono. Em alguns casos, a alteração pode estar relacionada à ausência de regulação da liberação de neurotransmissores e outras substâncias, como os hormônios, que participam da regulação do ritmo circadiano e/ou do sono (Figura 6).

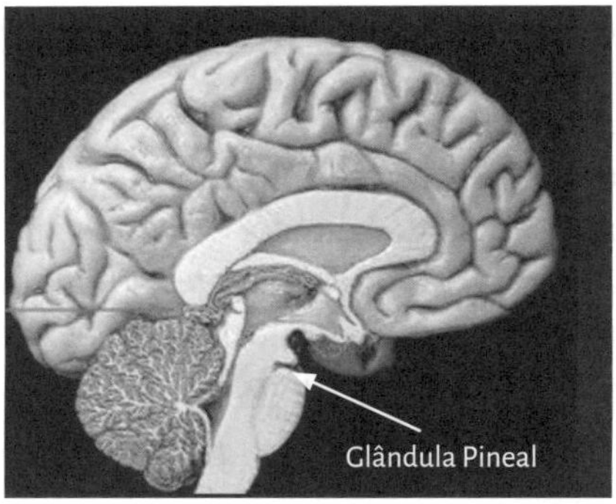

Figura. 6 – Vista sagital do cérebro. A seta assinala a glándula pineal, que libera melatonina, a qual participa da indução do sono.

No entanto, ainda faltam informações em relação aos mecanismos envolvidos na regulação do sono normal e seus distúrbios. A insônia é um dos distúrbios do sono mais amplamente distribuídos em todo o mundo, na qual ocorre uma redução significativa no tempo que o indivíduo leva para dormir, afetando sua saúde e atividades diárias.

INSÔNIA

Pessoas que sofrem de insônia têm problemas para adormecer ou permanecer dormindo,além de perceber que seu sono não é fisica e mentalmente restaurador (American Psychiatric Association, 2013). Uma porcentagem significativa de indivíduos adultos sofre de insônia crônica que afeta sua qualidade de vida. Atualmente, grande parte da população mundial sofre de insônia de forma recorrente e multifatorial (Morin & Jarrin, 2013) que leva à hiperatividadedos circuitos neurais que induzem a ativação do cerebro durante o sono, promovendo o desenvolvimento da vigília noturna (Nofzinger et al., 2004). Um dos métodos mais recomendados para o tratamento da insônia, antes de se considerar a terapia medicamentosa, é levar em consideração as regras de higiene do sono e/ou a terapia cognitivo-comportamental . Em casos gravs,nos quais as terapias acima mencionadas não têm sido eficazes,o tratamento medicamentoso pode ser usado (Qaseem et al,2016).

Certosmedicamentos anti-histamínicos promovem a indução do sono ao inibir a liberação de histamina,um neurotransmissor que participa da vigília, no núcleo tubermamilar (Kaneko etal., 2000).Os anti-histamínicos são um grupo de medicamentos hipnóticos administrados regularmente para induzir o sono. Alémdisso, outros tipos de medicamentos, como barbitúricos,benzodiazepínicos e não benzodiazepínicos,têm sido usados.

Os medicamentos não benzodiazepínicos, por apresentarem menosefeitos colaterais deletérios,sãouma alternativa adequada,que atuam aumentando a ação inibitória do reurotransmissor ácido gama aminobutírico,favorecendo a presença do sono. Recentemente, drogas antagonistas do neurotransmissor excitatório receptor orexina têm sido utilizadas para o tratamento da insônia (Holst et al.,2016). Como mencionado anteriormente, a insônia pode ser

Causada por uma ampla variedade de fatores,um desses fatores pode ser de origem hereditária,comono caso da insônia familiar fatal,que é uma doença autossômica dominante rara, causada pela mutação que ocorre no gene PRNP da proteína prion (PrnP).

Os sintomas iniciais desse tipo de insônia,além de reduzir significativamente a quantidade de sono,incluem disfunções autonômicas como taquicardia, seguidas de deterioração progressiva das funções cognitivas e motoras, além de distúrbios comportamentais e finalmente morte. Esses sintomas são o resultado da morte de neurôniose astrócitos,que ocorre em diferentes regiões do cérebro,incluindo o tálamo,que participada regulação do sono (Figura 7), (Llorens et al., 2017).

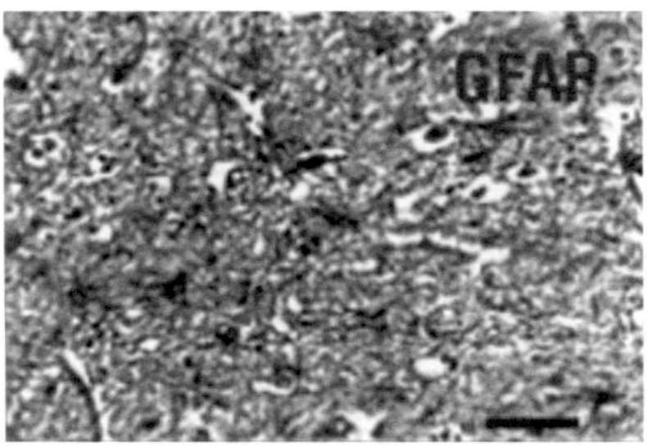

Figura 7 – Observamos uma abundante gliosis a nível do núcleo dorsomedial do tálamo de um paciente com insônia familiar fatal

Figura modificada de Haïk S, Galanaud D, Linguraru M. G., et al. (2008). In Vivo Detection of Thalamic Gliosis: A Pathoradiologic Demonstration in Familial Fatal Insomnia. *Arch Neurol.* 65(4) pp. 545–549. doi:10.1001/archneur.65.4.545

No caso de insônia familiar fatal, os príons (proteínas degeneradas) se acumulam em diferentes regiões do cérebro, incluindo o tálamo (Figura 8, quadrados), enquanto na doença de creutzfeldt-jakob, que também é uma doença neurodegenerativa que causa demência e morte, o príon se acumula, principalmente, no córtex cerebral (Figura 8, pontos).

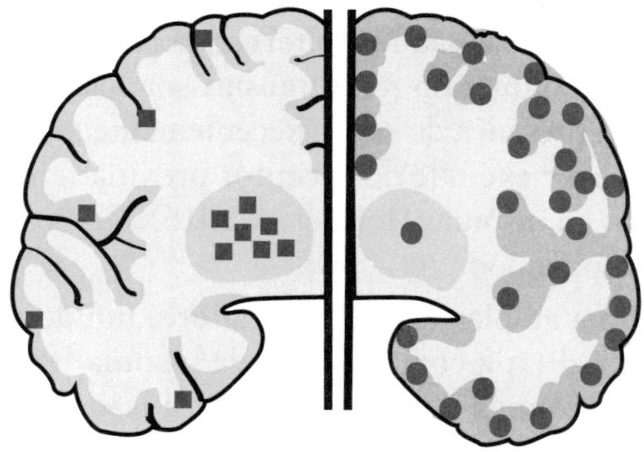

Figura 8. Degeneração do lado esquerdo do tálamo de um paciente com insônia familiar fatal e degeneração do lado esquerdo do córtex cerebral de um paciente com transtorno de Creutzfeldt-Jakob

NARCOLEPSIA

Os pacientes com esta doença são caracterizados por sonolência diurna excessiva, latência do sono significativamente reduzida e, muitas vezes, passam imediatamente do sono para o sono REM (Figura 9).

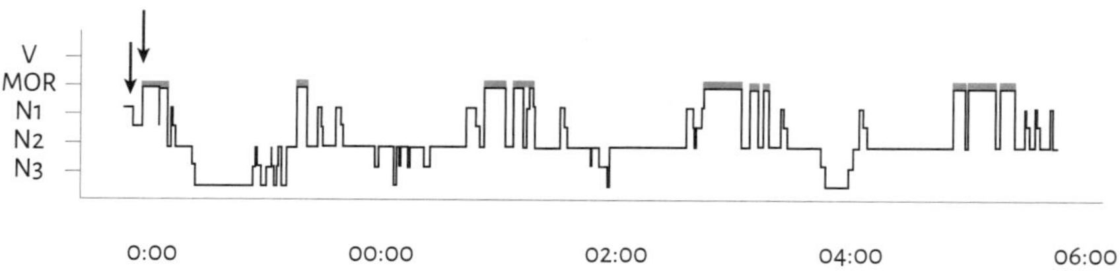

Figura 9 – Hipnograma de um paciente com narcolepsia. Tanto a latência do início do sono quanto a do sono REM são significativamente curtas (setas).

Além disso, pode ocorrer cataplexia ou fraqueza muscular, desencadeada por diferentes tipos de emoções em que riso, raiva etc. estão presentes. Durante esses períodos de imobilização, os pacientes permanecem conscientes e angustiados, por não serem capazes de se mover ou pedir ajuda, levando ao surgimento de alucinações (Cao, & Guilleminault, 2011).

Pacientes com narcolepsia têm dificuldade em permanecer acordados, por algumas horas contínuas, por isso precisam tirar uma soneca de forma recorrente. Esse tipo de distúrbio do sono é causado em parte pela redução na liberação de hipocretina, um neurotransmissor que ativa os núcleos que participam da regulação da vigília, provavelmente devido à destruição autoimune dos neurônios que sintetizam esse neuropeptídeo (Figura 10) (Zeitzer, 2013).

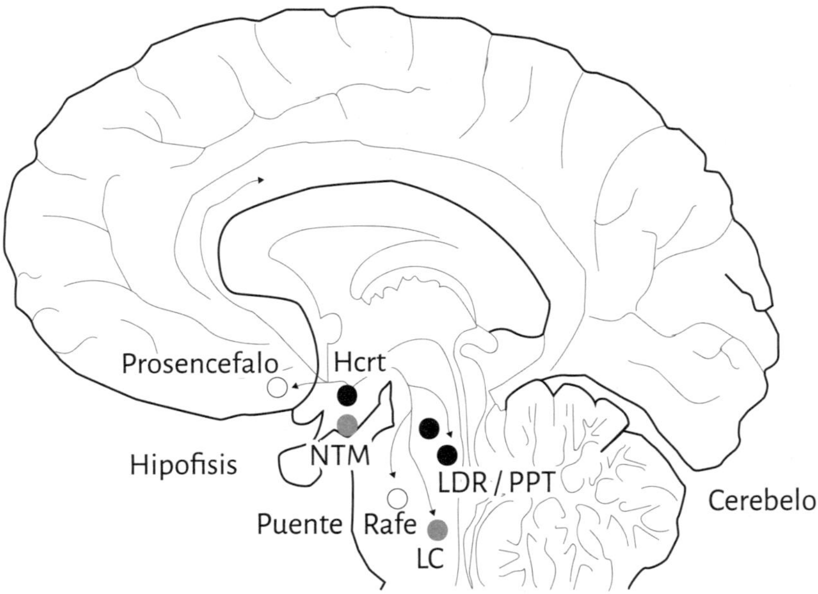

Figura 10 – Pacientes com narcolepsia provocada por lesão dos neurônios que contêm hipocretina (Hcrt), situadas no hipotálamo que ativam outros núcleos que participam da vigília: Tuberomamilar (NTM), Rafe, ***Locus coeruleus*** (LC), Tegmental Latero Dorsal (LDT) e Pedúnculo Pontino (PPT).

Como no momento não há cura para esse distúrbio do sono, os tratamentos atuais para esse distúrbio consistem na administração de medicamentos que tendem a atenuar os sintomas. Estimulantes do sistema nervoso, como anfetaminas, são incluídos para facilitar a liberação de monoaminas que promovem a presença de vigília durante o dia, controlando, assim, a sonolência diurna excessiva. Além disso, medicamentos antidepressivos são administrados para controlar outros sintomas para reduzir o sono REM e a cataplexia (Bhattarai, & Sumerall, 2017).

EFEITO DA DEPRESSÃO NO SONO

A depressão é um transtorno do humor, comumente acompanhado de insônia (Kay et al., 2016). No entanto, paradoxalmente, a privação de sono tem sido usada para tratar a depressão (Wolf et al., 2015). Tem sido descrito que ambas as condições se caracterizam por apresentarem uma alteração na atividade monoaminérgica, uma vez que foi observado que os mecanismos de ação de vários antidepressivos consistem no aumento dos níveis de serotonina e norepinefrina no nível sináptico (Wichniak et al, 2017), neurotransmissores envolvidos na vigília.

DOENÇAS NEURODEGENERATIVAS

As doenças neurodegenerativas constituem um grupo heterogêneo de doenças que afetam o sistema nervoso central (SNC) e são caracterizadas pela perda neuronal progressiva em áreas específicas do cérebro.

A má qualidade do sono e a sonolência diurna são sintomas que geralmente aparecem em pacientes afetados por problemas neurodegenerativos, como Parkinson e doença de Alzheimer. Esses sintomas frequentemente aparecem nos estágios iniciais do desenvolvimento da doença, o que sugere a presença de certas interrelações fisiopatológicas, com os mecanismos reguladores do sono, durante o início da doença (McCurry, & Ancoli-Israel, 2003). No caso da doença de Parkinson, foi sugerido que a sonolência diurna excessiva que ocorre nos pacientes pode ser o resultado da perda de neurônios dopaminérgicos (Figura 11) que participam da regulação da vigília e também do movimento (Zeitzer, 2013).

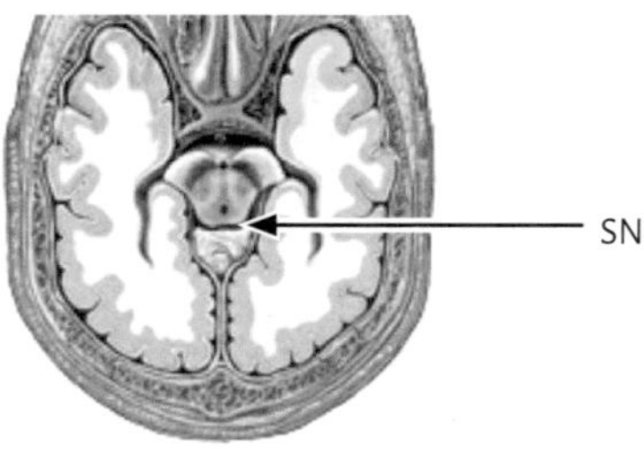

Figura 11 – Corte transversal do cérebro de um paciente com Doença de Parkinson. A seta assinala a Substância Negra (SN) onde se localizam os neurônios dopaminérgicos.

A doença de Parkinson consiste em um distúrbio neurológico que afeta principalmente os idosos, já que, de acordo com relatórios, 0,9 por cento das pessoas com idade entre 65 e 69 anos, até mais de 5 por cento dos idosos com 80 a 84 anos , têm doença de Parkinson (Rijk et al., 1997). Esses pacientes se caracterizam por apresentar dificuldade para iniciar a deambulação e outros movimentos, além de tremores musculares, lentidão da marcha e redução da expressão facial.

As queixas de sono e a consequente diminuição da qualidade de vida são frequentes nas pessoas com doença de Parkinson. Apresentam alterações que incluem dificuldade em adormecer, arquitetura alterada do sono, fragmentação do sono devido a despertares frequentes causados por acinesia noturna, atividade motora anormal e movimentos periódicos dos membros. Além disso, podem ocorrer distúrbios de comportamento do sono REM e falta de ar.

Muitos pacientes com Parkinson apresentam sonolência diurna excessiva e os distúrbios do sono aumentam com o desenvolvimento progressivo da doença. Os pacientes demoram mais para adormecer, aumentando sua latência interrompida por despertares frequentes, durante os quais passam grande parte da noite acordados (Kales et al., 1971; Bergonzi et al., 1975). Tudo isso causa uma redução no tempo gasto em sono profundo (estágios 3 e REM) e um aumento na duração do sono leve (estágios 1 e 2; Figura 12) (Kales et al., 1971; Kutscher et al., 2014)

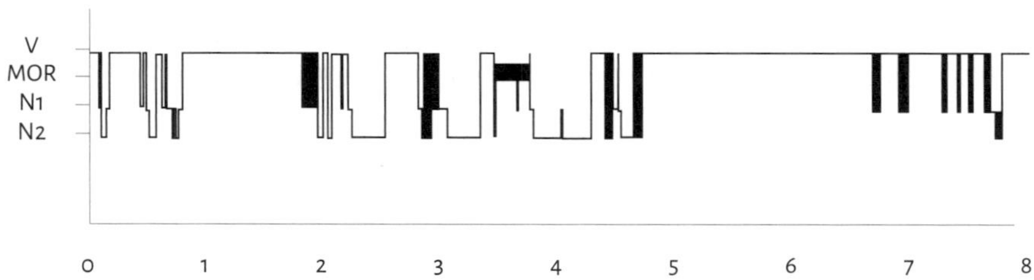

Figura 12 – Hipnograma de paciente com Doença de Parkinson. Observamos uma grande quantidade de vigília (V) e de sono rápido (N1 e N2) e redução do sono profundo (N3 e REM).

ETIOLOGIA E FATORES DE RISCO

Os padrões de sono são afetados por anormalidades causadas pela neurodegeneração em regiões do cérebro que participam da regulação do ciclo vigília-sono.

O número de neurônios dopaminérgicos da substância negra é significativamente reduzido, o mesmo ocorre com os neurônios noradrenérgicos do núcleo do *locus coeruleus* (Jellinger, 1986) e com os neurônios colinérgicos do núcleo do pedunculopontíneo (Zweig et al., 1989).

Através da análise de autópsia de uma série de cérebros (Braak et al., 2004), a degeneração da demência Corpos de Lewy, começa no nível do tronco cerebral inferior e ascende à substância negra, após vários anos apresentando distúrbio de comportamento do sono REM, também precedendo distúrbio de movimento em muitos pacientes com doença de Parkinson.

DOENÇA DE ALZHEIMER

A doença de Alzheimer é uma doença neurodegenerativa caracterizada por perda de memória e deterioração intelectual, que progride com a idade e é causada pela degeneração e/ou perda de neurônios no cérebro (Figura 13).

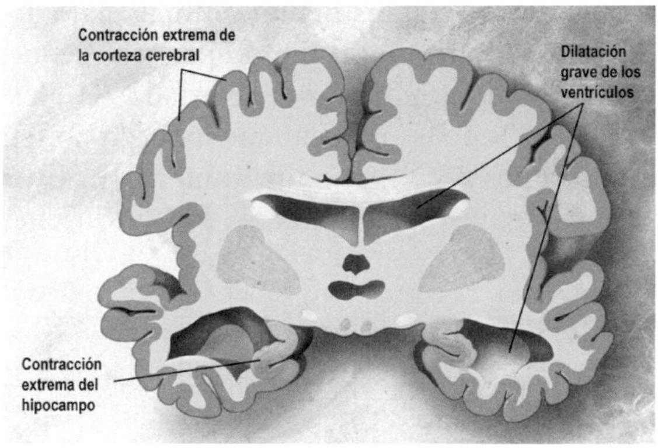

Figura 13 – Corte coronal de um paciente com Doença de Alzheimer. Observam-se os ventrículos cerebrais aumentados de volume e reduzidos de hipocampo devido à perda de Neurônios.

Fonte: modificado de Disease Education and Referral Center, a service of the National Institute on Aging Domínio público.

Estima-se que aproximadamente 4 milhões de pessoas nos Estados Unidos sofram da doença de Alzheimer. Cerca de um quarto desses pacientes têm distúrbios do sono (Tractenberg et al., 2005). Eles exibem despertares frequentes, de forma que o sono é fragmentado, afetando sua arquitetura e reduzindo sua eficiência.

Como consequência do aumento da duração e do número de despertares, os pacientes passam uma porcentagem maior do tempo no estágio N1 do sono, reduzindo a duração dos estágios N2 e N3 (Reynolds et al., 1985).

ETIOLOGIA E FATORES DE RISCO

Existe relativamente pouca informação relacionada à etiologia dos distúrbios do sono associados à doença de Alzheimer e outros tipos de demência. Além dos distúrbios do sono, outros sintomas comportamentais associados foram identificados, como agressividade (Moran et al., 2005) e depressão (Tractenberg et al., 2005). No entanto, a fisiopatologia dessa associação não é conhecida.

A alteração do ciclo vigília-sono em pacientes com doença de Alzheimer provavelmente está relacionada ao desenvolvimento do estado patológico. Foi considerado que a proteína beta amilóide (aβ) e a proteína tau fosforilada contribuem para a patologia da doença. Da mesma forma, foi observado que o acúmulo extracelular da proteína aβ atinge um nível máximo durante o período de vigília, enquanto o mínimo é alcançado durante o sono. Outros estudos mostraram que a falta de sono agrava a patologia tau, bem como a perda de sinapses (Di Meco et al., 2014). Embora os mecanismos pelos quais a privação de sono agrave a patologia da doença de Alzheimer sejam desconhecidos, foi hipotetizado que a vigília prolongada induz a formação de placa aβ, uma vez que a liberação de aβ está relacionada positivamente com a atividade sináptica (Cirrito et al., 2005), que geralmente é mais intensa durante o estado de vigília do que o sono (Vyazovkiy et al., 2008). Além disso, foi observado em humanos que a curta duração e a má qualidade do sono também estão correlacionadas com uma alta concentração de aβ (Spira et al., 2013). Esses dados sugerem que a privação de sono pode estar relacionada ao desenvolvimento da doença. O fato de que a neurodegeneração que ocorre durante a doença de Alzheimer também contribui para os distúrbios do sono, levou à sugestão de que a relação bidirecional entre sono de má qualidade e a doença de Alzheimer aumenta a gravidade de ambas as condições (Mander et al., 2016).

DEMÊNCIA

A demência descreve um conjunto de sintomas que afetam a memória, o pensamento e as habilidades sociais, com tal gravidade que interfere nas atividades diárias, afetando a qualidade de vida do paciente. Essa condição não se refere a uma doença específica, uma vez que existem várias doenças que podem causar demência. Dependendo da causa, alguns sintomas de demência podem ser reversíveis (Custodio et al., 2018).

Os sintomas de demência variam dependendo da causa, mas os sinais e sintomas comuns incluem o seguinte:

Distúrbios cognitivos

- Perda de memória, que geralmente é notada por parentes próximos.
- Problemas para se comunicar ou encontrar palavras adequadas.
- Dificuldade com habilidades visuais e espaciais, levando ao paciente a se perder durante uma caminhada ou dirigindo um veículo.
- Dificuldades de raciocínio ou solução de diferentes tipos de problemas.

- Dificuldade em lidar com atividades diárias complexas.
- Problemas de planejamento e organização de atividades.
- Problemas de coordenação da atividade motora
- Confusão mental e desorientação espacial e temporal.

Distúrbios psicológicos

- Mudanças de personalidade.
- Alterações de humor: depressão, ansiedade etc.
- Desenvolvimento de comportamentos inadequados.
- Terrores infundados.
- Presença de diferentes tipos de alucinações.

ORIGEM DAS DEMÊNCIAS

A demência é causada por dano ou perda de células nervosas e suas conexões com diferentes áreas do cérebro. Dependendo do tipo de área do cérebro afetada pelo dano, a demência pode ter consequências diferentes nas pessoas, causando sintomas diferentes.

As demências são geralmente ordenadas pelas características que compartilham, como a presença de alguma proteína ou proteínas anormalmente acumuladas em certas regiões do cérebro ou a área do cérebro que é afetada.

Existem tipos de demências que progridem progressivamente e também são irreversíveis, entre as quais as seguintes:

- A doença de Parkinson é um dos tipos mais comuns de demência progressiva. Os sinais e sintomas geralmente incluem a atuação nos sonhos, bem como alucinações visuais e problemas de concentração e atenção mental. Além disso, movimentos lentos e descoordenados estão presentes, assim como tremores e rigidez muscular.
- A doença de Alzheimer é uma das causas mais comuns de demência progressiva em idosos. É de origem multifatorial e nem todas as causas que dão origem a essa condição são conhecidas. No entanto, uma pequena porcentagem está relacionada a mutações em três genes, que podem ser passados de pais para filhos. Embora vários genes diferentes estejam provavelmente envolvidos na doença de Alzheimer, um gene importante que aumenta o risco é a apolipoproteína e4 (apoe4). Apoe4 é o principal fator de risco genético para a doença de Alzheimer em 60 a 80% dos pacientes. Pacientes com doença de Alzheimer apresentam placas e emaranhados no

cérebro. As placas são aglomerados de uma proteína chamada beta amilóide, enquanto os emaranhados são compostos fibrosos da proteína tau. Acredita-se que esses grupos de proteínas danificam os neurônios e suas conexões sinápticas.

- Demência vascular: é o segundo tipo mais comum de demência, causada por danos aos vasos sanguíneos que irrigam o cérebro. Os sintomas mais comuns desse tipo de demência incluem dificuldade para resolver problemas, pensamento lento, concentração mental pobre e processos de planejamento.
- Demência por corpos de Lewy: a demência por corpos de Lewy é caracterizada pelo acúmulo anormal de proteínas em massas conhecidas como corpos de Lewy. Esta proteína também está associada à doença de Parkinson. Pessoas com corpos de Lewy no cérebro também apresentam placas e emaranhados associados à doença de Alzheimer. Os corpos de Lewy são grupos anormais de proteínas em forma de balão que foram identificados no cérebro de pacientes que sofrem deste tipo de demência. Os depósitos de corpos de Lewy se desenvolvem em células nervosas em regiões do cérebro envolvidas no pensamento, memória e movimento (controle motor). Pacientes com esse tipo de demência podem desenvolver transtorno de comportamento do sono REM, cochilos longos durante o dia e fala desorganizada.
- Demência frontotemporal: esse tipo de demência é constituído por um grupo de doenças caracterizadas pela degeneração neuronal e suas conexões nos lobos frontal e temporal do cérebro; áreas que geralmente estão associadas à personalidade, comportamento e linguagem; assim, os sintomas comuns estão relacionados a pensamento, comportamento, personalidade, raciocínio, atividade motora e linguagem alterados.

OUTROS DISTÚRBIOS ASSOCIADOS À DEMÊNCIA

- Doença de Huntington: também conhecida como coreia de Huntington, é uma doença neurológica grave e rara, hereditária e de origem neurodegenerativa, que faz com que alguns neurônios do cérebro e da medula espinhal alterem sua função. A doença de Huntington é causada por uma mutação na proteína huntingtina. A huntingtina mutada é caracterizada por ter um maior número de repetições do aminoácido glutamina. Esse aumento de aminoácidos, também chamado de poliglutamina, leva à neurodegeneração em áreas específicas do sistema nervoso central. Neurônios que degeneram na doença de Huntington apresentam distúrbios de transmissão sináptica. Essa condição produz comprometimento psiquiátrico e motor, que se desenvolve lentamente ao longo de um período de 15 a 20 anos, começando por volta dos 30 anos de idade. A característica mais óbvia associada à doença é o movimento exagerado dos membros (movimentos coreicos) e o aparecimento de caretas repentinas. além disso, há perda progressiva de memória e linguagem.

- Doença de Creutzfeldt-Jakob: este raro distúrbio cerebral geralmente ocorre em pessoas sem fatores de risco conhecidos, embora possa ser hereditário. Às vezes, essa condição pode ser causada por depósitos de proteínas infecciosas chamadas príons. Este raro distúrbio, causado pela degeneração do cérebro, é inevitavelmente fatal. Os sintomas geralmente começam por volta dos 60 anos e 90% dos pacientes morrem um ano após o aparecimento dos sintomas. Nos estágios iniciais da doença, os pacientes apresentam distúrbios de memória, mudanças comportamentais, falta de coordenação motora e distúrbios visuais. Conforme a doença progride, as habilidades mentais se deterioram. Pacientes que sofrem de demência geralmente apresentam distúrbios do sono.

Embora haja uma variedade de condições associadas a tipos de demência, como doença de Alzheimer, doença de Parkinson, demência por corpos de Lewy, doença de Huntington e doença de Creutzfeldt-Jakob, todas compartilham algumas características dos distúrbios do sono. Em geral, o sono é muito fragmentado, devido à presença de inúmeros despertares, o que reduz o tempo total gasto no sono, em particular o sono REM tende a diminuir (Villa et al., 2015). Esses distúrbios do sono tendem a piorar conforme a doença progride.

- Lesão cerebral traumática (TBI): essa condição é geralmente causada por traumatismo craniano repetitivo. Pode originar-se mais frequentemente em atletas como boxeadores, jogadores de futebol, jogadores de futebol, etc., ou soldados e motoristas de veículos que podem apresentar lesões cerebrais traumáticas. Dependendo da parte do cérebro lesada, essa condição pode causar sinais e sintomas de demência, como depressão, raiva espontânea, perda de memória e comprometimento da linguagem. A lesão cerebral traumática também pode causar parkinsonismo.

EPILEPSIA

A epilepsia é uma doença cerebral que causa o desencadeamento de convulsões recorrentes em pacientes que a sofrem. As convulsões ocorrem quando grandes grupos de neurônios no cérebro ficam anormalmente excitados, causando também sensações, emoções e comportamentos anormais, levando à perda de consciência. A epilepsia tem muitas causas possíveis, incluindo doença, lesão cerebral e desenvolvimento cerebral anormal. (Figura 14).

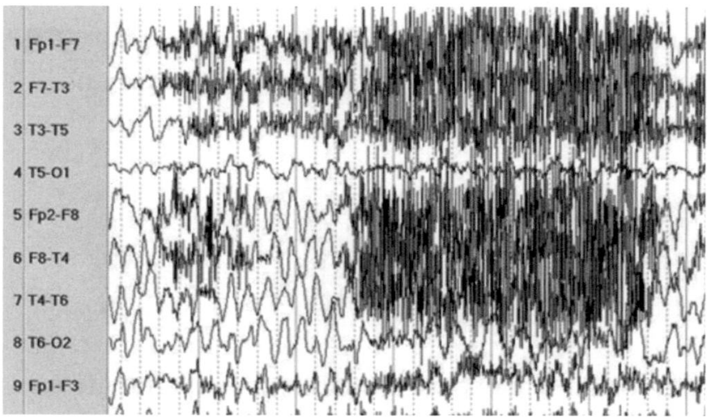

Figura 14 – Registro de atividade cerebral de um paciente com epilepsia noturna

Desde os tempos antigos, sabe-se que o sono e a epilepsia estão intimamente relacionados. Estima-se que a epilepsia relacionada ao sono pode afetar cerca de 10% dos pacientes que sofrem dessa condição (AASM, 2005). Uma porcentagem considerável de pacientes epilépticos apresenta convulsões apenas durante o sono (Janz, 1962; Bazil, 2018).

DISTÚRBIOS DO SONO E PRIVAÇÃO DO SONO

Distúrbios que apresentam convulsões, como a epilepsia, afetam a organização do ciclo do sono, produzindo seu fracionamento causado por constantes despertares e movimentos tônico-clônicos generalizados das extremidades; eles também reduzem sua quantidade (Figura 15).

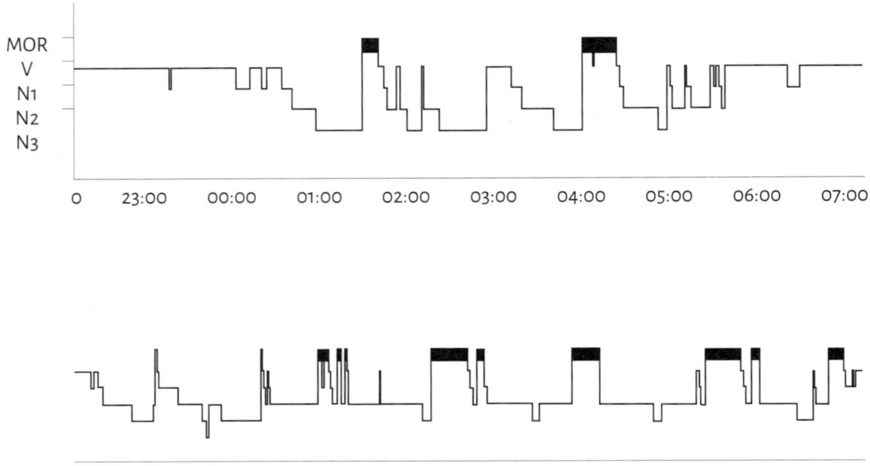

Figura 15 – Hipnogramas de paciente com epilepsia do lóbulo temporal anterior (superior) e dois anos depois (inferior) do tratamento cirúrgico. No anterior à cirurgia, observa-se uma quantidade de tempo em vigília (V) e pouca quantidade de sono (N1, N2, N3 e REM). Depois do tratamento, observa-se uma recuperação significativa do sono e a redução da vigília.

Da mesma forma, a presença de sono, principalmente na fase delta, assim como a falta de sono, aumentam a incidência de atividade convulsiva (AASM, 2005). A epilepsia do sono, também chamada de epilepsia noturna, está comumente associada ao declínio cognitivo.

TRATAMENTO

Os tratamentos para convulsões causadas por síndromes epilépticas noturnas são semelhantes àqueles para outras doenças convulsivas (Bazil, 2018). Pacientes com epilepsia noturna tendem a apresentar distúrbios do sono, assim como sonolência diurna, associados ao efeito dos antiepilépticos utilizados em seu tratamento.

ACIDENTE VASCULAR CEREBRAL

O acidente vascular encefálico provoca perda súbita de consciência, percepção sensorial e movimento voluntário, ocasionada pela interrupção do fluxo sanguíneo e, consequentemente, do suprimento de oxigênio para o cérebro (Figura 16).

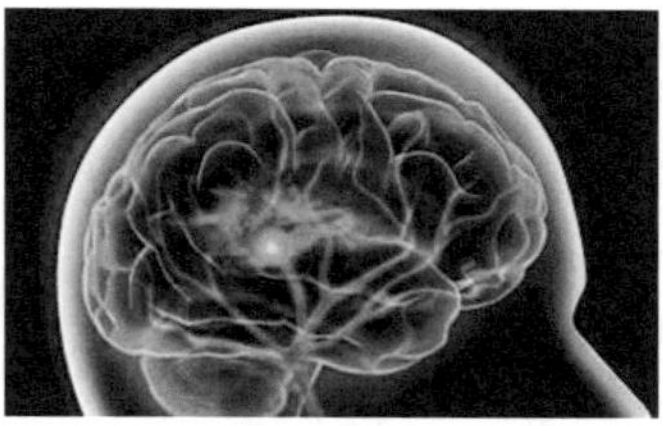

Figura 16 – Derrame cerebral

Após um derrame, a arquitetura do sono de um indivíduo é freqüentemente interrompida, causando uma diminuição no tempo total do sono REM e NREM (Figura 17).

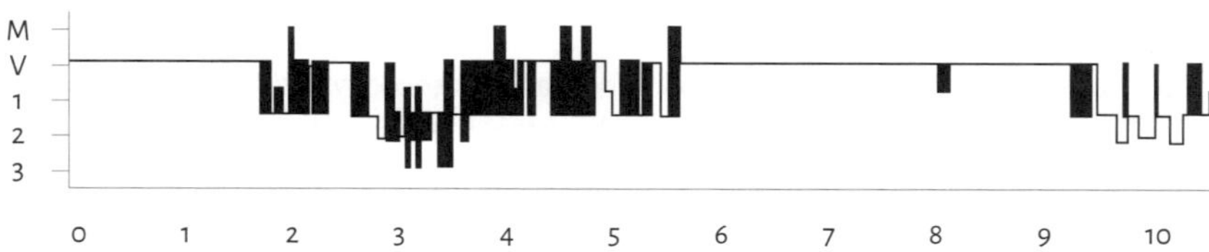

Figura 17 – Hipnograma de um paciente obtido 10 dias após o acidente vascular cerebral. Uma grande quantidade de vigília, sono superficial e fragmentado é observado.

A insônia crônica pode ser instituída como uma complicação causada pela interação do AVC com os medicamentos utilizados em seu tratamento, além da inatividade, estresse e depressão que estão regularmente presentes. Foi relatado que a incidência anual de acidentes cerebrovasculares é de 2 a 18 por 1000 pessoas, com distúrbios do sono e vigília em mais de 20 por cento dos pacientes com AVC (Bassetti, 2005). As opções de tratamento para distúrbios do sono causados por dano neurológico podem ser abordadas dependendo dos sintomas que o paciente apresenta, enquanto o problema médico subjacente é controlado e tratado (Villa et al., 2015).

REFERÊNCIAS BIBLIOGRÁFICAS

Alam, M. A., Kumar, S., McGinty, D., Alam, M. N., & Szymusiak, R. (2014). Neuronal activity in the preoptic hypothalamus during sleep deprivation and recovery sleep. *Journal of neurophysiology*, *111*(2), 287–299. https://doi.org/10.1152/jn.00504.2013.

American Psychiatric Association, & American Psychiatric Association. (2013). *DSM-5 Task Force Diagnostic and Statistical Manual of Mental Disorders: DSM-5*. Washington, D.C.: American Psychiatric Association. P. XLIV.

Bassetti CL. (2005). Sleep and stroke. *Seminars in neurology*, *25*(1), 19–32. https://doi.org/10.1055/s-2005-867073.

Bazil C. W. (2019). Seizure modulation by sleep and sleep state. *Brain research*, *1703*, 13–17. https://doi.org/10.1016/j.brainres.2018.05.003.

Bergonzi, P., Chiurulla, C., Gambi, D., Mennuni, G., & Pinto, F. (1975). L-dopa plus dopa-decarboxylase inhibitor. Sleep organization in Parkinson's syndrome before and after treatment. *Acta neurologica Belgica*, *75*(1), 5–10.

Bhattarai, J., & Sumerall, S. (2017). Current and Future Treatment Options for Narcolepsy: A Review. *Sleep science (São Paulo, Brazil)*, *10*(1), 19–27. https://doi.org/10.5935/1984-0063.20170004.

Borbély, A. A., Daan, S., Wirz-Justice, A., & Deboer, T. (2016). The two-process model of sleep regulation: a reappraisal. *Journal of sleep research*, *25*(2), 131–143. https://doi.org/10.1111/jsr.12371

Braak, H., Ghebremedhin, E., Rüb, U., Bratzke, H., & Del Tredici, K. (2004). Stages in the development of Parkinson's disease-related pathology. *Cell and tissue research*, *318*(1), 121–134. https://doi.org/10.1007/s00441-004-0956-9.

Brown, R. E., Basheer, R., McKenna, J. T., Strecker, R. E., & McCarley, R. W. (2012). Control of sleep and wakefulness. *Physiological reviews*, *92*(3), 1087–1187. https://doi.org/10.1152/physrev.00032.2011.

Cao, M., & Guilleminault, C. (2011). Hypocretin and its emerging role as a target for treatment of sleep disorders. *Current neurology and neuroscience reports*, *11*(2), 227–234. https://doi.org/10.1007/s11910-010-0172-9.

Carskadon, M. A.,& Rechtschaffen, A. (2005). Monitoring and staging human sleep. In Kryger, M. H, Roth, T., & Dement, W. C., (Eds.). *Principles and Practice of Sleep Medicine*. 4a Ed. Philadelphia: Elsevier/Saunders. Pp. 1359.

Cirrito, J. R., Yamada, K. A., Finn, M. B., Sloviter, R. S., Bales, K. R., May, P. C., Schoepp, D. D., Paul, S. M., Mennerick, S., & Holtzman, D. M. (2005). Synaptic activity regulates interstitial fluid amyloid-beta levels in vivo. *Neuron*, *48*(6), 913–922. https://doi.org/10.1016/j.neuron.2005.10.028

Cox, J., Pinto, L., & Dan, Y. (2016). Calcium imaging of sleep-wake related neuronal activity in the dorsal pons. *Nature Communications*, 7. https://doi.org/10.1038/ncomms10763.

Crick, F., & Mitchison, G. (1983). The function of dream sleep. *Nature*, *304*(5922), 111–114. https://doi.org/10.1038/304111a0.

Custodio, Nilton, Montesinos, Rosa, & Alarcón, Jorge O. (2018). Evolución histórica del concepto y criterios actuales para el diagnóstico de demencia. *Revista de Neuro-Psiquiatría*, *81*(4), 235-249. https://dx.doi.org/10.20453/rnp.v81i4.3438.

Daan, S., Beersma, D. G., & Borbély, A. A. (1984). Timing of human sleep: recovery process gated by a circadian pacemaker. *The American journal of physiology*, *246*(2 Pt 2), R161–R183. https://doi.org/10.1152/ajpregu.1984.246.2.R161.

de Lecea L, Huerta R. (2014). Hypocretin (orexin) regulation of sleep-to-wake transitions. *Front Pharmacol*. 5:16. doi:10.3389/fphar.2014.00016.

DEMENT, W., & KLEITMAN, N. (1957). Cyclic variations in EEG during sleep and their relation to eye movements, body motility, and dreaming. *Electroencephalography and clinical neurophysiology*, 9(4), 673–690. https://doi.org/10.1016/0013-4694(57)90088-3.

DEMENT, W., & KLEITMAN, N. (1957b). The relation of eye movements during sleep to dream activity: an objective method for the study of dreaming. *Journal of experimental psychology*, 53(5), 339–346. https://doi.org/10.1037/h0048189.

de Rijk, M. C., Tzourio, C., Breteler, M. M., Dartigues, J. F., Amaducci, L., Lopez-Pousa, S., Manubens-Bertran, J. M., Alpérovitch, A., & Rocca, W. A. (1997). Prevalence of parkinsonism and Parkinson's disease in Europe: the EUROPARKINSON Collaborative Study. European Community Concerted Action on the Epidemiology of Parkinson's disease. *Journal of neurology, neurosurgery, and psychiatry*, 62(1), 10–15.

Di Meco, A., Joshi, Y. B., & Praticò, D. (2014). Sleep deprivation impairs memory, tau metabolism, and synaptic integrity of a mouse model of Alzheimer's disease with plaques and tangles. *Neurobiology of aging*, 35(8), 1813–1820. https://doi.org/10.1016/j.neurobiolaging.2014.02.011.

Economo, C. Von. (1918). *Die Encephalitis lethargica*. Wien, Deuticke.

Fraigne, J. J., Torontali, Z. A., Snow, M. B., & Peever, J. H. (2015). REM Sleep at its Core - Circuits, Neurotransmitters, and Pathophysiology. *Frontiers in neurology*, 6, 123. https://doi.org/10.3389/fneur.2015.00123.

Gais, S., Mölle, M., Helms, K., & Born, J. (2002). Learning-dependent increases in sleep spindle density. *The Journal of neuroscience: the official journal of the Society for Neuroscience*, 22(15), 6830–6834. https://doi.org/10.1523/JNEUROSCI.22-15-06830.2002.

Haïk, S., Galanaud, D., Linguraru, M. G., Peoc'h, K., Privat, N., Faucheux, B. A., Ayache, N., Hauw, J. J., Dormont, D., & Brandel, J. P. (2008). In vivo detection of thalamic gliosis: a pathoradiologic demonstration in familial fatal insomnia. *Archives of neurology*, 65(4), 545–549. https://doi.org/10.1001/archneur.65.4.545.

Holst, S. C., Valomon, A., & Landolt, H. P. (2016). Sleep Pharmacogenetics: Personalized Sleep-Wake Therapy. *Annual review of pharmacology and toxicology*, 56, 577–603. https://doi.org/10.1146/annurev-pharmtox-010715-103801.

JANZ D. (1962). The grand mal epilepsies and the sleeping-waking cycle. *Epilepsia*, 3, 69–109. https://doi.org/10.1111/j.1528-1157.1962.tb05235.x.

Jellinger K. (1987). Overview of morphological changes in Parkinson's disease. *Advances in neurology*, 45, 1–18.

Joiner W. J. (2016). Unraveling the Evolutionary Determinants of Sleep. *Current biology : CB*, 26(20), R1073–R1087. https://doi.org/10.1016/j.cub.2016.08.068

Kales, J., Tan, T. L., Swearingen, C., & Kales, A. (1971). Are over-the-counter sleep medications effective? All-night EEG studies. *Current therapeutic research, clinical and experimental*, 13(3), 143–151.

Kaneko, Y., Shimada, K., Saitou, K., Sugimoto, Y., & Kamei, C. (2000). The mechanism responsible for the drowsiness caused by first generation H1 antagonists on the EEG pattern. *Methods and findings in experimental and clinical pharmacology*, *22*(3), 163–168.

Kay, D. B., Dombrovski, A. Y., Buysse, D. J., Reynolds, C. F., Begley, A., & Szanto, K. (2016). Insomnia is associated with suicide attempt in middle-aged and older adults with depression. *International psychogeriatrics*, *28*(4), 613–619. https://doi.org/10.1017/S104161021500174X.

Kutscher, S.J., Farshidpanah, S. & Claassen, D.O. (2014). Sleep dysfunction and its managment in Parkinson´s diseases. Current treatment options in neurology. 16(8), 3004.

Llorens, F., Zarranz, J. J., Fischer, A., Zerr, I., & Ferrer, I. (2017). Fatal Familial Insomnia: Clinical Aspects and Molecular Alterations. *Current neurology and neuroscience reports*, *17*(4), 30. https://doi.org/10.1007/s11910-017-0743-0.

Loomis, A. L., Harvey, E. N., & Hobart, G. A. (1937). Cerebral states during sleep, as studied by human brain potentials. *Journal of Experimental Psychology, 21*(2), pp. 127–144. https://doi.org/10.1037/h0057431.

Mander, B. A., Winer, J. R., Jagust, W. J., & Walker, M. P. (2016). Sleep: A Novel Mechanistic Pathway, Biomarker, and Treatment Target in the Pathology of Alzheimer's Disease?. *Trends in neurosciences*, *39*(8), 552–566. https://doi.org/10.1016/j.tins.2016.05.002.

McCurry, S. M., & Ancoli-Israel, S. (2003). Sleep Dysfunction in Alzheimer's Disease and Other Dementias. *Current treatment options in neurology*, *5*(3), 261–272. https://doi.org/10.1007/s11940-003-0017-9.

Moran, M., Lynch, C. A., Walsh, C., Coen, R., Coakley, D., & Lawlor, B. A. (2005). Sleep disturbance in mild to moderate Alzheimer's disease. *Sleep medicine*, *6*(4), 347–352. https://doi.org/10.1016/j.sleep.2004.12.005.

Morairty, S. R., Dittrich, L., Pasumarthi, R. K., Valladao, D., Heiss, J. E., Gerashchenko, D., & Kilduff, T. S. (2013). A role for cortical nNOS/NK1 neurons in coupling homeostatic sleep drive to EEG slow wave activity. *Proceedings of the National Academy of Sciences of the United States of America*, *110*(50), 20272–20277. https://doi.org/10.1073/pnas.1314762110.

Morin, C. M., & Jarrin, D. C. (2013). Insomnia and healthcare-seeking behaviors: impact of case definitions, comorbidity, sociodemographic, and cultural factors. *Sleep medicine*, *14*(9), 808–809. https://doi.org/10.1016/j.sleep.2013.05.003.

Nofzinger, E. A., Buysse, D. J., Germain, A., Price, J. C., Miewald, J. M., & Kupfer, D. J. (2004). Functional neuroimaging evidence for hyperarousal in insomnia. *The American journal of psychiatry*, *161*(11), 2126–2128. https://doi.org/10.1176/appi.ajp.161.11.2126.

Qaseem, A., Kansagara, D., Forciea, M. A., Cooke, M., Denberg, T. D., & Clinical Guidelines Committee of the American College of Physicians (2016). Management of Chronic Insomnia Disorder in Adults: A Clinical Practice Guideline From the American College of Physicians. *Annals of internal medicine*, *165*(2), 125–133. https://doi.org/10.7326/M15-2175.

Reynolds, C. F., 3rd, Kupfer, D. J., Taska, L. S., Hoch, C. C., Sewitch, D. E., Restifo, K., Spiker, D. G., Zimmer, B., Marin, R. S., & Nelson, J. (1985). Sleep apnea in

Alzheimer's dementia: correlation with mental deterioration. *The Journal of clinical psychiatry*, *46*(7), 257–261.

Rosenwasser, A. M., & Turek, F. W. (2015). Neurobiology of Circadian Rhythm Regulation. *Sleep medicine clinics*, *10*(4), 403–412. https://doi.org/10.1016/j.jsmc.2015.08.003.

Saper, C. B., Scammell, T. E., & Lu, J. (2005). Hypothalamic regulation of sleep and circadian rhythms. *Nature*, *437*(7063), 1257–1263. https://doi.org/10.1038/nature04284.

Smith, C., & Lapp, L. (1991). Increases in number of REMS and REM density in humans following an intensive learning period. *Sleep*, *14*(4), 325–330. https://doi.org/10.1093/sleep/14.4.325.

Spira, A. P., Gamaldo, A. A., An, Y., Wu, M. N., Simonsick, E. M., Bilgel, M., Zhou, Y., Wong, D. F., Ferrucci, L., & Resnick, S. M. (2013). Self-reported sleep and β-amyloid deposition in community-dwelling older adults. *JAMA neurology*, *70*(12), 1537–1543. https://doi.org/10.1001/jamaneurol.2013.4258.

Tractenberg, R. E., Singer, C. M., & Kaye, J. A. (2005). Symptoms of sleep disturbance in persons with Alzheimer's disease and normal elderly. *Journal of sleep research*, *14*(2), 177–185. https://doi.org/10.1111/j.1365-2869.2005.00445.x.

Vetrivelan, R., Kong, D., Ferrari, L. L., Arrigoni, E., Madara, J. C., Bandaru, S. S., Lowell, B. B., Lu, J., & Saper, C. B. (2016). Melanin-concentrating hormone neurons specifically promote rapid eye movement sleep in mice. *Neuroscience*, *336*, 102–113. https://doi.org/10.1016/j.neuroscience.2016.08.046.

Villa, C., Ferini-Strambi, L., & Combi, R. (2015). The Synergistic Relationship between Alzheimer's Disease and Sleep Disorders: An Update. *Journal of Alzheimer's disease: JAD*, *46*(3), 571–580. https://doi.org/10.3233/JAD-150138.

Vyazovskiy, V. V., Cirelli, C., Pfister-Genskow, M., Faraguna, U., & Tononi, G. (2008). Molecular and electrophysiological evidence for net synaptic potentiation in wake and depression in sleep. *Nature neuroscience*, *11*(2), 200–208. https://doi.org/10.1038/nn2035.

Weber. F., Chung, S., Beier, K. T., Xu, M., Luo, L., & Dan, Y. (2015). Control of REM sleep by ventral medulla GABAergic neurons. Nature 526: 435–438, 2015. doi:10.1038/nature14979.

Weber, F., Hoang, Do J. P., Chung, S., Beier, K. T., Bikov, M., Saffari Doost M., Dan, Y. (2018). Regulation of REM and non-REM sleep by periaqueductal GABAergic neurons. *Nat Commun*. 9:354. doi:10.1038/s41467-017-02765-w.

Wichniak, A., Wierzbicka, A., Walęcka, M., & Jernajczyk, W. (2017). Effects of Antidepressants on Sleep. *Current psychiatry reports*, *19*(9), 63. https://doi.org/10.1007/s11920-017-0816-4.

Wolf, E., Kuhn, M., Normann, C., Mainberger, F., Maier, J. G., Maywald, S., Bredl, A., Klöppel, S., Biber, K., van Calker, D., Riemann, D., Sterr, A., & Nissen, C. (2016). Synaptic plasticity model of therapeutic sleep deprivation in major depression. *Sleep medicine reviews*, *30*, 53–62. https://doi.org/10.1016/j.smrv.2015.11.003.

Xu, M., Chung, S., Zhang, S., Zhong, P., Ma, C., Chang, W. C., Weissbourd, B., Sakai, N., Luo, L., Nishino, S., & Dan, Y. (2015). Basal forebrain circuit for sleep-wake control. *Nature neuroscience*, *18*(11), 1641–1647. https://doi.org/10.1038/nn.4143.

Zeitzer J. M. (2013). Control of sleep and wakefulness in health and disease. *Progress in molecular biology and translational science*, *119*, 137–154. https://doi.org/10.1016/B978-0-12-396971-2.00006-3.

Zepelin, H., Siegel, J., & Tobler, I. (2005). Mammalian Sleep. In Kryger, M. H, Roth, T., & Dement, W. C., (Eds.). *Principles and Practice of Sleep Medicine*. 4a Ed. Philadelphia: Elsevier/Saunders. Pp. 91–100.

Zweig, R. M., Jankel, W. R., Hedreen, J. C., Mayeux, R., & Price, D. L. (1989a). The pedunculopontine nucleus in Parkinson's disease. *Annals of neurology*, 26(1), 41–46. https://doi.org/10.1002/ana.410260106.

QUALIDADE DO SONO EM CRIANÇAS SUBMETIDAS À MUSICOTERAPIA, INTERNADAS EM CENTRO DE TERAPIA INTENSIVA

Rosana Santos Rocha

INTRODUÇÃO

A privação do sono pode causar danos ao sistema nervoso (Reimão, Valle, & Rossini, 2008), além de disfunções orgânicas que podem ampliar o tempo de permanência do paciente pediátrico na UTI (Unidade de Terapia Intensiva). O sono tem papel essencial no equilíbrio da produção hormonal e na expansão das redes neuronais (Rocha, 2010). Pesquisas com terapias não-medicamentosas são aplicadas em ambiente hospitalar com o objetivo de reduzir o estresse advindo da internação.

Diversos estudos demonstraram que o uso da música na Musicoterapia melhorou o aspecto emocional porque atua em áreas ligadas ao sistema límbico (Rocha, 2010) e age sobre os neuro-hormônios.

O comprometimento do ciclo sono-vigília do paciente pediátrico é afetado pelo ambiente de unidades de terapia intensiva devido à permanência das luzes ligadas mesmo durante o período noturno, a presença de alarmes dos aparelhos e manipulação constante da equipe de assistência por ocasião da prestação de cuidados.

"Musicoterapia é a ciência que estuda e aplica o som, o movimento, a música e seus elementos nos seres vivos para investigar os efeitos sobre estes e tratar nas formas biológica, psicológica e social" (Rocha, 2010).

O tálamo, estrutura integrante do processo de formação do som, também participa do ciclo sono-vigília (Rocha, 2010).

O presente estudo foi realizado em ambiente hospitalar, no setor designado CTI – I (Centro de Terapia Intensiva Infantil) durante o período de

8 anos, na Sociedade Hospital Samaritano, com o objetivo principal de pesquisar os efeitos do tratamento de musicoterapia sobre a qualidade de vida da criança e do adolescente hospitalizados.

MÉTODOS – DADOS DA PESQUISA

A pesquisa foi realizada sob a forma de intervenção clínica com sessões de musicoterapia com a frequência de duas vezes na semana, no período da tarde durante a maior parte do estudo.

Os critérios de inclusão foram o tempo de permanência prolongado e pacientes sob condições não instáveis. Já os critérios de exclusão foram com base em pacientes com tempo de permanência curto no centro de terapia intensiva e pacientes instáveis hemodinamicamente.

A avaliação foi realizada de forma qualitativa, considerando os pontos de avaliação dos aspectos físico, psíquico e emocional através de questionários de pesquisa, atribuídos aos pais ou responsáveis e aos profissionais.

Os resultados da presente pesquisa foram aferidos através do projeto de pesquisa intitulado: "A Musicoterapia como Apoio à Qualidade de Vida da Criança Hospitalizada", de autoria de R. Santos. O projeto foi aprovado pela equipe de pediatria da Sociedade Hospital Samaritano como segue: chefe geral da pediatria Dr. Francisco Lembo Neto, chefe do Centro de Terapia Intensiva Dra. Kátia Jarandilha dos Santos.

PROCESSO

- Autorização da Instituição Hospitalar;
- Impressos;
- Apresentação/ Orientação / Autorização Responsáveis;
- Custo.

Após a autorização por escrito, foram criados impressos para documentação e registro do trabalho de pesquisa, incluindo o Termo de Consentimento Livre e Esclarecido destinado aos pais ou responsáveis, ficha sonoro-musical, impresso de entrevista clínica, impresso de avaliação dos resultados pelos profissionais da saúde atuantes no setor, além de outros que facilitaram a documentação da pesquisa.

Foi realizada orientação sobre a pesquisa aos profissionais que atuavam no setor, pais ou responsáveis pelos pacientes pediátricos.

Todo o custo do material utilizado foi responsabilidade da autora da pesquisa.

- Triagem;
- Vestimenta;
- Sessões individuais e grupais;
- Armazenamento do material;
- Registro das sessões;
- Condições de atendimento.

A triagem foi realizada com base no tempo de permanência do paciente. A análise sobre a qualidade do sono foi aplicada em 9 crianças de ambos os gêneros com idade entre 6 meses e 10 anos no período de internação, em ambiente de terapia intensiva, submetidas ao tratamento de musicoterapia.

A vestimenta utilizada foi confeccionada com cores e desenhos, com o propósito de diferenciar, para o paciente e seus responsáveis, o profissional da pesquisa dos outros atuantes no setor.

As sessões de musicoterapia foram realizadas nas formas individual e também grupal, quando o ambiente estava favorável e com poucos ruídos. Todo o material utilizado durante a pesquisa foi armazenado em armário da sala da enfermeira chefe do CTI, Patrícia Vendramim.

Todas as sessões foram registradas através de impressos, filmagens, fotografias e gravação de áudios. Os atendimentos realizados foram submetidos a avaliação prévia da condição do setor, para a execução da sessão, ou seja, quando havia excesso de pessoal, ambiente tumultuado e intercorrências, o atendimento era adiado para aguardar condições de menos ruídos para reduzir as interferências e variáveis na pesquisa.

Além do uso de instrumentos musicais com superfície de fácil limpeza, foram utilizados, durante a pesquisa, os materiais listados abaixo.

MATERIAL

- Instrumentos de Apoio
- Alarmes
- Marionetes;
- Gelatina, água;
- Cascalhos marinhos;
- Instrumentos para massagem: madeira, bolas;
- Aparelho de som portátil;
- Material gráfico.

MATERIAL AUXILIAR

- Aviso na porta (sessão);
- Carrinho ou mesa auxiliar;
- Biombo;
- Compressas ou toalhas;
- Bacias ou copos descartáveis.

MÉTODOS

COGNITIVO

- Atenção dirigida (mental e emocional);
- Corporal (respiração e área motora);
- Claus Bang, Bènenzon e Verdeau Pailles;
- Heredograma Sonoro Musical: método desenvolvido para a realização da pesquisa, cujo objetivo consistiu em utilizar a história sonoro musical dos ascendentes do paciente em seu programa de atendimentos.

TÉCNICAS COGNITIVO E SONORIZAÇÃO

- Sensibilização;
- Percepção;
- Improvisação rítmica e melódica;
- Percussão corporal e vocal;
- Sonorização;
- Audição musical.

TÉCNICAS

- Improvisação sobre fundo musical;
- Expressão corporal/pictural/musical;
- Criação de imagens x estímulo musical;
- Movimento – dimensão x espaço;
- Gravação de sons, vozes e música;
- Relaxamento.

HEREDOGRAMA SONORO-MUSICAL

Características hereditárias sonoro-musicais do indivíduo e de seus ascendentes e descendentes mais a soma destas características expressas individualmente juntamente à influência do ambiente em que vive desde o momento da sua concepção até o momento presente da pesquisa.

HEREDOGRAMA SONORO-MUSICAL: COLETA DAS INFORMAÇÕES VIA QUESTIONÁRIO

- Região de origem;
- Aspectos culturais, religiosos, folclóricos;
- Dados cronológicos/hereditários;
- Contato com as artes;
- Aspectos étnicos, históricos, geográficos;
- Experiências sonoro-musicais desde a concepção;
- Hábitos e gostos;
- Reações: som, música, ruídos e silêncio;
- Preferências sonoro-musicais;
- Características pessoais e ideais.

PONTOS DE AVALIAÇÃO

ASPECTOS SONOROS

- Internos e externos;
- Rítmicos e arrítmicos;
- Musicais.

ASPECTOS ORGÂNICOS

- Fisiológicos;
- Cognitivos;
- Comportamentais.

QUESTIONÁRIO DE PESQUISA

- Familiares;
- Profissionais.

A avaliação foi realizada um dia após cada intervenção, através dos relatos da equipe de plantão e responsáveis legais, quando presentes e, no final da pesquisa, através de questionários.

CASOS – PATOLOGIAS - INTERVENÇÕES

A. 6 meses/Prematuridade: sonorização de objetos, canções musicadas com participação da mãe.

B. 1 ano/Lábio Leporino/IRC (Insuficiência renal crônica)/RDNPM (Retardo do desenvolvimento neuropsicomotor)/Baixo peso: sincronização do iso musical, trabalho com ritmo percussão corporal para intervenção no ritmo interno.

C. 2 anos/Werdnig Hoffman: introdução ao processo de alfabetização, introdução à Arteterapia e dança dirigida.

D. 9 anos/Hidrocefalia/Coma: sessões em grupo com os avós musicistas.

E. 4 anos/QII e III G 60% AC (Queimadura de segundo e terceiro grau com 60% da área corporal): execução musical pelo paciente e exercícios de psicomotricidade fina.

F. 13 anos/TU Fígado/Neuropatia Sec. PCR: canto e dança.

G. 4 anos/TU Cer.: imagem sugerida, sonorização de histórias.

H. 9 anos/Pancreatite aguda complicada: audição musical e sugestão de imagens, trabalho com super-heróis.

I. 10 anos/Leucemia: audição musical, conversa, massagem.

RESULTADOS

Houve melhora do ciclo sono-vigília, relaxamento nos procedimentos invasivos e não-invasivos, redução da necessidade de restrições físicas, deformidades, incapacidades, prevenção de pontos dolorosos de tensão corporal e alterações fisiológicas (taquicardia, aumento da pressão arterial), o que permitiu reduzir sinais de estresse físico, emocional e psíquico, possibilitando vários períodos de cochilo durante o dia e sono noturno mais prolongado.

Auxiliou o paciente na localização da dor, o que proporcionou à equipe uma intervenção mais assertiva de forma a influenciar a predisposição ao relaxamento e sonos curtos mais frequentes ao invés de uma vigília insistente e prolongada por presença de agitação psicomotora.

Proporcionou melhor adaptação à situação, motivação e preveniu apatia, melhorando a receptividade com o meio, o que facilitou o processo de recuperação pela participação do paciente de forma a criar comportamentos positivos, reduzindo ansiedades e tensões, aumentando o sentimento de segurança e confiança da criança e do adolescente internados, resultados que geraram relaxamento e consequente facilitação do sono.

Foram estimuladas medidas de redução do estresse como: redução da intensidade da luz e da intensidade dos alarmes, que foram adotadas pela equipe como rotina diária, o que sugere que o ambiente mais escuro facilitou a produção de melatonina e que a redução dos ruídos também contribuiu para a qualidade do sono aumentar.

CONCLUSÃO

O estudo auxiliou na maior conscientização da equipe do centro de terapia intensiva sobre a importância do sono no processo de recuperação do paciente pediátrico.

A musicoterapia, como intervenção não invasiva, apontou resultados positivos que refletiram diretamente no processo do sono de crianças hospitalizadas, indicando ser um meio efetivo para melhorar a qualidade do sono em crianças internadas em centros de terapia intensiva.

HEREDOGRAMA SONORO-MUSICAL

Paciente:

Data:

Musicoterapeuta:

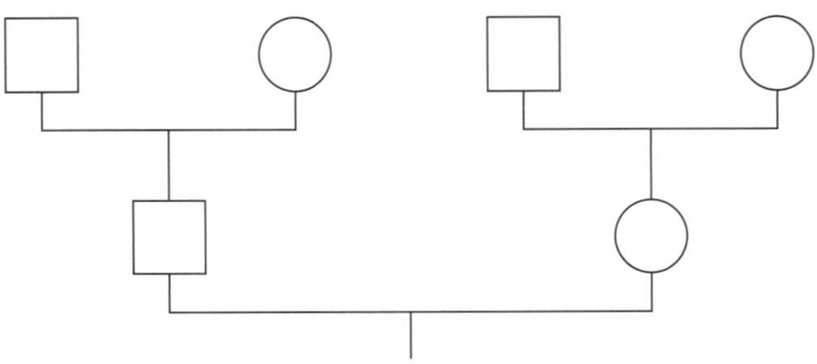

REFERÊNCIAS BIBLIOGRÁFICAS

Reimão, R.; Valle, L.; & Rossini, S. (2008). *Segredos do Sono*. 1a Ed. São Paulo:Tecmedd. Pp. 11-120.

Rocha, R. (2010). *Aplicação da Musicoterapia em pacientes com insônia crônica*. Projeto de pesquisa.

RELAÇÃO MÚSICA-SONHO

Therezinha Moreira Leite

INTRODUÇÃO

Em vista da relação entre criação onírica, sua proximidade ao ato criativo e, por consequência, sua presença nas demais artes, a proposta deste trabalho direciona-se às questões delineadas no sonho e na música.

Na música, embora seus aportes ao ritmo e, portanto, ao intervalo de tempo, as notas soem numa esplanada em que o sujeito é subtraído ao momento e lugar recorrentes: o tempo, marcado como um presente contínuo, leva a uma vivência de não-tempo e não-lugar, por vezes à sequência de infinitude. O sonho, igualmente, releva justamente vivência em um não-tempo, um não-lugar, ainda que venham representadas paisagens diversas, por vezes aparentemente conhecidas (frequentemente não atualizadas ao contexto da cena); e o tempo aparentemente presente, figurado por modificações nos constituintes das cenas oníricas caracterizadas de presença efêmera, modificando-se e/ou se entrecruzando.

Os elementos na música, sons com base em acordes e desenvolvimento de estruturas que se tornam, elas próprias, essenciais ao texto musical, garantem, no seu conjunto, frases musicais que se entrelaçam umas às outras e se reúnem em novas frases; ao ouvinte soa como passando de um ou vários sons a outros, que mantém entre si relação de contiguidade, semelhança, harmonia, proximidade, enquanto se substituem e/ou se repetem, ou se contrapõem, em novos acordes e frases, evoluindo em experiência de tensão e repouso, em vários níveis.

As representações que se sucedem em sonhos mantêm relações variadas, repetem-se, substituem-se, favorecendo a ampliação ou a amplificação do sentido; em vida desperta, as associações ao sonho, tomado isoladamente no relato a alguém ou em terapia, remontam a outras representações, objetos e cenas que se abrem, ou não, à percepção do sujeito: uma história que se desenrola ao infinito, de que não temos apercepção exata e completa de sentido e significado na dinâmica psíquica, ainda que aportes à realidade pessoal sejam possíveis.

A atenção, já durante o sonho, dirige-se a pontos que ressaltam no contexto, "textos" colocados por um Outro à consciência pessoal. Na realidade, são múltiplos os olhares enquanto se desenrolam as cenas entre personagens, ações, lugares, representações dramáticas. Muitos os fantasmas do imaginário apresentados ou refigurados.

A pontuação dessas realidades faz lembrar o trabalho cuidadoso de Freud ao comunicar a análise do "Sonho de Irma", indicando como a associação de ideias forja um conteúdo onírico, como que "desconhecido", para além dos limites de tempo e espaço constituintes dos eventos no próprio sonho. Com o termo "Aufklärung", Freud não teria proposto uma interpretação do sonho como tradução linear de conteúdo; o termo especifica o valor do sentido de "esclarecimento", como "vir à luz", "trazer nova compreensão". Revelando a verdade no sujeito, o reconhecimento de si e o sentido de conteúdos em sua vida e realização.

Sem dúvida, uma apreciação mais detida do que se propõe aqui, poderá diferenciar propriedades diversas, características aos vários tipos de música. Estamos remetidos especialmente à música de concerto, à chamada música erudita, embora aproximações pareçam ser pertinentes a outras modalidades musicais. Tomando Jourdain (1997) por referência, pode-se dizer que "o fraseado, como o metro, organiza a música, marcando breves espaços de tempo. Construído de modo a formar hierarquias, o fraseado se funde numa forma ampla, criando um panorama no som, (...) objetivo final da música erudita (...)" como em Beethoven e outros compositores, distinguindo sua música e a de "Tchaikovsky, Gershwin ou John Lennon..." (p. 329), por exemplo.

ASPECTOS DA ANÁLISE

Característica à experiência musical é a vivência de um tempo que escapa aos limites comuns na vida cotidiana. Aí, a realidade circunstante permanece a mesma, mesmo porque a audição dos sons clama ao envolvimento do sujeito e ao distanciamento de eventos externos. Por vezes, sentimentos o tomam, se definindo mais e mais, e se prolongando na medida em que a execução musical se continua em êxtase, frequentemente acompanhada por leveza interior e bem-estar. Esse suposto distanciamento chama a atenção para uma questão relevante em sonhos, pensamentos em que essencialmente não se encontram limites espaço-temporais. Num e noutro, música e sonho, nos deparamos com a realidade das relações temporais, bem como espaciais. Daí reconhecermos o caráter universal de um e outro, a par de seu caráter constituinte e necessário à vida humana.

Na música e no sonho, pode-se observar uma rede de elementos em continuidade ou em contraste entre si, que se mantêm especialmente pela tonalidade afetiva ou ainda pela proximidade de sentido entre si, como nos indicam, por um lado, a composição formal e de significados de sonhos e, por outro, a escuta de músicas. Poderíamos afirmar que condensações, deslocamentos, representações dramáticas, simbolismo, estariam igualmente num e noutro, como se verifica na coreografia onírica, e conformados por acordes, timbres, entonações na coreografia musical. Fazem passar de um a outro tema, de um a outro propósito, sempre encobrindo ou escamoteando a "verdade" e até desdizendo-a; na música, introduzindo novo tema, ao mesmo tempo expressam ações, sentimentos, propostas, elaborações que estão aí para serem comunicadas.

No livro "Estética da Comunicação Musical" (2008), ao tratar especificamente da relação música-sonho no capítulo "INTERLÚDIO – Entre a música e o sonho", Eduardo Seincman identifica processos próprios a esses dois fenômenos referindo como no interior do próprio sonho ou da música, "as verdades em que me fizeram crer são subitamente contraditas ou renegadas a um plano secundário". Esses processos não se adequam à lógica habitual do pensamento, "cada obra ou sonho é um universo apresentando a veracidade de sua própria lógica de concatenação e articulação dos fatos" (p. 95).

Nesse sentido, tomando licença para uma ressalva (em relação ao foco apontado como tema deste trabalho), poderíamos afirmar que se à modalidade musical, elegida aqui, podemos colocar o estabelecimento da verdade a par da negação da mesma, a "ironia" (em palavras de Safatle, 2012) ditando a forma na música moderna, torna-se possível supor condições que se assemelham numa e noutra. Ou seja, poderíamos dizer que a "ironia" indicada na música moderna representaria ainda negação e desconstrução de formas anteriormente admitidas como válidas à expressão musical.

O pensamento onírico (subsistente não apenas em sonhos) evidencia o pensar como processo contínuo, próprio à consciência em estado vigil e que se prolonga em períodos de sono. A análise de conteúdos oníricos na atuação clínica e de verbalizações e relatos obtidos (em estágios REM e NREM), durante o período de sono em pesquisa de laboratório, atestam esse fato. No primeiro caso, podem-se citar as muitas análises de sonhos nos escritos de Freud (1900) e autores voltados ao tema; igualmente, pode-se citar a prática clínica em que esse procedimento revela-se de alta eficácia para a evolução terapêutica em psicologia. No segundo, as experiências de laboratório, que consistem em registros eletroencefalográficos, trouxeram à luz a ocorrência de processos oníricos e pensamentos de tipo lógico durante o sono, possibilitando abordagens a respeito desse fenômeno no ciclo sono-sonho-vigília no ser humano.

Entrevistas posteriores ao despertar davam conta de material relevante na vida dos participantes, como ocorre comumente em sequência a sonhos. Por momentos, atesta-se terem relatado vivências em estado de semi-vigília (e não sono) devido ao quase despertar ou semi-despertar, ocasionado pela metodologia utilizada durante a noite (Moreira Leite, T., 1972).

Em uma e outra condição, são fragrantes as referências a eventos mais ou menos recentes na vida de vigília do sonhador, relevantes por sentido e significado em sua história. O relato, constituindo único recurso de acesso à experiência onírica, revela vivência "alucinatória", que absorve a consciência, como tela em que se projeta e se desenrola um mundo aparentemente autônomo de objetos e personagens. Ao conteúdo manifesto, indicando processos e conteúdos psíquicos, corresponde o conteúdo latente, revelando os volteios nas tentativas de expressão de desejos, conflitos, emoções, um mundo de vivências e experiências humanas. O sono, portanto, não obstante sua retirada à estimulação externa e à atuação "consciente", não constitui período de inércia. Fenômeno ocorrendo no recesso da atuação consciente, o sonho manifesta-se rico em trazer compreensão à psicologia humana, contribuindo com elementos essenciais para o entendimento do *continuum* consciente-inconsciente no ser humano. Cenários e ações, em seu desenvolvimento, têm relação com acontecimentos anteriores ao sono, favorecendo a elaboração de conceitos e eventos da vida pessoal e social.

Pode-se, portanto, aproximar o sonhar ao pensar, em continuidade à elaboração de caráter primordialmente mental, própria ao ser humano. Um pensamento que destaca as características mutantes e, aparentemente, independentes das imagens antepostas pela fantasia, a par de encadeamentos que poderíamos dizer criativos, seja da charada, da solução de problemas, na arte e na ciência e que ocorrem, talvez se possa dizer, mais intensamente num momento de "iluminação" ou em que se procura a iluminação, diante de hipóteses propostas pela observação atenta. Conteúdos e expressão significativos, criando um mundo imaginário carregado de sentido de suma importância ao sonhador e à coletividade.

Da mesma forma, o pensamento musical, as percussões e as danças primeiras na evolução humana, o pulsar do organismo do bebê em formação no útero, assim como as expressões rítmicas na criança nos apontam o fato de que música e musicalidade encontram-se entranhadas na psique e na natureza humana. Criam, sonho e música, relações entre conteúdos e imagens visuais, auditivas e sensoriais, um e outro, na base de mundos que se transmitem de geração em geração, garantindo uma rica expansão de símbolos e mitos, uma infinidade de relações entre conteúdos imagéticos e expressões significativas.

Importante ainda, a identidade de sonho e música como linguagens discursivas. Ambos se apresentam em movimento, evoluem por variações de figuras e frases e, transmutando-se em fantasias e narrativas, fazem supor o "desejo" e desejos em revolteio. A música, por tons e sobretons, modificando-se, repetindo-se, ornamentando, dando encaminhamento a uma solução possível. O sonho, igualmente, implica em movimentos que conduzem a um momento futuro, diante de algo estabelecido em período anterior, vivido como presente e apontando para desencadeamentos em realizações outras. A ação se dá a par da percepção de um presente em mutação, como uma história sem enfeixe, que alcança ou não uma solução assumida pelo sonhador. Uma experiência de tempo, que se transmuta num movimento contínuo em que o presente é igualmente futuro e imediatamente passado.

Não se trata necessariamente de emissão de palavras, embora também ocorram em sonho, até pelo jogo verbal. Por um lado, na realidade, os objetos (personagens, ações...) na representação onírica, remetem a palavras; por outro, considera-se que as tradições de povos primitivos, a cultura popular, assim como abordagens psicológicas e etnológicas, interpretam os sonhos como mensagens a serem apreendidas e "integradas" na comunidade, assim como na dinâmica subjetiva e social. A esse respeito diz Cambria (2008), que "em diversas culturas indígenas, só para dar um exemplo, as canções são muitas vezes adquiridas em sonho, doadas por seres míticos, pássaros, ou outros animais, antepassados, etc." (p. 68).

Quando da expressão de objetos oníricos, a palavra toma especialmente lugar e relevância como metáfora dos múltiplos sentidos na rede de conteúdos culturais e subjetivos. Pela música, sentimentos, histórias, emoções, entraves, conflito, harmonia, desvendamentos são apresentados e representados; estão a ser vividos, apreendidos, transmitidos e, com toda probabilidade, assumidos. Os vários recursos sonoros emitem o valor e o sentido dos conteúdos a serem expressos. Acordes, frases ou mesmo notas, poderão ser desenvolvidos no pensamento musical da mesma forma, indicando variações possíveis, compostas pelo autor.

A esse respeito vale lembrar, igualmente, a intrínseca relação palavra-canto que se coloca entre as mais remotas experiências na evolução do ser humano. A ópera é considerada como tendo importante papel no desenvolvimento da música. E podemos nos reportar, ainda, à canção popular nas várias culturas. Significativo para o tema em questão, a consulta à "internet" sob o título "sonho e música" explicita muitas referências a canções populares brasileiras, que levam no nome a menção ao sonho. A temática não será desconhecida, também, no campo da música clássica, no qual se desenvolve como tema. É o caso, por exemplo, de "Sonho de Amor" de Liszt; notória se torna a expressão "é como um sonho!" indicando o deleite ao ouvir a música; ou frente ao interesse do estudo da relação "música-sonho". Embora sonhos nem sempre deem prazer, como no caso dos sonhos maus e dos pesadelos. E música nem sempre constitui experiência harmoniosa, nem sempre do agrado do ouvinte.

Dante Pignatari (1911), em "Canto da Língua: Alfredo Nepomuceno e a invenção da canção brasileira", documenta a relação da música com a palavra e com a poesia. Além do fato de se criarem músicas para letras prontas, os autores entoam continuamente a música ou parte dela, fazendo, dessa forma, surgirem palavras, como sons que se atraem e se modelam. Jourdain lembra que "a escuta de melodias significa, habitualmente, uma escuta de palavras (...) praticamente toda música popular volta-se para as palavras. Para a maioria das pessoas, 'música' tem a ver com poesia, da mesma forma que com som tonal" (p. 327).

A presença-ausência, inerente ao sonho, é como um estar lá e um não estar, faz atentar para o par som-silêncio na música. É em contraposição ao silêncio que a música se faz ouvir, assim como é na ausência promovida pelo dormir, que se constrói o sonho, diante do "nada". Bastante significativa a observação de Isakower (1938) sobre a tela branca, limpa e leitosa que, por vezes, ocorre durante o sono e se presta como suporte ao sonho; teria origem nas relações do indivíduo com a figura da mãe, o seio materno e as experiências na amamentação nos primeiros tempos de vida. Paralelamente, ao silêncio em que se erigem som e música, pode-se apontar a mesma tela (a tela branca) para a música? Silêncio possível durante o sono e em estado vigil, afastado dos estímulos do mundo exterior como está o sujeito em sonhos e em escuta musical, silêncio essencial à reflexão ou ao encadeamento imaginário e ao conhecimento de si mesmo.

Repetir, lembrar... Segundo Coriun Aharonián (2004), "em todo ato de composição há, em princípio, frequentemente, um programa, um pequeno conto, porém se trata de algo particular do qual nem mesmo o compositor se lembra no dia seguinte". A associação de ideias, ou uma história especificamente sonora, mobiliza, no criador, uma quantidade de coisas, "toda essa zona profunda" que pode associar ao inconsciente em sua interação com o conteúdo consciente e o "eu" (o id e ego). A música, como o sonho, faz emergir experiências, memórias, eventos carregados de emoções diversas no ouvinte e, coletivamente, no grupo, na instituição, nas nações; em relação a diferenças culturais, biológicas e comportamentais, de gênero, idade, religião, classe etc. Não nos damos conta do que ela faz mover em nós, de nossas experiências, memórias, eventos carregados de emoções diversas, individual e coletivamente.

Segundo o autor, "zonas coletivas, e outras profundamente pessoais na música, interagem inclusive no ser humano, antes de se expor à luz ao nascer" (pp. 164-165). Se se explicitam no ato da composição, pode-se, também, incluí-las no ato de escutar a música. Neste caso, o corpo está todo envolvido na escuta interna, olhos postos na orquestra, no conjunto musical, na banda, no coral, no solista... Ver a música, inclusive a coreografia dos movimentos dos intérpretes, corresponderia a atender as circunvoluções pelas quais caminha o sonho? Como em uma tela onde se projetam as evoluções musicais?

Trata-se de uma rede em que se encontra o sonhador, assim como o criador. No sonho, como em processo criativo, o fato é que se trata de realizações e percepções do autor e do receptor, igualmente do intérprete, pois em um e outro não se dá simples recepção ou consumo de experiência. No caso da música, o evento ocorre igualmente na relação consigo próprio, com o sentido criado, com o outro (ao lado) que ouve e cria a sua própria imagem visual, auditiva, cinestésica, com outros que ouvem e criam igualmente com sua história e cultura. Durante o desenvolvimento do sonho, o material se dirige ao sonhador e a um Outro, a quem se encontra referido, ao grupo ou ao sujeito coletivo. Referências que se dão em perspectiva afetiva e emocional, muito especialmente quando do relato e em condições de análise e terapia, da criação de objetos e obras, assim como de atuação na vida comum. Significantes, símbolos, temáticas estabelecem, ao sonhador e ao narrador do sonho como sujeito, detentor da história e dos valores veiculados nessa vivência, apreendidos que foram no convívio familiar, social e coletivo. Constituem os veículos da elaboração em sequência, na perspectiva delineada pelo conteúdo anterior e atual, em progressão e desenvolvimento para futuro próximo ou distante.

A música, ainda que permaneça realização preponderantemente pessoal e subjetiva quando de sua criação e fruição, tem caráter universal. Formas musicais mantêm-se como legado cultural e exercem diferentes funções e sentidos nas culturas, enquanto criam cenários diversos para o relacionamento humano, favorecendo efeitos sobre a atração e o desenvolvimento das relações interpessoais. Constituindo ligação entre pessoas e eventos, facilitam o armazenamento de dados na memória. Nesse sentido, é notória a contribuição de Carl Jung (1966) no entendimento dos sonhos em função de relevo a mitos e simbologia como herança coletiva, em sua teoria e em seus trabalhos.

A construção musical transmite bem essa dimensão na medida em que traz à tona realizações culturais, muitas vezes pela representação direta de conteúdos vitais presentes na mitologia ou na simbologia, por exemplo. Exemplificando, as óperas e peças que constituem referência à história, ao romance, aos mitos; também à representação de diferentes constituintes que movem a humanidade e o próprio autor compositor. Sua escuta tende a reportar ao ouvinte especialmente sua própria história, seus afetos e emoções. Inúmeras possibilidades de sons e suas combinações lembram bem as muitas possibilidades da manifestação onírica, de formação de sonhos e constituição de expressões de conteúdos dos mais diversos. Esse fato nos reporta, novamente, à rede, rede de seres vivos, rede de manifestação da consciência, em seu espectro consciente-inconsciente, na gênese e formação de conteúdos, aqui especificamente referidos à elaboração onírica durante o sono. E à música igualmente.

Nesse sentido, importante incluir aqui dados recentemente levantados a respeito de, no caso, sonhos lúcidos que ocorrem especialmente durante sono REM (Schredl, & Erlacher, 2007). A construção musical em episódios aqui evidenciados e conhecidos por sonhos, é também relatada.

O estudo de cinco pessoas relatando construção musical nesses sonhos, acompanhados por emoções positivas, levando a efeitos positivos no desempenho e confiança ampliada no toque de violão em vigília, trazem dados significativos. Dois dos incluídos na pesquisa relatam ter passado à improvisação de solos. Os cinco relataram ter praticado em instrumentos musicais ou cantar pelo menos uma vez em sonho lúcido, tendo por foco inspiração e intuição. Esses fatos promoveram afirmar maior confiança e menos ansiedade na ocorrência de execuções musicais. Em sequência, voz e canto evidenciaram maior qualidade.

O relato de execução realmente boa em vigília foi efetuado por um dos participantes, com o sentimento de que era como um sonho, porque "deixou rolar". A literatura no assunto tem mostrado que, em geral, sonhos tem um potencial criativo para música, sendo acompanhados por emoção positiva.

CONSIDERAÇÕES FINAIS

Assistimos, há algum tempo, a um revigoramento dos esforços no sentido de criar meios e sedes relevantes para o desenvolvimento de atividades musicais no Brasil. Fala-se de sua importância e necessidade para o desenvolvimento do bebê em gestação e para o desenvolvimento de capacidades de aprendizagem e identidade nas crianças; igualmente, na sua utilização em condições específicas de saúde, recuperação orgânica e emocional.

Por outro lado, fica bem explicitado no trabalho com sonhos, o papel e lugar no tempo em terapia, no sentido de direcionar evolução pessoal e criativa. Dadas as características de elaboração promovida pelo sonhar, já no espaço em que evolui, considera-se o trabalho onírico como terapêutico, na medida em que carrega consigo rememoração e ação equilibradora entre tensões e movimentos construtivos na dinâmica psíquica. Ullman (2006) insiste que o "sonhar é um esforço inconsciente para cura, no campo dos sentimentos", biologicamente configurado e "espontaneamente colocado em movimento". Orientado à existência social no ser humano, o valor desse conteúdo obteve lugar na vida de vigília. "Os sonhos iluminam tensões não resolvidas e o fazendo, pavimentam o caminho para um sentido mais verdadeiro de conexão com o próprio passado e com os semelhantes no presente". Segundo as palavras de Ullman (id. ib.), vale atentar para o uso que sociedades primitivas fizeram de seus sonhos (p. 7).

No que se refere ao sentido musical, "a melodia interior que acompanha nossos gestos cotidianos mantém em nossa interioridade, um espaço de sonho, de jogo, de rememoração, espaço não submetido à racionalidade, à eficácia, espaço 'inútil' do ponto de vista da produtividade, mas muito necessário para a conservação do si mesmo" diz Edith Lecourt (p. 65). Ainda que própria ao sujeito em particular, a música é comum ao ser humano. Podemos pensar que cada um a escute conforme seu sistema vestíbulo-cloquear, sua emotividade, sua educação musical, seu momento. Ela é única e reúne a todos para ouvi-la, por vezes cantando, dançando... Meio de comunicação, "constitui uma das possibilidades de interação humana." (Johns, in Ruud, p. 22).

"De certo modo, a música opera uma constituição de tempo, e uma densificação do espaço. (...) estabelece uma temporalidade própria, e ritmo originário, à diferença do tempo marcado e medido. (...) dimensiona e redimensiona o tempo ao se realizar, (...) estabelece uma densificação, uma compactação do espaço, compreendendo e unificando o espaço de seu alcance, nele inscrevendo-se" (Jardim, p. 77). "(...) a melhor realização do resgate de uma dicção que, em se dizendo, realiza, concretiza. (...) talvez seja a melhor realização de um *logos*, da vigência e do vigor de recolhimento capaz de dimensionar e desencadear realidade" (p. 76).

São várias as questões colocadas pelos autores, em relação a essa temática. Os objetivos principais propostos neste artigo têm como finalidade sublinhar aspectos básicos relativos à proximidade e semelhança no processo criativo em sonhos e música. O tema é relevante em relação aos aspectos citados, especialmente no sentido de ressaltar a importância da música e de seu desenvolvimento para saúde e bem-estar da espécie humana, papel que sem dúvida poderá ser ampliado, tendo em vista a arte em geral.

REFERÊNCIAS BIBLIOGRÁFICAS

Cambria, V. (2008). Música e Alteridade. In Araujo, S., Paz,G. (Orgs.). *Música em Debate, perspectivas interdisciplinares*. Rio de Janeiro: Mauad X, PAPERJ.

Coriun, A. (2004). *Educación, Arte, Música*. Uruguai: Tacuabé.

Freud, S. (1900). La Interpretación de los sueños. *Obras Completas*. Madrid: Biblioteca Nueva, 1948, vol.1, pp. 231-581.

Johns, U. (1991). Do silêncio à fala. In Ruud, E. (Org.). *Música e Saúde*. São Paulo: Summus, pp.15-18.

Jourdain, R. (1997). Música, cérebro, êxtase. *Como a Música captura nossa imaginação*. Rio de Janeiro: Editora Objetiva.

Jung, C. G. (1966). *El hombre y sus simbolos*. Madrid: Aguillar.

Lecourt, E. (2006). *El grito está siempre afinado. Viñetas de La clinica musicoterapeutica*. Buenos Aires: Editorial Lumen.

Moreira-Leite, T. (1972). *Conteúdo psíquico emergente em sonhos - análise de verbalizações "intrassono" e subsequentes relatos matutinos*, Tese de Doutorado, Instituto de Psicologia, Universidade de São Paulo.

Pignatari, D. (2010). *Canto da Língua: Alberto Nepomuceno e a invenção da canção brasileira*. Editora Vox Literatus.

Safatle, W. (2012). *Ideias Musicais*, Programa Rádio Cultura FM, em 30/03/2012, às 11:00 horas.

Schredl, M. & Erlacher, D. (2007) Self-reported effects of dreams on waking life creativity. An empirical study. *The Journal of Psychology: Interdisciplinary and Applied*, 141:35-46.

Seincmann, E. (2008). *Estética da Comunicação Musical*. São Paulo: Via Lettera.

Ullman, M. (2006). A Pioneer of dreamwork identifies some unanswered questions about dreaming, and suggests that quantum physics may lead toward the answers. *Dreamtime*, 23: 4-7, pp. 37-38.

SOBRE OS ORGANIZADORES

EDUARDO LEITE RIBEIRO DO VALLE

Neurologista, membro titular da Academia Brasileira de Neurologia, Doutorando em Neurociências na FMUP, Mestrado em Medicina, ICBAS, Portugal. Professor da Faculdade de Medicina, UNIFAE e no Curso de Medicina da PUC Minas/Poços de Caldas.

edulrvalle@gmail.com

LUIZA ELENA L. RIBEIRO DO VALLE

Psicóloga, Bacharel e Licenciada e Mestre em Psicologia Escolar e Educacional pela Pontifícia Universidade Católica de Campinas. Doutora em Ciência pelo Instituto de Psicologia Social e do Trabalho da Universidade de São Paulo. Especialização em Psicologia do Sono por Notório Saber e Curso de Especialização, pela Associação Brasileira de Medicina do Sono e Associação Brasileira de Psicologia. MBA em Gestão Executiva em Psicologia Organizacional e do Trabalho, AVM Faculdade Integrada. Especialização em Psicologia Clínica e Psicopedagogia. Extensão em Competências Gerenciais pela Fundação Getúlio Vargas. International Coach pela Lambent do Brasil. Membro do Conselho Consultivo da Associação Brasileira de Brinquedotecas e da Revista Psicopedagogia da ABPp. Presidente de Honra do Instituto de Neurociências e Tecnologia MRValle. Pesquisadora, escritora e autora de livros e artigos científicos.

luizaelrvalle@gmail.com

SOBRE OS AUTORES

ÂNGELA MATHYLDE SOARES

Professora, Pedagoga, Psicopedagoga, Psicanalista, com titulação D.H.C. em Educação pela *Emil Brunner World University* — Flórida, USA. Mestre e Doutora em Estudos Psicanalíticos (RJ). Doutora em Neurociências (Florida/USA). Pós-Doutoramento em Neurociências (Florida/USA). Escritora, CEO da Clínica Aprendizagem e Companhia-Saúde Integral e Instituto. Profa. e Coordenadora da Faculdade Plus, na região sudeste. Conselheira Nacional da Associação Brasileira de Psicopedagogia (ABPP), Presidente do Congresso Internacional Brain Connection Brasil, Diretora do Grupo de Investigação Clínica em Saúde e Educação da União Europeia/G3TES. Vice-diretora acadêmica da Associação Mineira de Psicanálise (AMAP). Escritora da Editora Pearson, Artesã, WAK, Autora de artigos e textos científicos em diversas revistas. Ganhadora de vários prêmios "Profissional de Expressão e de Destaque" entre 2009 até 2016. Reconhecimento Europeu PROFI CONCEPT — Professora Honorária. Palestrante no Brasil e no exterior.

angelamathylde2017@gmail.com

BIANCA BOLOGNESI PEREIRA

Acadêmica do curso de medicina, Graduada em Comunicação e Artes pela Universidade Mackenzie e Pós-Graduada em Marketing, Mercados Financeiros e *Banking* pela Universidade Mackenzie.

dra.blodux@gmail.com

CARMEN ALCÂNTARA

Psicóloga do Sono pela Associação Brasileira do Sono e Sociedade Brasileira de Psicologia, Psicanalista, Mestre em Psicologia pela Universidade Federal de São Paulo. Especialista em Clínica Hospitalar (CRP/SP).

carmen.alcantara@uol.com.br

CÁTIA M. EVANGELISTA RIBEIRO DO VALLE

Psicóloga pela Pontifícia Universidade Católica de Minas Gerais, Especialista em Neuropsicologia. Autora de artigos e capítulos em livros científicos.

caevanja@hotmail.com

CÉLIA REGINA DA SILVA ROCHA

Graduação em Psicologia pela Organização Paulista de Educação e Cultura, Especialista em Psicologia Clínica, Mestre em Distúrbios do desenvolvimento pela Universidade Presbiteriana Mackenzie. Doutora em Saúde da Criança e do Adolescente, Programa da Faculdade de Ciências Médicas — Universidade Estadual de Campinas — UNICAMP. Psicóloga na área do Sono pela Associação Brasileira do Sono. Atualmente é docente adjunto II, Coordenadora do Programa de Educação Especial-PROESP, Coordenadora do Núcleo de Acessibilidade — NACe. Membro do Conselho de Ensino, Pesquisa e Extensão — CONSEPE, Membro do Comitê de Ética em Pesquisa e Comitê de Ética no uso de animais da Universidade Cruzeiro do Sul. Pesquisadora do Grupo de Pesquisa em Educação Especial (líder/Universidade Cruzeiro do Sul).

crsrocha@gmail.com

CLARA ODILIA INOCENTE

Médica veterinária. PhD em Pesquisas Clínicas e Neurociências pela Universidade de Lyon (França). Mestre em Ciências Cognitivas e Ergonomia pela Universidade de Bordeaux (França). Consultora em automatização de teste de tecnologia de informação. PESQUISADORA DOS GRUPOS: 1) Inserm U1028 CNRS UMR5292, Faculdade de Medicina da Universidade de Lyon (França)

clarainocente@gmail.com

FÁTIMA ROSANA ALBERTINI

Cirurgiã dentista pela FOP, Unicamp. Mestre em Saúde da criança e adolescentes pela FCM, Unicamp (diagnostico odontológico dos DRS e AOS em TDAH). Especialista: OFM, Odontopediatria. Curso em Odontologia do Sono no Instituto do Sono, Membro da Associação Brasileira de Sono.

albertini.rosana@yahoo.com.br

FRUCTUOSO AYALA GUERRERO

Investigador-Profesor Titular C, Tiempo Completo, *Jefe de laboratorio de Neurociencias, Facultad de Psicología, Universidad Nacional Autónoma* de México. *Estudios de Licenciatura, Maestría y Doctorado,* UNAM. *Especialidad en neurofisiología*: Departamento de Medicina Experimental, *Facultad de Medicina, Universidad de Lyon, Francia. Estancia Posdoctoral: Departamento de Fisiología, Facultad de Medicina, Universidad de París, Francia. Miembro del Sistema Nacional de Investigadores. Pionero del Estudio de Sueño en México.* No Brasil, entre prêmios mundiais, recebeu "*Homenaje al Dr. Fructuoso Ayala Guerrero por las contribuciones al Estudio de la Medicina del Sueño*" no VII Simpósio Internacional de Sono, XVI Simpósio Brasileiro de Sono, X Congresso Paulista de Sono, São Paulo, Brasil (2008) e *Mención Honorífica al Dr. Fructuoso Ayala Guerrero "Por el conjunto de su obra, su importancia en el estudio y la divulgación de los Trastornos del Sueño"*, Poços de Caldas, Brasil (2009).

fayala@unam.mx

GIOVINA FOSCO TURCO

Psicóloga, Especialista Clínica formada pela Universidade Metodista de Ensino Superior, situada na cidade de São Bernardo do Campo, em 1983; atuando em consultório particular com atendimento da população infantil, adolescente e adulta, até a presente data. Mestre em Saúde da Criança e do Adolescente pela Faculdade de Ciências Médicas da Universidade Estadual de Campinas — UNICAMP.

giovinaturco@yahoo.com.br

GUSTAVO ANTÔNIO MOREIRA

Médico pela Universidade Federal de São Paulo, Residência em Pediatria pela Universidade Federal de São Paulo, *Fellowship* de Pesquisa em Terapia Intensiva Pediátrica pela Universidade de Minesota e *Fellowship* Clínico em Terapia Intensiva Pediátrica pela Universidade de Maryland, *Fellowship* de Pesquisa em Pneumologia Pediátrica pela Universidade Johns Hopkins, Doutor em Ciências pela Universidade Federal de São Paulo. Coordenador do ambulatório de distúrbios respiratórios de sono em crianças e o serviço de ventilação mecânica não invasiva em portadores de doenças neuromusculares. Pertence ao corpo clínico do Hospital Albert Einstein e é membro de corpo editorial do Jornal Brasileiro de Pneumologia e do Jornal de Pediatria.

gustavo_a_moreira@hotmail.com

INGRID MORSELLI SANTOS

Acadêmica de Medicina da Universidade Federal de São João del-Rei. Bolsista de Iniciação Científica pela CAPES/UFSJ, atualmente realiza a sua quarta iniciação científica, com experiência no projeto intitulado "Avaliação de fenótipos associados à Síndrome da Apneia Obstrutiva do Sono em pacientes submetidos à polissonografia no município de Divinópolis — MG." Participação em três projetos de extensão, sendo fundadora do projeto "Atividade de promoção à saúde e prevenção de comorbidades associadas à síndrome da apneia do sono para crianças e pais".

ingridmorselli@gmail.com

JANINE JULIETA INOCENTE

Cirurgã-dentista e Pedagoga. Mestre e Doutora em Psicologia pela Universidade de Bordeaux (França).

janineinocente@hotmail.com

LUCIANA MENEZES NOGUEIRA MARTINS

Professora Assistente II de Cirurgia — Otorrinolaringologia da UFSJ — campus Divinópolis. Mestre em Ciências da Saúde da Criança e do Adolescente pela Universidade Federal de Minas Gerais (UFMG). Doutoranda em Distúrbios Respiratórios na Área de Ciências da Saúde da Criança e do Adolescente na UFMG. Formada em Medicina (UFMG), com residência médica em Otorrinolaringologia (Hospital das Clínicas — UFMG) e área de atuação em Medicina do Sono (AMB). Coordenadora da Clínica Sonhar - Estudos do Sono.

lucianamnmartins@icloud.com

LUIZA TEIXEIRA LELIS

Acadêmica de Medicina da Universidade Federal de São João del-Rei. Participante do projeto de iniciação científica "Correlação da qualidade do sono com o desempenho escolar em crianças no município de Divinópolis".

luizatlelis@gmail.com

MIGUEL MEIRA E CRUZ

Coordenador da Unidade de Sono do Centro Cardiovascular da Universidade de Lisboa, Faculdade de Medicina de Lisboa, Portugal. Professor visitante estrangeiro de Medicina do Sono, Faculdade São Leopoldo Mandic, Campinas, São Paulo. Diretor do Centro Europeu do Sono. Presidente da Associação Portuguesa de Cronobiologia e Medicina do Sono. Vice-Presidente da *Sociedad Iberoamericanade Medicina Oral del Sueño.*

mcruz@medicina.ulisboa.pt

MILENE MARIA BERTOLINI

Doutora em Ciências Médicas — Área Ciências Biomédicas, FCM, Unicamp. Mestre em Ciências Médicas na Área de Neurologia, FCM/Unicamp. Especialista em Motricidade Oral pelo Conselho Federal de Fonoaudiologia (CFFª.). Certificada em Fonoaudiologia do Sono pela Associação Brasileira do Sono (ABS). Especialista em Deformidade Craniofacial, Fissura Labiopalatina e Síndromes Associadas — Hospital Defeitos da Face, SP; *Specialist in Craniofacial*

Disorder — Montefiore *Medical Center and Albert Einstein College of Medicine*, New York, EUA. *Specialist in TMJ Disfuction and Facial Pain, Dental School, University of Bristol, Oral Biology*, Bristol, EUA.

dra.milenebertolini@gmail.com

MILVA MARIA FIGUEIREDO DE MARTINO

Graduação em Enfermagem. Mestrado em Psicobiologia pela Universidade de São Paulo e Doutorado em Ciências Biológicas (Fisiologia) pela Universidade Estadual de Campinas. Livre-Docente pela UNICAMP Pós-Doutorado pela Universidade do Porto (Portugal).

milva@unicamp.bre

NANCY JULIETA INOCENTE

Graduação em Psicologia e Serviço Social. Especialização em Psicoterapia Clínica Comportamental (PUCC). Mestrado e Doutorado em Ciências Médicas pela Universidade Estadual de Campinas.

nancyinocente@gmail.com

PATRICIA DANIELE PIAULINO DE ARAÚJO

Doutora em Ciências pela USP, Mestre em Reabilitação pela UNIFESP. Docente na área de Ciências da Saúde da UNAERP e UNISA. Fisioterapeuta, Especialista em Fisioterapia Respiratória pela UNIFESP.

patidaniele@uol.com.br

PAULO AUGUSTO MOREIRA CAMARGOS

Professor Titular do Departamento de Pediatria da Faculdade de Medicina da Universidade Federal de Minas Gerais. Mestre e Doutor em Medicina pela Universidade Federal de Minas Gerais. *Assistant Étranger, Faculté de Médecine Saint-Antoine, Université Pierre et Marie Curie* (PARIS VI). Bolsista de Produtividade em Pesquisa do Conselho Nacional de Desenvolvimento Científico e Tecnológico (CNPq).

pauloamcamargos@gmail.com

PABLO MERCURY CARVALHO LEAL

Acadêmico de Medicina da Universidade Federal de São João del-Rei. Participante do projeto de iniciação científica "Correlação da qualidade do sono com o desempenho escolar em crianças no município de Divinópolis".

pablo.mercury@hotmail.com

ROSANA SANTOS ROCHA

Bacharel em musicoterapia, especialização em psicopedagogia clínica e empresarial, terapeuta integrativa e complementar, escritora, coach de bem-estar, pesquisadora em sono e qualidade de vida. Atua como terapeuta e coach de atletas de hipismo.

rosanasfrocha@gmail.com

THEREZINHA MOREIRA LEITE

Professora Livre-Docente pela Universidade de São Paulo, Instituto de Psicologia. Professora no Curso de Graduação e Pós-Graduação em Psicologia, departamento Psicologia Clínica, no mesmo Instituto. Estágio no Depto Psicologia, *Facultà di Medicina del Sacro Core*, Roma, e *Hôpital Henri Rousselle, section de Bio-Psychopathologie de l'enfant,* 1987.

tmleite@usp.br

Membros do Grupo de Pesquisa Avançada em Medicina do Sono do Hospital das Clínicas da Faculdade de Medicina da Universidade de São Paulo (FMUSP).

Construindo ideias e conectando mentes

Este livro foi composto com tipografia ITC Berkeley Oldstyle Std e impresso em Papel offset 75gr. na Formato Artes Gráficas em julho de 2021.